运动损伤与运动康复

韩　慧

王　鸽　编　著

盛朝辉

U0248511

人民体育出版社

图书在版编目（CIP）数据

运动损伤与运动康复 / 韩慧，王鸽，盛朝辉编著 . --

北京：人民体育出版社，2019（2021.3. 重印）

ISBN 978-7-5009-5613-6

Ⅰ. ①运… Ⅱ. ①韩… ②王… ③盛… Ⅲ. ①运动性疾病

—损伤—防治②康复训练—研究 Ⅳ. ① R873 ② R493

中国版本图书馆 CIP 数据核字 (2019) 第 155943 号

*

人 民 体 育 出 版 社 出 版 发 行

国 铁 印 务 有 限 公 司 印 刷

新 华 书 店 经 销

*

787×1092　16 开本　32.25 印张　676 千字

2019 年 12 月第 1 版　2021 年 3 月第 2 次印刷

印数：2,501—5,500 册

*

ISBN 978-7-5009-5613-6

定价：100.00 元

社址：北京市东城区体育馆路 8 号（天坛公园东门）

电话：67151482（发行部）　　　邮编：100061

传真：67151483　　　　　　　　邮购：67118491

网址：www.sportspublish.cn

（购买本社图书，如遇有缺损页可与邮购部联系）

前　言 PREFACE

　　随着社会的发展，竞技体育及全民健身运动已经成为社会文化、经济及形态的重要组成部分。科学运动可以提高心肺功能，促进新陈代谢，降低心、脑血管及代谢性疾病发生率。但随着竞技体育运动员对其个体运动极限的挑战，全民健身运动参与人群数量激增及半专业化的发展趋势，近年来运动创伤发病率呈明显递增。以往对创伤治疗主要致力于伤者回归社会及生活，但运动创伤治疗致力于伤者回归运动。由于治疗目的的不同，运动创伤治疗方案需要更加精细，通过科学治疗达到肢体运动范围最大限度的保留，伤处周围肌肉协调保护，使运动创伤治疗、康复及预防融为一体。

　　为了规范运动创伤的运动康复治疗并使其更具有实操性，本书采用医体结合模式完成。本书作者包括了国家专业运动队教练及从事运动创伤治疗的医生，以这种全新组合模式归纳了运动队多发的105种运动创伤疾患及部分手术术后，对创伤部位的解剖、容易引起损伤运动项目、损伤后症状以及诊断方法进行了归纳总结。并以图文方式将活动范围训练及相关联肌肉力量训练方法进行归纳，对应相应损伤出具运动处方，使运动创伤的运动康复治疗更具有实操性。

　　运动创伤的运动康复治疗主要涉及四肢、脊柱活动范围训练及相关联肌肉力量训练两方面。活动范围训练目的在于防止创伤部位周围软组织粘连，肌肉和韧带挛缩，最大限度地恢复肢体运动范围。健身人群肢体训练、白领人群的肢体训练、脊柱活动范围训练及相关联肌肉力量训练，加强对易损伤伤及劳损部位保护，并建立肌肉群协调工作的通道，达到损伤伤及劳损治疗与预防的目的。运动康复治疗方法也适用于非运动创伤引发的四肢、脊柱慢性疼痛及劳损人群。

使用说明 DIRECTIONS FOR USE

　　《运动创伤——运动康复治疗》共分为 5 个章节，包括上肢、下肢、脊柱、躯干及运动创伤手术后康复等 105 种运动创伤疾患制订运动康复处方。以运动处方形式对不同损伤制订有针对性的包括活动范围和肌肉力量训练的治疗，用于专业运动队教练、队医、健身教练及非运动创伤引发的肢体的慢性疼痛及劳损患者运动治疗指导。

　　使用过程中需要根据部位翻阅相关章节对应疾患。针对不同疾患部位解剖、容易引起损伤的运动项目及症状进行了系统表述。同时对不同疾患开具了康复治疗运动处方表格。运动处方包括两个部分：1. 活动范围训练；2. 肌肉力量训练。根据运动处方表格翻阅本章节中的活动范围训练和肌肉力量训练部分查找对应训练方法。根据方法的图文描述完成运动处方。

　　本书中运动处方频次、时间及器材使用重量为基础量，在使用此书运动处方时可以根据患者个体情况可进行适当的增加或减少，以确保运动处方可以连贯实施。

目　录 CONTENTS

第三部分　脊柱及躯干

总　论

运动创伤的发生与多种因素有关。不同运动项目的运动创伤部位及程度也不尽相同。如何通过科学的局部肌肉协调训练及关节活动范围牵拉训练，降低运动创伤发生频率及严重程度是运动创伤运动康复治疗的首要目的。

运动创伤发生的相关因素及预防

1. 个体因素

肌肉力量、韧带弹性与年龄直接相关。人体肌肉张力、韧带弹性 30 岁以后呈逐渐下降趋势。人体骨骼硬度 50 岁开始下降。运动创伤发生频率随着年龄增加而增加。制定不同年龄阶段肌肉训练模式、运动前、后牵拉方式是延长运动寿命的关键。运动专项技巧熟练掌握，正确的热身方式可有效控制运动创伤发生。在比赛赛季的运动员，由于肌肉、韧带及关节微小的损伤无充足的修复时间，常导致赛季中、后期发生严重的运动创伤发生。赛季中、后期的科学训练、均衡营养、充足的休息和睡眠可有效降低运动创伤的发生。

2. 运动护具

随着人体生物力学研究的不断深入，大量运动护具不断推入市场。根据运动特点，科学选择运动护具可有效避免护具佩戴部位运动创伤的发生。护具选择不当，尺码不准确，佩戴方法不科学，反而会增加运动创伤发生概率。近年来大量硬性护具不断被研发应用。硬性护具可有效保护佩戴部位的韧带、关节。但过度坚强固定在保护佩戴部位的同时也会导致相邻关节失去相互之间的协同保护，引发相邻关节的损伤。如踝关节硬性护具完全或部分限制了踝关节内翻、外翻、旋前、旋后等活动范围，部分由踝关节承担的应力传导至膝关节，并由膝关节承担吸收，引发膝关节运动创伤加剧。所以护具佩戴需要科学的佩戴方法、个性化护具佩戴方案、佩戴部位肌肉力量、韧带弹性训练，才可有效预防运动创伤发生。

3. 不同运动项目特点

不同竞技项目对运动人群要求有很大差异。对抗性运动项目直接暴力引发的急性运动创伤比较高发。非对抗性项目运动创伤多为间接外力引发。根据不同运动项目的特性选择制定特定部位肌肉训练、韧带牵拉训练可有效预防运动创伤发生。

运动医学是由局部固定保护、训练前热身及运动创伤预防专项训练、运动创伤诊断、治疗及康复、运动功能恢复、营养学及心理学等方面构成。

运动损伤与全民健身

当今国内健身人群主要分为两大类，其中包括以减脂为目的人群及身体塑型为目的人群。

减脂人群以有氧运动为主。由于部分减脂人群平衡能力差，肌肉协调保护能力不足，膝关节运动损伤比较常见。此类人群在健身过程的疲劳期，人体重心前移，进一步加重膝关节损伤，并可同时引发足底跖筋膜炎、跟腱炎、足底脂肪垫炎及踝关节运动损伤。上述运动损伤预防控制方案包括：1. 有氧运动方案科学制定；2. 下肢肌群科学评估，针对薄弱肌群进行有效增肌训练；3. 运动前重复热身，运动后有效牵拉。

塑形人群训练以无氧训练为主。但部分人群为了达到快速增肌效果，采用大重量、半程发力等错误的训练方法，使关节、韧带出现过度载荷，引发训练肌群及相邻关节损伤。半程发力训练主要表现为肌肉训练时相应关节回位不充分，肌肉缺乏充分牵拉及有效的肌肉全程收缩，直接影响无氧训练的效果。正确无氧训练及运动创伤预防主要包括 1. 无氧训练前需要充分的关节活动范围训练；关节起始位置个体化；2. 协同肌肉及小肌群保护训练；3. 重量递增，保证每次训练都可以达到训练肌肉起始位充分牵拉，终止肌肉收缩达到极限；4. 极限重量训练时起始位部分后移，保证肌肉训练过程中协同肌肉及小肌群肌肉处于紧张状态，提前对相应关节、韧带进行保护。

运动损伤与白领人群

随着社会工作节奏加快，电子产品普及，白领人群慢性颈肩、腰背等慢性疼痛呈逐年递增，发病年龄年轻化趋势。此类慢性疼痛主要由于长时间非正常体位引发肌肉长时间的等长收缩使肌肉进入无氧状态，并且增加乳酸和其他刺激性代谢产物的积累，如果没有得到充分休息，缺氧的肌肉会启动反射性收缩，进而进入疼痛痉挛状态。疼痛部位相关肌肉力量不足，不能有效分担韧带、关节、间盘承受的张力及压力，引发韧带止点慢性牵拉疼痛及关节非正常应力分布引发疼痛及间盘原性疼痛。该类慢性疼痛呈现出韧带、关节、脊柱间盘类运动创伤表现。此类损伤治疗康复训练主要包括：

1. 正确体态训练；2. 相应部位的肌群肌肉力量训练、肌肉弹性及肌肉张力训练；3. 疼痛部位活动范围训练。通过上述训练消除肌肉、韧带过度张力刺激，减少关节、脊柱非正常应力刺激，恢复脊柱节段间稳定，使损伤得到有效控制。

运动创伤预防及康复专项训练包括力量训练及活动范围拉伸训练。力量训练方式可采用等长训练、动态力量训练及等张训练。根据不同运动项目容易引起的运动创伤部位进行相应力量训练、韧带拉伸及协同保护肌肉顺应性训练，可有效预防预防运动创伤发生及运动创伤的康复。

第一部分

上　肢

第一章　肩关节

第一节　肩关节解剖与功能

肩关节由肩胛骨的关节盂和肱骨头构成，属于球窝关节。关节盂周缘有纤维软骨环构成的盂唇附着，加深了关节窝。肱骨头的关节面较大，关节盂的面积仅为关节头的 1/3 或 1/4，因此，肱骨头的运动幅度较大。关节囊薄而松弛，下壁尤甚，附着于关节盂的周缘，上方将盂上结节包于囊内，下方附着于肱骨的解剖颈。附着于肩关节的冈上肌、冈下肌、肩胛下肌、小圆肌及其肌腱合称肩袖。这些肌肉对维持肩关节的稳定性有重要意义，但关节的前下方肌肉较少，关节囊又最松弛，所以是关节稳固性最差的薄弱点。当上肢处于外展、外旋位向后跌倒时，手掌或肘部着地，易发生肩关节的前脱位。

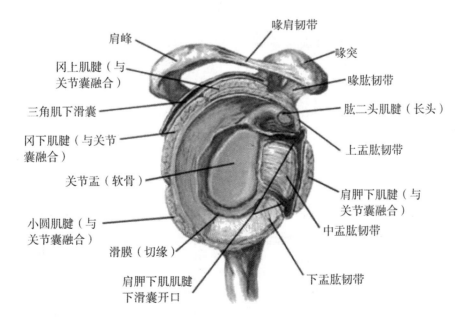

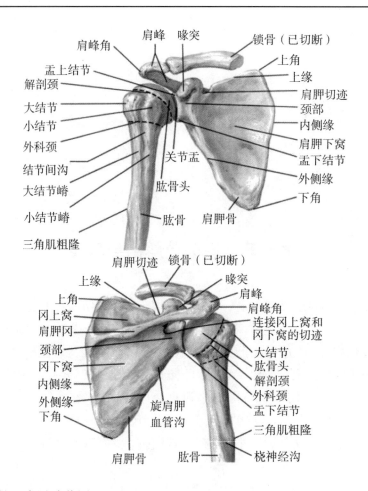

肩关节的正常活动范围：

外展：上臂离开躯体侧方向外抬举，正常范围为 0~180 度。

内收：上臂经躯体前向对侧肢体靠拢，正常范围为 0~45 度。

前屈：上臂向躯体前方伸出并抬举，正常范围为 0~180 度。

后伸：上臂向躯体后方伸出并抬举，正常范围为 0~60 度。

中立位旋转：上臂下垂置于躯体侧方，屈肘做内、外旋转运动，正常范围为内旋 0~75 度，外旋 0~90 度。

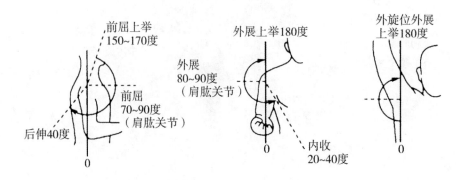

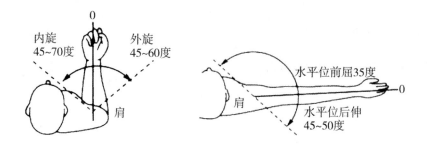

第二节　肩关节运动损伤及康复

1. 肩峰骨骺未闭合

■■■ 描述

肩峰三个骨化中心构成，在发育过程中这些骨化中心逐渐发育连接成一体，从而形成肩峰。少数情况下这些骨化中心没有完全骨化，临床上称为"肩峰骨骺未闭"。这就使得肩峰存在空隙并会随着肩部的移动而移动，有可能造成肩袖或滑囊的卡压，局部形成炎症而出现症状。部分患者可没有疼痛及其他不适。

■■■ 常见症状及体征

有时仅是在X线片上发现问题，但患者没有任何不适。部分患者可出现下列症状：
- 肩部上方压痛，有时可出现红肿。
- 肩部疼痛，特别是抗阻力活动肩部、举重或上举过头顶活动时。
- 有时夜间可痛醒。
- 肩部活动受限。
- 肩部活动时可出现捻发音。

■■■ 病因

肩峰骨骺未闭使得肩峰存在空隙并会随着肩部的移动而移动，有可能造成肩袖或滑囊的卡压，局部形成炎症、退变和肩袖撕裂。

■■■ 高危因素

- 骨生长中心未闭合。
- 需要上肢上举过头顶的运动，包括网球、排球、游泳、篮球、举重等。
- 身体条件较差（力量和柔韧性）。

■■■ 预防措施

- 训练和比赛前充分热身和拉伸。
- 保持良好的身体状态：
  - 肩部肌肉力量
  - 柔韧性和耐力
- 运用正确的技术动作。

■■■ 预后

病情轻微的患者减少运动量后多可以自行痊愈，中度及严重的患者需要减少运动量后 3~4 个月才能逐渐缓解，少数情况下需要手术治疗。

■■■ 并发症

- 症状持续反复发作。
- 肩袖撕裂。
- 手术的风险：感染、出血、神经损伤、肩关节僵硬、骨不愈合、骨畸形愈合。
- 肩部上方突起畸形。

■■■ 常规疗法

基本治疗包括使用药物和冰敷止痛、拉伸和力量锻炼（特别是肩袖和肩胛带肌肉）、调整技术动作，避免再从事上肢过顶和举重运动有助于减轻炎症。肩峰下滑囊内注射类固醇有一定疗效。经过保守治疗 3~6 个月后没有好转则需要考虑手术治疗，对于较小的骨块可以直接切除，较大的骨块则可以用螺丝钉、钢丝、钢针等固定并植骨融合。如术中发现肩袖有撕裂可以一并处理。

■■■ 冰敷

冰敷可以减轻疼痛和炎症，每 2~3 小时冰敷 10~15 分钟，若运动后症状加重则可以马上冰敷。

■■■ 如出现下列情况请及时就医

- 治疗 2~4 周后症状没有改善或反而加重。
- 术后出现下列情况：发热、疼痛加剧、手术区域红肿、出血及渗液增多。
- 出现新的、难以解释的症状。

■■■ **运动康复训练**

类别	内容	频次
活动范围训练	1. 肩部·前屈 1 2. 肩部·前屈 2 3. 肩部·外展 4. 肩部·内旋 1 5. 肩部·内旋 2 6. 肩部·内旋 3	每组 6~8 次， 每天 3~4 组
力量训练	1. 三角肌训练·肩部外展 等长收缩 2. 三角肌力量·肩关节平面外展 3. 肩部力量·肩部后伸 1 4. 肩部力量·肩部外旋 等长收缩 5. 肩部力量·肩部外旋 6. 肩部力量·前伸肩胛骨 7. 肩部力量·前伸肩胛骨 8. 肩部力量·前伸肩胛骨 9. 肩部力量·肩部内旋 10. 肩部力量·内收肩胛骨 11. 肩部力量·肩部外旋 划船 12. 肩部力量·水平外展 13. 肩部力量·下压 14. 肩部力量·肩部内旋 等长收缩 15. 肩部力量·肩胛骨外旋	每组 4 次， 每天 3 组

注：活动范围训练参阅本章第四节，力量训练参阅本章第五节。

2. 肩峰撞击症（肩袖肌腱炎、滑囊炎）

■■■ **描述**

　　肩峰撞击症是指由于发炎的肩袖或肩峰下滑囊在肩部活动时撞击到肩峰而引起的疼痛不适。肩袖由四块包绕肱骨头肌肉腱性部分构成。肩峰下滑囊位于肩峰与肩袖之间，起润滑作用。肩关节活动时肱骨头会靠近肩峰，特别是当上肢完成过肩上举运动时。如由于外伤或劳损引起肩袖或滑囊炎症，组织肥厚，则在肩关节活动时肩袖及滑囊就有可能撞击到肩峰而引起疼痛。撞击发生时肩袖可呈Ⅰ度或Ⅱ、Ⅲ度撕裂。Ⅰ度是很轻微的撕裂，肩袖长度没有变化，功能也没有影响；Ⅱ度是中度撕裂，肩袖腱性部分、肌肉—肌腱移行处或肌腱骨附着点处可有部分撕裂，肌肉—肌腱—骨复合体的长度延长，力量下降，功能受损；Ⅲ度撕裂则是肩袖的完全断裂。

■■■ 常见症状及体征

- 肩关节周围疼痛，常位于上臂近端外侧。
- 肩关节活动时疼痛加重，特别是过肩上举或抬举重物时。
- 有时会出现上臂静息痛。
- 经常会在夜间痛醒。
- 肩关节有时会出现压痛、红肿和皮温升高。
- 肩部力量减弱。
- 肩关节活动受限，特别是内收内旋动作。
- 活动上臂时局部出现弹响。
- 肱二头肌腱疼痛和炎症，屈肘或抬举重物时加重。
- X 片和核磁有助于诊断。

■■■ 病因

- 突然增加或改变运动强度时扭伤。
- 肩部受到直接打击或外伤。
- 老龄患者肌腱退变。
- 肩峰骨刺。

■■■ 高危因素

- 有激烈身体对抗接触的运动，如足球、摔跤、拳击。
- 需要完成投掷动作的运动，如篮球、网球、排球。
- 举重和健身。
- 重体力劳动者。
- 既往有肩袖损伤，包括肩峰撞击症。
- 身体条件较差（力量和柔韧性）。
- 训练或比赛前热身不够充分。
- 运动时保护措施不够到位。
- 年龄较大。
- 肩峰下有骨刺。

■■■ 预防措施

- 训练或比赛前充分热身和拉伸。
- 训练或比赛间隙充分休息恢复。
- 保持良好的身体状态：

- 良好的心血管储备
- 肩部柔韧性
- 肩袖及肩胛骨周围肌肉力量和耐力
- 运用正确的技术动作。

■■■ 预后

经过正确的保守治疗和充分的休息，通常 6 周可以痊愈，由直接暴力引起的损伤往往愈合得更快。

■■■ 并发症

- 没得到正确及时的治疗和充分的休息可能导致病程延长。
- 肌腱慢性炎症、长期反复疼痛可能发展为持续性疼痛。
- 肩关节僵硬、活动受限。
- 肩袖撕裂。
- 症状反复发作，特别是过早地恢复运动、过劳、局部遭受直接打击或运动时技术动作不正确。

■■■ 常规疗法

基本治疗包括避免再从事会激起疼痛的运动、通过药物和冰敷减轻疼痛、加强拉伸和力量锻炼，部分患者可在肌腱周围注射类固醇。如经过至少 3 个月的保守治疗仍然效果不佳，则需要考虑手术切除慢性发炎的滑囊或肩峰下骨刺，手术可在关节镜下或开放进行，术后至少需要 3 个月才能完全恢复运动。

■■■ 热敷及冰敷

- 急、慢性患者都可用冰敷减轻疼痛和炎症，每 2~3 小时冰敷 10~15 分钟，若运动后症状加重则可以马上冰敷。
- 在进行拉伸及力量锻炼前可以对局部采用热敷。

■■■ 如出现下列情况请及时就医

- 经过 4~6 周治疗后症状没有改善或反而加重。
- 出现新的、难以解释的症状。

■■■ 运动康复训练

类别	内容	频次
活动范围训练	1. 肩部·前屈 1 2. 肩部·前屈 2 3. 肩部·外展 4. 肩部·内旋 1 5. 肩部·内旋 2 6. 肩部·内旋 3 7. 肩部·水平内收	每组 6~8 次， 每天 3~4 组
力量训练	1. 三角肌训练·肩部外展 等长收缩 2. 三角肌力量·肩关节平面外展 3. 肩部力量·肩部后伸 1 4. 肩部力量·肩部外旋 等长收缩 5. 肩部力量·肩部外旋 6. 肩部力量·前伸肩胛骨 1 7. 肩部力量·前伸肩胛骨 2 8. 肩部力量·前伸肩胛骨 3 9. 肩部力量·肩部内旋 10. 肩部力量·内收肩胛骨 11. 肩部力量·肩部外旋 划船 12. 肩部力量·水平外展 13. 肩部力量·下压 14. 肩部力量·肩部内旋 等长收缩 15. 肩部力量·肩胛骨外旋 16. 肩部力量·上举肩胛骨 耸肩	每组 4 次， 每天 3 组

注：活动范围训练参阅本章第四节，力量训练参阅本章第五节。

3. 继发性肩峰撞击症

■■■ 描述

　　继发性肩峰撞击症是指发炎的肩袖或肩峰下滑囊在肩部活动时撞击到肩峰而引起的疼痛不适。这种炎症和疼痛是由肩袖外伤或反复的过度劳损导致肩袖和滑囊被卡压在肱骨头与肩峰之间而引起的。肩峰下滑囊位于肩峰与肩袖之间，起润滑作用，肩袖由四块包绕肱骨头的肌肉的腱性部分构成，其主要作用是将肱骨头维持在关节盂的中心，肩关节活动时肱骨头会靠近肩峰，特别是当上肢完成过肩上举运动时。反复的投掷或肩部过头上举活动会导致肩袖慢性劳损，使得肱骨头在关节盂内过度活动，在投掷或肩部过头上举时肱骨头就会向上方和前方滑动，与肩峰之间的间隙减小，造成肩袖和滑囊的卡压和撞击。

■■■ 常见症状及体征

- 肩关节周围疼痛，常位于上臂近端外侧。
- 肩关节活动时疼痛加重，特别是肩部过肩上举或抬举重物时。
- 有时会出现上臂静息痛。
- 经常会在夜间痛醒。
- 肩关节会出现压痛、红肿和皮温升高。
- 肩部力量减弱。
- 肩关节活动受限，特别是内收、内旋动作。
- 活动上臂时局部出现弹响。
- X 片和核磁有助于诊断。

■■■ 病因

- 反复的投掷或过头上举动作导致肩部劳损。
- 肩部受到直接打击或外伤。

■■■ 高危因素

- 有激烈身体对抗接触的运动，如足球、摔跤、拳击。
- 需要完成投掷动作的运动，如篮球、网球、排球。
- 游泳。
- 举重和健身。
- 重体力劳动者。
- 既往有肩袖损伤，包括肩峰撞击症。
- 身体条件较差（力量和柔韧性）。
- 韧带或关节松弛。

■■■ 预防措施

- 训练或比赛前充分热身和拉伸。
- 训练或比赛间隙充分休息恢复。
- 保持良好的身体状态：
  - 良好的心血管储备
  - 肩部柔韧性
  - 肌肉力量和耐力
- 运用正确的技术动作。

■■■ 预后

经过正确的保守治疗和充分的休息，通常可以痊愈。

■■■ 并发症

- 没得到正确及时的治疗和充分的休息，可能导致病程延长。
- 肌腱慢性炎症，长期反复疼痛可能发展为持续性疼痛。
- 肩关节僵硬、活动受限。
- 肩袖撕裂。
- 症状反复发作，特别是过早地恢复运动、过劳、局部遭受直接打击或运动时技术动作不正确。

■■■ 常规疗法

基本治疗包括避免再从事会激起疼痛的运动、通过药物和冰敷减轻疼痛、加强拉伸和力量锻炼，尤其是加强肩袖和肩胛骨周围肌肉的力量锻炼以稳定肩关节。此病症很少需要在肌腱周围注射类固醇及手术治疗，只有在至少经过 6 个月的保守治疗后效果不佳才考虑手术治疗，手术的目的主要是稳定肩关节而不是针对肩袖进行减压。手术可在关节镜下或开放进行，术后至少需要 4~6 个月才能完全恢复运动。

■■■ 冰敷

冰敷可以减轻疼痛和炎症，每 2~3 小时冰敷 10~15 分钟，若运动后症状加重则可以马上冰敷。

■■■ 如出现下列情况请及时就医

- 经过 6 周治疗后症状没有改善或反而加重。
- 出现新的、难以解释的症状。

■■■ 运动康复训练

类别	内容	频次
活动范围训练	4. 肩部·内旋 5. 肩部·内旋2 6. 肩部·内旋3 7. 肩部·水平内收 8. 肩部·外旋和外展	每组 6~8 次，每天 3~4 组

类别	内容	频次
力量训练	1. 三角肌训练·肩部外展 等长收缩 2. 三角肌力量·肩关节平面外展 3. 肩部力量·肩部后伸 1 4. 肩部力量·肩部外旋 等长收缩 5. 肩部力量·肩部外旋 6. 肩部力量·前伸肩胛骨 1 7. 肩部力量·前伸肩胛骨 2 8. 肩部力量·前伸肩胛骨 3 9. 肩部力量·肩部内旋 10. 肩部力量·内收肩胛骨 11. 肩部力量·肩部外旋 划船 12. 肩部力量·水平外展 13. 肩部力量·下压 14. 肩部力量·肩部内旋 等长收缩 15. 肩部力量·肩胛骨外旋 16. 肩部力量·上举肩胛骨 耸肩	每组 4 次， 每天 3 组

注：活动范围训练参阅本章第四节，力量训练参阅本章第五节。

4. 肩锁关节脱位

■■■ 描述

根据损伤的严重情况不同，肩锁关节脱位可呈半脱位或完全脱位，连接锁骨外侧端与肩峰和喙突间的肩锁韧带和喙锁韧带可部分或完全断裂，根据肩锁韧带及喙锁韧带的损伤程度，可将脱位分为 5 度，运动员大多数损伤为Ⅰ~Ⅲ度，Ⅳ~Ⅵ度的损伤较为少见。

■■■ 常见症状及体征

• 肩锁关节处压痛、肿胀、突起。
• 患处和胸部可出现瘀斑。
• 肩部力量减弱，过肩上举或内收上肢时疼痛。

■■■ 病因

• 肩部受到直接撞击。
• 上肢外展位跌倒或跌倒时肘部着地。

■■■ 高危因素

- 有身体接触或撞击的运动，如投掷、短拍壁球、软式壁球。
- 身体条件较差。
- 既往有肩部扭伤或脱位史。
- 运动时没有佩戴合适的护具。

■■■ 预防措施

- 训练和比赛前充分热身和拉伸。
- 保持良好的身体状态：
  - 肩部和上肢柔韧性
  - 肌肉力量和耐力
- 运动时正确佩戴合适的护具。
- 运用正确的技术动作，跌倒时做好保护动作。
- 训练和比赛前局部可包扎或加用护垫。

■■■ 预后

- 经过正确的治疗，症状通常可以缓解。
- 必须有足够的休息，完全康复后才能再次参加运动。经过正确的康复后可以避免局部出现畸形，不需手术治疗。
- 重新参加运动的具体时间根据患者所从事运动的性质、韧带撕裂的严重程度及是否优势手受伤而有所不同。

■■■ 并发症

- 肩部和上肢无力，容易疲劳。
- 肩锁关节持续性疼痛和炎症。
- 过早地恢复运动可能导致病程延长、再次受伤。
- 长期功能受限。
- 肩关节不稳定或反复受伤导致关节炎。

■■■ 常规疗法

- 基本的治疗包括使用药物和冰敷减轻疼痛、通过局部拉伸避免肩关节僵硬、调整技术动作促进韧带愈合。根据病情的严重程度可选用保守治疗或手术治疗。保守治疗可以更快地恢复运动，但具体时间还得根据患者所从事运动的性质、韧带撕裂的严重程度及是否优势手受伤而有所不同；手术治疗后至少需要 4~6 个月才能恢复运动。

• 大多数的肩锁关节脱位患者都可以经过保守治疗痊愈，肩部力量不会有任何影响，患者能够完全恢复竞技水平。治疗初期使用上肢吊带悬吊患肢可使患者感觉更加舒适。

• 严重脱位、重体力劳动者、从事投掷类项目的运动员以及经过 2~6 个月保守治疗后症状没有改善的患者应该采用手术治疗。

■■■ 热敷及冰敷

• 急、慢性患者都可用冰敷减轻疼痛和炎症，每 2~3 小时冰敷 10~15 分钟，若运动后症状加重则可以马上冰敷。

• 在进行拉伸及力量锻炼前可以对局部采用热敷。

■■■ 如出现下列情况请及时就医

• 经过治疗后疼痛、肿胀和瘀斑没有改善或反而加重。

• 手部出现疼痛、麻木和冰凉。

• 手指甲发蓝、发灰或色泽暗淡。

• 出现新的、难以解释的症状。

■■■ 运动康复训练

类别	内容	频次
活动范围训练	**2.** 肩部·前屈 2 **9.** 肩部·钟摆运动 **10.** 肩部·前屈 3	每组 6~8 次， 每天 3~4 组
力量训练	**1.** 三角肌训练·肩部外展 等长收缩 **4.** 肩部力量·肩部外旋 等长收缩 **5.** 肩部力量·肩部外旋 **9.** 肩部力量·肩部内旋 **14.** 肩部力量·肩部内旋 等长收缩	每组 6 次， 每天 3 组

注：活动范围训练参阅本章第四节，力量训练参阅本章第五节。

5. 肩关节盂唇破裂

■■■ 描述

肩关节盂周围覆盖有一层关节软骨，称为关节盂唇。主要作用是加深肩关节盂，对肩关节的稳定性起着非常重要的作用，其上有肩关节囊、韧带及肱二头肌长头肌腱附着。肱二头肌长头肌腱附着于关节盂唇上方，这部分的损伤临床上叫作"SLAP 损伤"，可造成盂唇的退变、部分撕裂或部分从关节盂上撕脱并可同时伴有长头肌腱的撕裂或撕脱。这类引起肩关节疼痛的损伤在临床上较为少见。根据损伤的部位和严重程度可将其分为 4 型：I 型损伤的特征是关节盂唇上方的磨损，但关节盂唇仍紧密地附着在关节盂上；II 型损伤是指上方的关节盂唇及肱二头肌腱从关节盂上部分撕脱。磨损的关节盂唇可以清除或重新固定；III 型损伤是指上方的关节盂唇有部分的碎裂但肱二头肌肌腱完整；IV 型是指上方关节盂唇至肱二头肌肌腱的撕裂伤。

■■■ 常见症状及体征

- 肩部疼痛，过头顶上举时加重，特别是完成投掷动作时（球投出手的一瞬间）。
- 静息时常无明显疼痛。
- 肩部时常出现交锁、弹响，多伴有疼痛。
- 肩部上举无力。
- 投掷时难以用力。
- 自觉肩部不稳定，有脱位可能。
- 肩前方疼痛、压痛，屈肘和前臂旋转无力。
- 触摸肱二头肌长头肌腱或活动肩关节时出现捻发音。

■■■ 病因

- 反复多次用力投掷。
- 跌倒上肢外展位着地。
- 上臂受到牵拉。
- 肘部屈曲时突然遭受到伸直暴力。
- 完成投掷动作时肩部突然受到击打。

■■■ 高危因素

- 有激烈身体对抗接触的运动。
- 需要上肢过顶活动的运动，如篮球、网球、排球等。
- 既往有肩关节脱位或半脱位史。
- 肩袖撕裂。
- 身体条件较差（力量和柔韧性）。
- 训练和比赛前热身不够充分。

■■■ 预防措施

- 训练和比赛前充分热身和拉伸。

- 保持良好的身体状态：
  - 肩和肘关节柔韧性
  - 肌肉力量和耐力
  - 良好的心血管储备
- 投掷时注意正确的技术动作，跌倒时做好保护动作。

■■■ 预后

经过正确的保守治疗和充分的休息，症状可以逐渐缓解，多数需要手术治疗。

■■■ 并发症

- 如没得到正确及时的治疗和充分的休息，可能导致病程延长。
- 过早地恢复运动导致症状反复发作。
- 肘关节屈曲和前臂旋转力量下降。
- 长期功能受限。
- 手术的风险：感染、出血、神经损伤、肩部僵硬、肩和肘无力、盂唇撕裂处难以修补缝合、术后盂唇再次撕裂、肱二头肌长头肌腱断裂。

■■■ 常规疗法

基本治疗包括使用药物和冰敷止痛、进行拉伸和力量锻炼、调整技术动作以避免引起疼痛。疼痛常会持续，特别是对于从事投掷项目的运动员。如经过保守治疗症状没有改善，则需要手术治疗。这需要在关节镜下清创，重新将盂唇固定于关节盂上，术后需适当制动以利愈合，积极理疗和锻炼，尽早恢复肩关节活动及力量。

■■■ 热敷及冰敷

- 冰敷可以减轻疼痛和炎症，每 2～3 小时冰敷 10～15 分钟，若运动后症状加重则可以马上冰敷。
- 在进行拉伸及力量锻炼前可以对局部采用热敷。

■■■ 如出现下列情况请及时就医

- 经过 4～6 周的治疗症状没有改善或反而加重。
- 手术后出现下列情况：
  - 疼痛加剧，手术区域红肿、出血及渗液增多
  - 手部感觉疼痛、麻木或冰凉
  - 手指甲发蓝、发灰或色泽暗淡

◦出现感染迹象：头痛、肌肉酸痛、头晕或发热等其他不适
- 出现新的、难以解释的症状。

■■■ 运动康复训练

类别	内容	频次
活动范围训练	1. 肩部·前屈 1 2. 肩部·前屈 2 3. 肩部·外展 6. 肩部·内旋 3 10. 肩部·前曲 3 11. 肩部·前曲 4 12. 肩部·外旋	每组 6~8 次， 每天 3~4 组
力量训练	1. 三角肌训练·肩部外展 等长收缩 2. 三角肌力量·肩关节平面外展 3. 肩部力量·肩部后伸 1 4. 肩部力量·肩部外旋 等长收缩 5. 肩部力量·肩部外旋 8. 肩部力量·前伸肩胛骨 9. 肩部力量·肩部内旋 11. 肩部力量·肩部外旋 划船 13. 肩部力量·下压 17. 肩部力量·肩部前屈 18. 肩部力量·肩部外展	每组 6 次， 每天 3 组

注：活动范围训练参阅本章第四节，力量训练参阅本章第五节。

6. 肩胛下肌撕裂

■■■ 描述

肩胛下肌位于肱骨头前方，起于肩胛骨的内侧面，向前越过肩关节并止于肱骨头的前上方，与冈上肌、冈下肌和小圆肌共同构成肩袖，是其中最强壮有力的肌肉，其下方 1/4 以肌肉形式止于肱骨头，其余部分则以肌腱形式止于肱骨头。主要功能是维持肱骨头在关节盂中心及内旋上臂，肩胛下肌撕裂可呈部分撕裂或完全断裂，引起肩部疼痛和无力。其单独损伤很少见，多数都合并有肩袖其他部分的撕裂。

■■■ 常见症状及体征

- 肩关节周围疼痛，通常位于肩前方和上臂上方。
- 肩关节活动时疼痛加重，特别是过头上举和举重时。
- 肩关节前方有时会有压痛、红肿、皮温升高。

- 力量减弱，特别是肩部和上臂内旋力量。
- 肩关节外旋幅度增大。
- 肩关节活动时可能出现捻发音。
- 肱二头肌肌腱疼痛和炎症，肘关节屈曲和举重时疼痛加重。
- 肩关节反复脱位。
- 核磁有助于诊断。

■■■ 病因

- 肩关节和上臂过度外旋。
- 肩关节过度后伸。
- 肩部受到直接暴力打击或跌倒肩部着地。
- 肩部手术后过早恢复运动（特别是肩关节不稳定术后）。
- 肩关节脱位。

■■■ 高危因素

- 有激烈身体对抗接触的运动，如足球、摔跤、篮球。
- 既往有肩袖损伤史。
- 身体条件较差（力量和柔韧性）。
- 训练和比赛前热身和拉伸不够充分。
- 保护措施不够到位。
- 肩关节脱位史。
- 对肩胛下肌造成损伤的手术。

■■■ 预防措施

- 训练和比赛前充分热身和拉伸。
- 保持良好的身体状态：
  - 良好的心血管储备
  - 肩部柔韧性
  - 肌肉力量和耐力
- 运用正确的技术动作。

■■■ 预后

　　肩胛下肌撕裂后不能自行愈合，通常需要手术治疗减轻疼痛、改善功能、增强力量和预防肩关节脱位复发。

■■■ 并发症

- 肩部长期疼痛。
- 肩关节僵硬、活动受限。
- 肩部长期无力。
- 症状反复发作，特别是未经手术治疗的患者。
- 难以恢复既往的竞技水平。
- 肩关节反复脱位。
- 手术的风险：感染、出血、神经损伤、肩关节僵硬无力、肩胛下肌再次撕裂、长期疼痛。

■■■ 常规疗法

基本治疗包括在家中使用药物和冰敷止痛、适当进行拉伸和力量锻炼，多数情况下需要手术将撕裂的肩胛下肌缝合或重新固定于肱骨头上，伤后 3 个月内手术效果较好，如拖延至 6 个月后才进行手术则效果往往不好。手术需开放进行，术后需要 6~12 个月才能完全恢复运动。

■■■ 热敷及冰敷

- 急、慢性患者都可用冰敷减轻疼痛和炎症，每 2~3 小时冰敷 10~15 分钟，若运动后症状加重则可以马上冰敷。
- 在进行拉伸及力量锻炼前可以对局部采用热敷。

■■■ 如出现下列情况请及时就医

- 治疗 2~4 周后症状没有改善或反而加重。
- 手部感觉疼痛、麻木、冰凉。
- 甲床发蓝、发灰或色泽暗淡。
- 术后出现下列情况：
  ○ 发热、疼痛加剧、手术区域红肿、出血及渗液增多
  ○ 出现感染迹象（头痛、肌肉酸痛、头晕或发热等其他不适）
- 出现新的、难以解释的症状。

■■■ 运动康复训练

类别	内容	频次
活动范围训练	1. 肩部·前屈 1 2. 肩部·前屈 2 3. 肩部·外展 6. 肩部·内旋 3 8. 肩部·外旋和外展 9. 肩部·钟摆运动 10. 肩部·前曲 3	每组 6~8 次， 每天 3~4 组
力量训练	3. 肩部力量·肩部后伸 1 5. 肩部力量·肩部外旋 8. 肩部力量·前伸肩胛骨 9. 肩部力量·肩部内旋 13. 肩部力量·下压 14. 肩部力量·肩部内旋 等长收缩 19. 肩部力量·肩部后伸 2 20. 肩部力量·水平内收	每组 6 次， 每天 3 组

注：活动范围训练参阅本章第四节，力量训练参阅本章第五节。

7. 肩胛上神经卡压

■■■ 描述

肩胛上神经卡压较为少见，会引起肩部疼痛和无力。该神经在肩上部肩胛横韧带下方穿过肩胛切迹后，走行至冈上肌下方，并发出冈上肌肌支支配冈上肌，在穿过另一条韧带下方后发出肌支支配冈下肌，由于韧带发炎肥厚、肩部囊肿或过度牵拉等，可以造成肩胛上神经的卡压而引起肩部疼痛和无力。卡压位于肩胛切迹处会导致冈上肌和冈下肌萎缩无力，如在发出冈上肌肌腱支后才受到卡压则只会引起冈下肌萎缩无力。冈上肌和冈下肌是肩袖的重要组成部分，对于维持肩关节的稳定、协助完成肩部和上臂抬举及旋转动作都起着非常重要的作用。

■■■ 常见症状及体征

• 通常位于肩上方和后方定位不准确的疼痛和不适。

• 肩和上臂沉重、无力。

• 在运动或完成上臂上举动作时疼痛加重。

• 上臂外展、抬高过头活动和肩部外旋无力。

- 肩上方压痛。
- 冈上、下肌萎缩。

■■■ 病因

- 肩胛上神经在肩上方或后方受到卡压，通常来源于肩关节的囊肿压迫。
- 肩胛横韧带或下方的韧带在肩胛切迹处或下方对肩胛上神经形成卡压。
- 肩胛上神经受到反复多次的牵拉损伤。

■■■ 高危因素

- 有身体接触对抗的运动。
- 需要上肢反复上举过头的运动，如篮球、排球、网球。
- 身体条件较差（力量和柔韧性）。

■■■ 预防措施

- 训练和比赛前充分热身和拉伸。
- 保持良好的身体状态：
  - 肩部柔韧性
  - 肌肉力量和耐力

■■■ 预后

通常可以自愈，有时需要手术治疗，特别是肌肉出现萎缩时。

■■■ 并发症

- 肩部长期无力，特别是上臂外旋、上举，难以完成投掷动作。
- 肩部长期持续疼痛。
- 上肢无力逐渐加重。
- 难以参加训练和比赛。

■■■ 常规疗法

基本的治疗包括：避免再从事引起疼痛的运动、口服非甾体类消炎药物减轻疼痛、肩部肌肉拉伸锻炼、超声和其他治疗。如经过 3~6 个月的保守治疗而效果不佳则需手术治疗，对造成神经卡压的韧带或囊肿予以切除。在出现肌肉萎缩的情况下需要尽快手术治疗。手术效果多非常满意，但已萎缩的肌肉组织常难以恢复。

■■■ 热敷及冰敷

• 急、慢性病例都可用冰敷减轻疼痛和炎症，每 2~3 小时冰敷 10~15 分钟，若运动后症状加重则可以马上冰敷。

• 在进行拉伸及力量锻炼前可以对局部采用热敷。

■■■ 如出现下列情况请及时就医

• 经过 4~8 周的治疗症状没有改善或反而加重。

• 出现新的、难以解释的症状。

■■■ 运动康复训练

类别	内容	频次
活动范围训练	**4. 肩部·内旋 1** **5. 肩部·内旋 2** **6. 肩部·内旋 3** **14. 颈椎·中轴过伸** **15. 颈椎·侧弯** **16. 颈椎·旋转** **17. 颈椎·圆周运动**	每组 6~8 次， 每天 3~4 组
力量训练	**4. 肩部力量·肩部外旋 等长收缩** **5. 肩部力量·肩部外旋** **11. 肩部力量·肩部外旋 划船** **16. 肩部力量·上举肩胛骨 耸肩** **23. 颈椎·屈曲力量** **24. 颈椎·侧弯力量** **25. 颈椎·后伸力量**	每组 6 次， 每天 3 组

注：活动范围训练参阅本章第四节，力量训练参阅本章第五节。

8. 肩关节前侧不稳定

■■■ 描述

　　肩关节前侧不稳定是指由于肩部外伤后肱骨头不稳定，肩关节活动时肱骨头与关节盂不再互相接触，其运动范围也不再限于关节盂中心而是易向前下方移动。肩关节是全身活动范围最大，同时也是最容易脱位的关节，最常见的是肱骨头向前下方脱出关节盂的前脱位。肩关节周围的稳定结构主要包括：关节盂唇（加深关节盂）、关节囊（加强关节周围韧带）、肌肉和肩袖（包绕肩关节周围）。肩关节脱位会造成肩袖的拉伤或撕裂、关节囊及韧带拉伤，严重时还会造成盂唇的撕脱。如没有得到正确及时的治疗和充分的休息、康复，后期就有可能出现肩关节不稳定，运动时出现半脱位，肱骨头的运动不再限于关节盂中心，患者会有肱骨头自关节盂内滑出、局部不稳定的感觉。反复的半脱位时会在肩袖造成过度牵拉，导致肩袖长期劳损，力量下降，在肩部活动时三角肌的牵拉就会导致肱骨头向上方移动，撞击肩峰而致肩峰下滑囊和冈上肌腱卡压。

■■■ 常见症状及体征

- 受伤时肩部剧痛。
- 肩部功能丧失，尝试活动肩关节时引起剧痛。
- 感觉到肩关节不稳定，有脱位的可能。
- 肩部压痛、肿胀、畸形。
- 肩部活动时疼痛，特别是当尝试上举过头活动和举重时，有时会夜间痛醒。
- 肩部力量下降。
- 由于血管或神经受到牵拉、压迫，引起上臂和肩三角肌麻木或瘫痪。
- 触摸患处或活动肩关节时可出现捻发音。
- 由于血管受压引起腕部脉搏减弱或消失。
- 恐惧试验和稳定性测试有助于诊断。

■■■ 病因

- 肩部受到直接暴力打击或上肢、肘部处于伸直位时受到由后向前的作用力。
- 反复多次用力投掷或游泳。
- 肩关节严重扭伤的后遗症。
- 先天发育异常（关节盂过浅或畸形）。
- 肌肉突然强力收缩。
- 部分人群可以主动使肩关节脱位。

■■■ 高危因素

- 有激烈身体对抗接触的运动，如足球、摔跤、篮球。
- 需要上肢反复上举过头用力的运动，如棒球、排球、游泳。
- 需要上肢负重、撞击及扭转的运动。
- 既往有肩关节脱位和扭伤史。
- 肩部骨折。
- 肩部反复受伤。
- 身体条件较差（力量和柔韧性）。

■■■ 预防措施

- 训练和比赛前充分热身和拉伸。
- 保持良好的身体状态：
  - 良好的心血管储备
  - 肩部力量
  - 柔韧性和耐力
- 参加有激烈身体接触对抗运动时可在肩部佩戴护具。

■■■ 预后

经及时复位和制动，肩关节前脱位损伤的韧带组织基本可于 6 周后愈合。再次脱位的发生率主要取决于首次脱位时所遭受暴力的大小、患者年龄以及是否合并有肩部的其他损伤。注意，首次脱位时年龄越小，今后再次脱位的可能性就越大，如首次脱位时年龄小于 18 岁，则今后有 90% 的可能会再次脱位，如保守治疗后仍难以避免再次脱位则需考虑调整运动方式或手术治疗稳定关节。

■■■ 并发症

- 周围神经或大血管损伤引起短暂或持久肌肉无力、瘫痪，皮肤感觉麻木、冰凉，肢端苍白。
- 脱位或复位时造成肱骨近端骨折、关节软骨骨折。
- 伤后过早地恢复运动可能导致病程延长或再次脱位。
- 肩关节反复多次脱位，特别是第一次脱位后没有得到正确及时的治疗和充分的休息时。大多数再次脱位都是由于再次遭受外伤引起的，但随着脱位次数的增多，导致再次脱位所需要的外力则越来越小。
- 反复多次脱位或合并的骨折导致肩关节不稳定，后期形成骨关节炎。

■■■ 常规疗法

多数情况手法即可复位，只有在极少数情况下需要手术切开复位，同时修补韧带。复位后可予药物和冰敷止痛，吊带悬吊患肢 3~8 周，进行关节和周围肌肉的拉伸和力量锻炼，首次脱位成功手法复位后很少需要手术紧缩关节囊和修补关节盂唇。经过保守治疗后，反复脱位的患者可以采用手术治疗，可在关节镜下或开放手术。

■■■ 冰敷

冰敷可以减轻疼痛和炎症，每 2~3 小时冰敷 10~15 分钟，若运动后症状加重则可以马上冰敷。

■■■ 如出现下列情况请及时就医

- 治疗疼痛、压痛和肿胀没有改善或反而加重。
- 再次脱位。
- 手部感觉疼痛、麻木、冰凉。
- 甲床发蓝、发灰或色泽暗淡。
- 出现新的、难以解释的症状。

■■■ 运动康复训练

类别	内容	频次
活动范围训练	1. 肩部·前屈 1 2. 肩部·前屈 2 3. 肩部·外展 6. 肩部·内旋 3 9. 肩部·钟摆运动 10. 肩部·前曲 3 11. 肩部·前曲 4 12. 肩部·外旋	每组 6~8 次，每天 3~4 组
力量训练	1. 三角肌训练·肩部外展 等长收缩 4. 肩部力量·肩部外旋 等长收缩 5. 肩部力量·肩部外旋 6. 肩部力量·前伸肩胛骨 1 7. 肩部力量·前伸肩胛骨 2 8. 肩部力量·前伸肩胛骨 3 9. 肩部力量·肩部内旋 10. 肩部力量·内收肩胛骨 14. 肩部力量·肩部内旋 等长收缩 16. 肩部力量·上举肩胛骨 耸肩 17. 肩部力量·肩部前屈 19. 肩部力量·肩部后伸 2 21. 力量训练·肩部前屈 等长收缩	每组 6 次，每天 3 组

注：活动范围训练参阅本章第四节，力量训练参阅本章第五节。

9. 肩关节后侧不稳定

■■■ 描述

肩关节后侧不稳定是由于肩部外伤后肱骨头不稳定，肩关节活动时肱骨头与关节盂不再互相接触，其运动范围也不再限于关节盂中心而是易向后方移动。肩关节是全身活动范围最大，同时也是最容易脱位的关节，相较于前脱位，后脱位较为少见且多数为半脱位。肩关节周围的稳定结构主要包括：关节盂唇（加深关节盂）、关节囊（加强关节周围韧带）、肌肉和肩袖（包绕在肩关节周围）。肩关节后脱位会造成肩袖的拉伤或撕裂、关节囊及韧带拉伤，严重时还会造成盂唇的撕脱。如没有得到正确及时的治疗和充分的休息、康复，后期就有可能出现肩关节不稳定，在活动时肱骨头的运动不再限于关节盂中心而是会向后侧滑动形成半脱位，患者会感觉到肱骨头有向后侧滑出关节盂的趋势。

■■■ 常见症状及体征

- 受伤时肩部剧痛。
- 肩部功能丧失，尝试活动肩关节时引起剧痛。
- 感觉到肩关节不稳定，有脱位的可能。
- 肩部后侧压痛、肿胀、畸形。
- 肩部外旋受限。
- 由于血管或神经受到牵拉、压迫，引起上臂和三角肌麻木或瘫痪。
- 由于血管受压引起腕部脉搏减弱或消失。
- 稳定性的测试有助于确诊。

■■■ 病因

- 肩部受到直接暴力打击或上肢、肘部处于伸直位时受到由前向后的作用力。
- 肩关节严重扭伤的后遗症。
- 先天发育异常（关节盂过浅或畸形）。
- 肌肉突然强力收缩或旋转（如癫痫发作或遭受电击时）。
- 部分人群可以主动使肩关节脱位。

■■■ 高危因素

- 有激烈身体对抗接触的运动，如足球、摔跤、篮球。
- 需要上肢负重、撞击及扭转的运动，如棒球、排球、游泳。
- 既往有肩关节后脱位和扭伤史。
- 肩部骨折。
- 肩部反复受伤。
- 身体条件较差（力量和柔韧性）。

■■■ 预防措施

- 训练和比赛前充分热身和拉伸。

- 保持良好的身体状态：
  - 良好的心血管储备
  - 肩部力量
  - 柔韧性和耐力
- 参加有激烈身体接触对抗运动时可在肩部佩戴护具。
- 运用正确的技术动作。

■■■ 预后

肩关节后脱位经及时复位和制动3~6周后，损伤的韧带组织基本可于6周后愈合。再次脱位的发生率主要取决于首次脱位时所遭受暴力的大小、患者年龄以及是否合并有肩部其他损伤（骨折）。如保守治疗后仍难以避免再次脱位，就需考虑调整运动方式或手术治疗稳定关节。非手术治疗的有效率可以达到70%~90%。

■■■ 并发症

- 周围神经或大血管损伤引起短暂或持久肌肉无力、瘫痪皮肤感觉麻木、冰凉，肢端苍白。
- 脱位或复位时造成肱骨近端骨折、关节软骨骨折。
- 伤后过早地恢复运动可能导致病程延长或再次脱位。
- 肩袖撕裂。
- 肩关节反复多次脱位，特别是第一次脱位后没有得到正确及时的治疗和充分的休息时。大多数再次脱位都是由于再次遭受外伤引起的。
- 反复多次脱位或合并的骨折导致肩关节不稳定或骨关节炎。

■■■ 常规疗法

多数情况下手法即可复位，只有在极少数情况下需要手术切开复位，同时修补韧带。复位后可予药物和冰敷止痛、吊带悬吊患肢6~8周、进行关节和周围肌肉的拉伸和力量锻炼，首次脱位成功手法复位后很少需要手术紧缩关节囊和修补关节盂唇。70%~90%的肩关节后侧半脱位患者可以通过保守治疗取得良好的效果。只有在经过至少6个月保守治疗后仍反复脱位的患者方考虑手术治疗，可在关节镜下或开放手术，但其疗效常不如肩关节前侧不稳定的手术。

■■■ 冰敷

冰敷可以减轻疼痛和炎症，每2~3小时冰敷10~15分钟，若运动后症状加重则可以马上冰敷。

■■■ **如出现下列情况请及时就医**

- 治疗后疼痛、压痛和肿胀没有改善或反而加重。
- 再次脱位。
- 手部感觉疼痛、麻木、冰凉。
- 甲床发蓝、发灰或色泽暗淡。
- 出现新的、难以解释的症状。

■■■ **运动康复训练**

类别	内容	频次
活动范围训练	1. 肩部·前屈 1 6. 肩部·内旋 3 9. 肩部·钟摆运动 10. 肩部·前屈 3 11. 肩部·前屈 4 12. 肩部·外旋	每组 6~8 次， 每天 3~4 组
力量训练	1. 三角肌训练·肩部外展 等长收缩 3. 肩部力量·肩部后伸 1 4. 肩部力量·肩部外旋 等长收缩 5. 肩部力量·肩部外旋 9. 肩部力量·肩部内旋 11. 肩部力量·肩部外旋 划船 14. 肩部力量·肩部内旋 等长收缩 16. 肩部力量·上举肩胛骨 耸肩 17. 肩部力量·肩部前屈 18. 肩部力量·肩部外展 19. 肩部力量·肩部后伸 2 21. 力量训练·肩部前屈 等长收缩	每组 6 次， 每天 3 组

注：活动范围训练参阅本章第四节，力量训练参阅本章第五节。

10. 肩关节多向不稳定

■■■ **描述**

肩关节多向不稳定是指由于肩部外伤后肱骨头不稳定，肩关节活动时肱骨头与关节盂不再互相接触，其运动范围也不再限于关节盂中心而是易向前、向下或向后方移动。肩关节是全身活动范围最大，同时也是最容易脱位的关节。周围的稳定结构主要包括：关节盂唇（加深关节盂）、关节囊（加强关节周围韧带）、肌肉和肩袖（包绕肩关节周围）。肩关节脱位会造成肩袖的拉伤或撕裂、关节囊及韧带拉伤，严重时还会造成盂唇的撕脱。如没有得到正确及时的治疗和充分的休息、康复，后期就有可能出现肩关节不稳定，运动时出现半脱位，肱骨头的运动不再限于关节盂中心，患者会有肱骨头自关节盂内滑出、局部不稳定的感觉。反复的半脱位会在肩袖造成过度牵拉，导致肩袖长期劳损引起临床症状。由于肩袖力量下降，在肩部活动时三角肌的牵拉就会导致肱骨头向上方移动，撞击肩峰而致肩峰下滑囊和冈上肌腱卡压。这类不稳定多发生于有关节松弛症的人群。

■■■ 常见症状及体征

- 受伤时肩部剧痛，部分患者可能没有外伤史或外伤后疼痛并不十分剧烈。
- 尝试上举过头活动和举重时肩部疼痛。
- 肩部功能丧失，尝试活动肩关节时引起疼痛。
- 常会影响双侧肩关节。
- 感觉到肩关节不稳定，有脱位的可能。
- 肩部压痛、畸形，有时会出现肿胀。
- 肩部活动时疼痛，特别是当尝试上举过头活动和举重时，有时会夜间痛醒。
- 肩部力量下降。
- 由于血管或神经受到牵拉、压迫，引起上臂和三角肌麻木或瘫痪。
- 触摸患处或活动肩关节时可出现捻发音。
- 由于血管受压引起腕部脉搏减弱或消失。

■■■ 病因

- 肩部受到直接暴力打击或上肢、肘部处于伸直位或上举过头时受到由后向前的作用力。
- 反复多次受到轻微外伤，有时可没有外伤史。
- 反复多次用力投掷或游泳。
- 肩关节严重扭伤的后遗症。
- 先天发育异常（关节盂过浅或畸形）或韧带异常。
- 肌肉突然强力收缩或扭转。
- 部分人能够主动使肩关节脱位。

■■■ 高危因素

- 关节松弛。
- 有激烈身体对抗接触的运动，如足球、摔跤、篮球。
- 需要上肢反复上举过头用力的运动，如棒球、排球、游泳。
- 需要上肢负重、撞击及扭转的运动。

- 既往有肩关节脱位和扭伤史。
- 肩部骨折。
- 肩部反复受伤。
- 身体条件较差（力量和柔韧性）。
- 先天发育异常（关节盂过浅或畸形）或韧带异常。

■■■ 预防措施

- 训练和比赛前充分热身和拉伸。
- 保持良好的身体状态：
  - 肩部力量
  - 柔韧性和耐力
  - 良好的心血管储备
- 参加有激烈身体接触对抗运动时可在肩部佩戴护具。

■■■ 预后

肩关节脱位经及时复位和制动 3~6 周，损伤的韧带组织基本可于 6 周后愈合。但仍然容易再次脱位或半脱位，如保守治疗后仍难以避免再次脱位则需调整运动方式直至手术稳定关节之后。对那些并非由于外伤引起的多向不稳定，康复锻炼的成功率较高。

■■■ 并发症

- 周围神经或大血管损伤引起短暂或持久肌肉无力、瘫痪，皮肤感觉麻木、冰凉，肢端苍白。
- 脱位或复位时造成肱骨近端骨折、关节软骨骨折。
- 如伤后过早地恢复运动可能导致病程延长或再次脱位。
- 肩袖撕裂。
- 肩关节反复多次脱位，特别是首次脱位后没有得到正确及时的治疗和充分的休息时。大多数再次脱位都是由于再次遭受外伤引起的，但随着脱位次数的增多，导致再次脱位所需要的外力则越来越小。
- 反复多次脱位或合并的骨折导致肩关节不稳定，后期形成骨关节炎。

■■■ 常规疗法

多数情况下手法即可复位，部分患者甚至可以自己进行复位，只有在极少数情况下需要手术切开复位，同时修补韧带。复位后可予药物和冰敷止痛、吊带悬吊患肢 3~8 周、进行关节和周围肌肉的拉伸和力量锻炼，首次脱位成功手法复位后很少需要手术紧缩关节囊和修补关节盂唇，经过保守治疗后反复脱位的患者可以采用手术治疗，可在关节镜下或开放手术。

■■■ 冰敷

冰敷可以减轻疼痛和炎症，每 2~3 小时冰敷 10~15 分钟，若运动后症状加重则可以马上冰敷。

■■■ 如出现下列情况请及时就医

- 治疗疼痛、压痛和肿胀没有改善或反而加重。
- 手部感觉疼痛、麻木、冰凉。
- 甲床发蓝、发灰或色泽暗淡。
- 出现新的、难以解释的症状。

■■■ 运动康复训练

类别	内容	频次
活动范围训练	1. 肩部·前屈 1 2. 肩部·前屈 2 3. 肩部·外展 4. 肩部·内旋 1 9. 肩部·钟摆运动 10. 肩部·前屈 3 11. 肩部·前屈 4 12. 肩部·外旋	每组 6~8 次，每天 3~4 组
力量训练	1. 三角肌训练·肩部外展 等长收缩 3. 肩部力量·肩部后伸 1 4. 肩部力量·肩部外旋 等长收缩 5. 肩部力量·肩部外旋 9. 肩部力量·肩部外展 1. 三角肌训练·等长收缩 2. 三角肌力量·肩关节平面外展 3. 肩部力量·肩部后伸 1 4. 肩部力量·肩部外旋 等长收缩 5. 肩部力量·肩部外旋 6. 肩部力量·前伸肩胛骨 9. 肩部力量·肩部内旋 14. 肩部力量·肩部内旋 等长收缩 15. 肩部力量·肩胛骨外旋 16. 肩部力量·上举肩胛骨 耸肩 17. 肩部力量·肩部前屈 18. 肩部力量·肩部外展 20. 肩部力量·水平内收 21. 力量训练·肩部前屈 等长收缩	每组 6 次，每天 3 组

注：活动范围训练参阅本章第四节，力量训练参阅本章第五节。

11. 腋神经损伤

■■■ 描述

腋神经主要负责支配三角肌，其损伤较为少见，多由肩部骨折、脱位或过度牵拉引起，会导致三角肌无力甚至瘫痪。

■■■ 常见症状及体征

- 三角肌周围麻木。
- 肩部外展无力，上肢沉重易疲劳。
- 上肢难以上举过肩。
- 偶然会出现肩部或上肢烧灼、针刺感。
- 三角肌萎缩。

■■■ 病因

- 肩关节骨折或脱位时对腋神经造成牵拉。
- 肩部受到直接暴力打击。

■■■ 高危因素

- 有身体激烈对抗接触的运动，如足球、橄榄球。
- 身体条件较差（力量和柔韧性）。
- 肩部手术意外损伤。

■■■ 预防措施

- 训练和比赛前充分热身和伸展。
- 肩部佩戴合适的护具和衬垫。
- 保持良好的身体状态，特别是肩部柔韧性、肌肉力量和耐力。

■■■ 预后

由肩关节脱位造成的牵拉伤多能自行愈合，而由直接暴力打击造成的损伤则多数难以完全愈合，有时需手术治疗。

■■■ 并发症

- 肩部长期无力，特别是外展上举上肢。

- 肩部持续疼痛、麻木。
- 肩关节僵硬。
- 难以再参加训练和比赛。

■■■ 常规疗法

基本的治疗包括避免再从事会激起症状的运动、使用非甾体类药物消炎止痛，使用超声波等治疗。治疗期间加强锻炼，维持肩关节活动范围避免关节僵硬非常重要。完全康复后才能再次参加运动，以避免再次受伤。如保守治疗效果不佳，就需考虑手术治疗，术式包括神经探查或肌肉转位。通常在伤后经过 3~5 个月保守治疗症状没有改善的情况下，可考虑行神经探查术。对日常生活难以自理的患者可行肌肉转位术。部分运动员腋神经损伤后再也难以参加比赛，尤其是从事投掷类项目的运动员。

■■■ 热敷及冰敷

- 冰敷可以减轻疼痛和炎症，每 2~3 小时冰敷 10~15 分钟，若运动后症状加重则可以马上冰敷。
- 在进行拉伸及力量锻炼前可以对局部采用热敷。

■■■ 如出现下列情况请及时就医

- 治疗 8 周后症状没有改善或反而加重。
- 出现新的、难以解释的症状。

■■■ 运动康复训练

类别	内容	频次
活动范围训练	1. 肩部·前屈 1 2. 肩部·前屈 2 3. 肩部·外展 9. 肩部·钟摆运动 10. 肩部·前屈 3 11. 肩部·前屈 4	每组 8 次， 每天 3~4 组

注：活动范围训练参阅本章第四节。

第三节　肩关节运动创伤手术后康复

1. 锁骨骨折

■■■ 描述

锁骨骨折多是由于跌倒时肩部着地或上肢外展位着地，多位于锁骨的中段及外侧，可呈完全或不完全骨折。

■■■ 常见症状及体征

- 骨折处疼痛、压痛、肿胀。
- 骨折完全断裂、移位明显则局部可见畸形和隆起肿块。
- 患处出现瘀斑。
- 尝试活动患肢时感觉无力、疼痛。
- 少数情况下，如血运受到破坏，肩部和上臂可出现麻木和冰凉。
- 偶可出现呼吸困难。
- X 片有助于诊断。

■■■ 病因

- 跌倒时肩部着地或局部遭受直接暴力打击。
- 少数情况下可由跌倒时手、肘部着地时的传导暴力引起。

■■■ 高危因素

- 有激烈身体接触对抗的运动，如足球、英式足球、曲棍球和橄榄球。
- 容易引起跌倒肩部着地的运动，如摩托车、山地自行车和自行车运动。
- 既往肩部有扭伤或脱位史。
- 运动时保护措施不到位。
- 骨或关节疾病史，特别是骨折疏松。

■■■ 预防措施

- 保持良好的身体状态，特别是颈肩部和上肢力量、耐力和柔韧性。
- 运动时正确佩戴合适的护具。
- 正确的技术动作。

■■■ 预后

经过保守治疗后通常可以痊愈，必须待骨折完全愈合后才能再次参加运动。

■■■ 并发症

- 直接损伤或对周围神经、韧带、肌腱、肌肉、血管等组织形成压迫。
- 肩部和上肢无力、易疲劳。
- 血运受到破坏导致骨折延迟愈合。
- 骨折不愈合。
- 过早恢复运动导致骨折愈合时间延长并容易再次受伤。
- 骨折处骨痂形成过多压迫颈部神经、血管或臂丛神经，引起颈、肩、上臂和手疼痛、麻木及针刺感。
- 开放骨折出现感染、手术治疗时切口感染。
- 骨折处重叠短缩。
- 骨折处形成隆起肿块。
- 局部容易再次受伤。

■■■ 常规疗法

基本治疗包括药物、冰敷、局部加压包扎减轻疼痛和肿胀，前臂吊带、肩部制动带或8字绷带固定。2~4周疼痛明显缓解后可适当活动患肢，6~8周后疼痛基本消失，开放骨折，骨折断端移位明显，合并有神经、血管损伤则需要手术治疗，尽管手术可能进一步破坏血运而造成骨不愈合，骨折复位后可用钢板、螺丝钉或钢针固定。内固定物可在骨折愈合后手术取出。由于骨折、手术及患肢失用都会对肩部的活动范围和力量造成一定的影响，故在恢复运动前必须进行肩部活动范围和力量的锻炼。需待骨折完全愈合后才能再次参加运动，通常需要2~6个月。

■■■ 冰敷

冰敷可以减轻疼痛和炎症，每2~3小时冰敷10~15分钟，若运动后症状加重则可以马上冰敷。

■■■ 出现下列情况请及时就医

- 治疗后疼痛、肿胀、瘀斑没有改善甚至加重。
- 上肢和手感觉疼痛、麻木或冰凉。
- 手指甲发蓝、发灰或色泽暗淡。

- 发烧超过 38 摄氏度。
- 感觉呼吸困难。
- 出现新的、难以解释的症状。

■■■ 运动康复训练

类别	内容	频次
活动范围训练	1. 肩部·前屈 1 2. 肩部·前屈 2 3. 肩部·外展 9. 肩部·钟摆运动 10. 肩部·前屈 3 11. 肩部·前屈 12. 肩部·外旋	每组 6~8 次，每天 3~4 组
力量训练	1. 三角肌训练·肩部外展 等长收缩 5. 肩部力量·肩部外旋 9. 肩部力量·肩部内旋 21. 力量训练·肩部前屈 等长收缩	每组 6 次，每天 3 组

注：活动范围训练参阅本章第四节，力量训练参阅本章第五节。

2. 锁骨远端骨折

■■■ 描述

锁骨远端骨折是指位于锁骨远端 1/3 处近肩锁关节部位的完全或不完全骨折。骨折常可波及肩锁关节并伴有肩锁韧带和喙锁韧带的损伤。

■■■ 常见症状及体征

- 肩部上方疼痛、压痛、肿胀。
- 骨折完全断裂且移位明显则可见局部畸形及隆起肿块。
- 伤处瘀斑。
- 上肢无力，活动时疼痛。
- 血运受到影响则肩部或上臂麻木、冰凉。
- 有时可以出现呼吸困难。
- X 片有助于诊断。

■■■ 病因

- 肩部受到直接暴力打击、跌倒时肩部着地或肩部上方受到击打。

- 有时可由跌倒时手、肘部着地的间接暴力引起。

■■■ 高危因素

- 有激烈身体接触、对抗的运动，如足球、英式足球、曲棍球、橄榄球。
- 容易引起跌倒肩部着地的运动，如摩托车、山地自行车和自行车运动。
- 既往肩部有扭伤或脱位史。
- 运动时保护措施不到位。
- 骨或关节疾病史，特别是骨质疏松。

■■■ 预防措施

- 保持良好的身体状态，特别是颈肩部和上肢力量、耐力和柔韧性。
- 运动时正确佩戴合适的护具。
- 运用正确的技术动作。

■■■ 预后

经过保守治疗后通常可以痊愈，部分患者需要手术治疗恢复断端正确对位，促进骨折愈合，减少并发症。

■■■ 并发症

直接损伤或对周围神经、韧带、肌腱、肌肉、血管等组织形成压迫。

- 肩部和上肢无力、易疲劳。
- 骨折延迟愈合或不愈合（多见于锁骨远端1/3处，由于韧带损伤后肌肉的牵拉导致骨折断端分离）。
- 肩锁关节炎、局部疼痛。
- 过早地恢复运动导致骨折愈合时间延长并容易再次受伤。
- 骨折处骨痂形成过多压迫颈部神经、血管或臂丛神经，引起颈、肩、上臂和手疼痛、麻木及针刺感。
- 开放骨折出现感染、手术治疗时切口感染。
- 骨折处重叠短缩。
- 骨折处形成隆起肿块。
- 局部容易再次受伤。

■■■ 常规疗法

基本治疗包括药物、冰敷、局部加压包扎减轻疼痛和肿胀，前臂吊带、肩部制动带或 8 字绷带固定。如骨折处移位明显、波及肩锁关节或伴有喙锁韧带的损伤则需要手术治疗，术中将骨折复位后可用钢板、螺丝钉、钢丝或钢针固定，内固定物待骨折愈合后可取出。由于骨折、手术及患肢失用都会对肩部的活动范围和力量造成一定的影响，故在恢复运动前必须进行肩部活动范围和力量的训练，待骨折完全愈合后才能再次参加运动，通常需要 2~6 个月。

■■■ 冰敷

冰敷可以减轻疼痛和炎症，每 2~3 小时冰敷 10~15 分钟，若运动后症状加重则可以马上冰敷。

■■■ 出现下列情况请及时就医

- 治疗后疼痛、肿胀、瘀斑没有改善甚至加重。
- 上肢和手感觉疼痛、麻木或冰凉。
- 手指甲发蓝、发灰或色泽暗淡。
- 手术区域肿胀、疼痛加剧，渗液增多。
- 出现感觉迹象：包括疼痛、肿胀加剧，渗液增多，发热及其他不适。
- 出现新的、难以解释的症状。

■■■ 运动康复训练

类别	内容	频次
活动范围训练	1. 肩部·前屈 1 2. 肩部·前屈 2 3. 肩部·外展 9. 肩部·钟摆运动 10. 肩部·前屈 3 11. 肩部·前屈	每组 6~8 次，每天 3~4 组
力量训练	1. 三角肌训练·肩部外展 等长收缩 5. 肩部力量·肩部外旋 9. 肩部力量·肩部内旋 21. 力量训练·肩部前屈 等长收缩	每组 6 次，每天 3 组

注：活动范围训练参阅本章第四节，力量训练参阅本章第五节。

3. 肩锁关节脱位术后康复

■■■ 手术指征

- 部分肩锁关节脱位的运动员需要手术恢复锁骨与肩峰的正常位置以避免肩部

下垂。

- 重体力劳动者和从事投掷的运动员有时伤后也需要尽快手术治疗。
- 从事有身体接触对抗的运动员有时可行非手术治疗，用吊带悬吊固定直至疼痛消失，这样可以尽快地恢复运动。因为手术治疗后通常需要较长时间的康复治疗且再次参加运动时伤情容易复发。
- 经过包括 3 个月或更长时间的理疗、口服消炎药物、调整技术动作等保守治疗后仍然有持续性疼痛的患者也应该考虑手术治疗。
- 手术目的是将肩部抬高至锁骨水平以恢复肩峰与锁骨正常高度。

■■■ 禁忌症

- 因为在手术中需要使用合成材料或螺丝钉来临时固定锁骨以促进置入锁骨的韧带愈合，故局部感染是绝对的手术禁忌症。
- 因为术中需要使用到喙肩韧带，如既往曾做过肩部手术使得这条韧带已经遭到破坏则不能进行手术。
- 既往曾行手术切除过锁骨远端较多骨质。

■■■ 手术风险及并发症

- 感染、出血，肩部、上臂、前臂或手部神经损伤。
- 畸形复发或持续疼痛。
- 螺丝钉或合成材料断裂。
- 锁骨骨折或退变。
- 肩部僵硬。

■■■ 手术方案及技术

术中需切除锁骨远端约 1 公分左右，将喙锁韧带肩峰端切断后置入锁骨远端髓腔中并缝合固定以代替断裂的喙锁韧带功能，用合成丝线、钢丝、钢针或螺丝钉将锁骨和喙突固定在一起以促进置入的韧带愈合，如在伤后短期内手术则还可同时缝合断裂的喙锁韧带。内固定钢丝、钢针或螺丝钉可于术后 6 周取出。

■■■ 术后治疗

- 术后 10~14 天注意保持切口干洁。
- 术后 1~2 周内取半坐卧位会更为舒适。
- 适当使用镇痛药物。
- 维持上肢吊带固定 6 周或直至手术取出钢丝或螺丝钉。
- 术后需进行理疗以逐渐恢复肩关节活动范围及肌力。

■■■ 重返赛场

• 重新参加运动的具体时间根据患者所从事运动的性质及是否优势手受伤而有所不同。

• 最少在术后 4 个月才能重新参加运动。

• 必须在肩关节活动范围及力量完全恢复后才参加运动。

■■■ 出现下列情况请及时就医

• 手部感觉疼痛、麻木、冰凉。

• 甲床发蓝、发灰或色泽暗淡。

• 手术后出现下列情况：疼痛加剧、红肿、术区渗液或出血增多。

• 出现感染迹象，包括头痛、肌肉酸痛、头晕或发热等不适。

• 出现新的、难以解释的症状。

■■■ 运动康复训练

类别	内容	频次
活动范围训练	**2. 肩部·前屈 2** **9. 肩部·钟摆运动** **10. 肩部·前屈 3**	每组 6~8 次， 每天 3~4 组
力量训练	**1. 三角肌训练**·肩部外展 等长收缩 **4. 肩部力量**·肩部外旋 等长收缩 **5. 肩部力量**·肩部外旋 **9. 肩部力量**·肩部内旋 **14. 肩部力量**·肩部内旋 等长收缩	每组 6~8 次， 每天 3 组

注：活动范围训练参阅本章第四节，力量训练参阅本章第五节。

4. 肩袖撕裂术后康复

■■■ 手术指征

肩袖撕裂的患者在经过至少 3 个月严格的保守治疗及康复后，如局部仍然存在持续性疼痛，影响工作、生活及运动就需要考虑手术治疗。由于肩袖撕裂后难以自行愈合，且撕裂范围会越来越大，故对于年轻运动员患者，可以不经保守康复而直接采用手术治疗。手术目的是减轻肩部疼痛、恢复肩关节功能和力量，炎症肥厚的滑囊和肩峰下骨刺会造成肩袖磨损并可能导致其撕裂，故在手术时可以将这些组织一并切除。根据撕裂情况可直接修补缝合肩袖或将其重新缝合固定于肱骨骨质上。

■■■ 手术禁忌症

- 肩部感染。
- 患者依从性较差，难以配合术后的固定制动及康复。
- 患者有其他情感或心理方面的疾病。

■■■ 手术风险及并发症

- 感染。
- 出血。
- 肩部或上臂神经损伤。
- 疼痛持续或反复发作。
- 肩袖再次撕裂。
- 三角肌肌肉分离。
- 肩关节僵硬或活动受限。
- 术后难以恢复既往竞技水平。
- 肩部无力。
- 肩峰骨折。
- 肩锁关节疼痛。
- 肩峰切除过多或过少。

■■■ 手术方案及技术

- 有多种手术方法可供选择，但总的目的是切除慢性发炎疤痕化的滑囊、切除肩峰钩状突起和骨刺，有时还需切除部分肩锁关节、缝合修补肩袖断端或将其重新固定于肱骨头上。可选择关节镜下或开放手术。
- 关节镜下手术时首先小切口建立操作通道，电凝止血、等离子或刨刀切除滑囊及喙肩韧带，磨钻切除肩峰钩状突起和骨刺，直接修复缝合肩袖或利用锚钉将其重新固定于肱骨头，将肱骨头皮质骨部分去除，露出松质骨骨床，有助于肌腱与骨快速愈合，这个手术有时需在肩关节外侧另做一辅助切口完成。
- 开放手术时需将部分三角肌肌纤维自肩峰上剥离，切除喙肩韧带，用骨凿切除肩峰钩状突起或骨刺，骨锉将切除面锉平整，切除滑囊，切除撕裂的肩袖断端边缘使其新鲜化，将肱骨肩袖附着点处皮质骨部分去除，露出松质骨骨床，开凿骨槽后用锚钉或转孔缝合的方法将肩袖组织重新固定于骨槽内，将剥离的三角肌纤维重新缝合固定于肩峰。

■■■ 术后治疗

- 根据手术方式的不同术后治疗相应有所不同。
- 术后 10~14 天需保持切口干洁。
- 根据医师的要求采用吊带、支具或制动器制动，术后通常需制动 4~8 周。
- 适当使用镇痛药物。
- 术后应尽快开始患肩被动活动功能锻炼。
- 术后康复锻炼对于尽早恢复关节活动及肌肉力量非常重要。

■■■ 重返赛场

- 重新参加运动的具体时间根据患者所从事运动的性质及肩袖质量不同而有所不同。
- 最少在术后 6 个月才能重新参加运动。
- 必须在肩关节活动范围及力量完全恢复后才参加运动。

■■■ 出现下列情况请及时就医

- 手部感觉疼痛、麻木、冰凉。
- 甲床发蓝、发灰或色泽暗淡。
- 手术后出现下列情况：
  ○ 疼痛加剧、红肿、术区渗液或出血增多
  ○ 出现感染迹象，包括头痛、肌肉酸痛、头晕或发热等不适
  ○ 出现新的、难以解释的症状

■■■ 运动康复训练

类别	内容	频次
活动范围训练	**1. 肩部·前屈 1** **2. 肩部·前屈 2** **3. 肩部·外展** **9. 肩部·钟摆运动** **10. 肩部·前屈 3** **12. 肩部·外旋**	每组 6~8 次， 每天 3~4 组
力量训练	**1. 三角肌训练·**肩部外展 等长收缩 **4. 肩部力量·**肩部外旋 等长收缩 **14. 肩部力量·**肩部内旋 等长收缩 **21. 力量训练·**肩部前屈 等长收缩	每组 6~8 次， 每天 3 组

注：活动范围训练参阅本章第四节，力量训练参阅本章第五节。

5. 肩关节前侧不稳定术后康复

■■■ 手术指征

创伤性肩关节脱位的患者有80%会发展为习惯性脱位，特别是年轻患者，保守治疗的成功率只有20%。而中老年患者和非创伤引起脱位的患者，其保守治疗的成功率可达80%。习惯性肩关节脱位或半脱位的患者经过3~6个月的保守治疗后仍常有脱位发生，严重影响生活、工作和运动的患者需要考虑手术治疗，部分第一次脱位的患者也需要考虑手术治疗。既往曾行过肩关节稳定手术的患者如效果不佳可以再次手术治疗。手术的目的是稳定肩关节，防止其再次脱位或半脱位。肩关节容易脱位和不稳定的一个主要原因是其相对于其他关节有更大、更广泛的活动度。肩关节囊紧缩术可以减少肩关节的活动范围，通过重新缝合固定关节盂唇、紧缩关节囊和韧带来达到稳定关节的目的，如有必要，术后可以用关节周围其他组织来加强关节周围韧带以更好地稳定关节。如没有合并骨折，习惯性脱位很少会引起肩关节骨性关节炎，故对于这样的患者并不需要急于手术治疗，可嘱患者先进行适当的保守治疗和功能训练，如效果不佳再考虑手术。

■■■ 禁忌症

- 肩部感染。
- 患者依从性不佳，难以配合完成术后需要的制动及康复训练。
- 患者存在心理和情感上的问题。
- 肩关节多向不稳定和后方不稳定。
- 能够主动使肩关节脱位的患者（特别是通过使肩关节主动脱位以谋利的患者）。
- 有全身关节松弛症的患者绝对不能手术治疗。肩关节骨性关节炎是相对禁忌症。

■■■ 手术风险及并发症

- 感染。
- 出血。
- 肩和上臂神经损伤，多发生于腋神经和肌皮神经。
- 术后仍然不稳定，再次脱位或半脱位。
- 长期持续疼痛。
- 肩胛下肌撕裂。
- 肩关节活动受限或僵硬。
- 术后难以恢复较高的竞技水平。

- 手术固定锚钉松动或断裂。
- 骨关节炎。

■■■ 手术方案及技术

多种手术方法可供选择，开放或镜下手术。总的目的是将撕脱的关节盂唇重新缝合固定至关节盂上、紧缩缝合关节囊和韧带。最常用的手术方法是自胸大肌与三角肌之间显露，暴露覆盖关节囊、附着于肱骨头的肩胛下肌，自肩胛下肌纤维中间劈开或整个掀开肩胛下肌，分离显露肩关节囊，切开关节囊后如发现有盂唇撕脱，可用锚钉固定或直接缝合，将松弛关节囊部分互相重叠紧缩缝合。关节镜下处理时可用锚钉缝合固定撕脱的关节盂唇，如发现关节囊松弛，可切开后将其重叠紧缩缝合或用热皱缩法使其回缩。其他尚有不涉及关节囊和韧带的手法，包括肌肉转位术稳定肩关节、减少关节活动或骨移植阻挡术避免肩关节脱位。

■■■ 术后治疗

- 术后治疗根据手术方式、术中评估、是否优势手以及运动性质的不同而略有不同。
- 保持切口干燥、清洁 10~14 天。
- 根据医师要求采用吊带、支具或制动器固定制动肩关节，通常为 3~8 周。
- 适当使用镇痛药物。
- 术后早期适当被动活动肩关节。
- 术后康复训练对于恢复肩关节活动范围和力量非常重要。

■■■ 重返赛场

- 重返赛场的具体时间根据运动的性质及术中对关节囊和韧带的不同处理方法而有所不同。
- 术后至少需要 3 个月才能再次参加运动。
- 必须在肩关节活动及力量完全恢复后才能再次参加运动。

■■■ 出现下列情况请及时就医

- 手部感觉疼痛、麻木、冰凉。
- 甲床发蓝、发灰或色泽暗淡。
- 术后出现下列情况：
  - 疼痛加剧、手术区域红肿、出血及渗液增多
  - 出现感染迹象：头痛、肌肉酸痛、头晕、发热及其他不适
- 出现新的、难以解释的症状。

■■■ 运动康复训练

活动范围及伸展训练 第一阶段（术后 2~4 周）

类别	内容	频次
活动范围训练	**1. 肩部·前屈 1** **2. 肩部·前屈 2** **3. 肩部·外展** **9. 肩部·钟摆运动** **10. 肩部·前屈 3**	每组 6~8 次，每天 3~4 组
力量训练	**1. 三角肌训练·肩部外展 等长收缩** **4. 肩部力量·肩部外旋 等长收缩** **14. 肩部力量·肩部内旋 等长收缩** **19. 肩部力量·肩部后伸 2** **21. 力量训练·肩部前屈 等长收缩**	每组 6~8 次，每天 3 组

注：活动范围训练参阅本章第四节，力量训练参阅本章第五节。

活动范围及伸展训练 第二阶段（术后 4~6 周）

类别	内容	频次
活动范围训练	**3. 肩部·外展** **5. 肩部·内旋 2** **6. 肩部·内旋 3** **11. 肩部·前屈 4** **12. 肩部·外旋** **13. 肩部·门框外旋**	每组 6~8 次，每天 3~4 组
力量训练	**2. 三角肌力量·肩关节平面外展** **3. 肩部·外展** **7. 肩部力量·前伸肩胛骨 2** **9. 肩部力量·肩部内旋** **16. 肩部力量·上举肩胛骨 耸肩** **18. 肩部力量·肩部外展**	每组 6~8 次，每天 3 组

注：活动范围训练参阅本章第四节，力量训练参阅本章第五节。

活动范围及伸展训练 第三阶段（术后 6 周）

类别	内容	频次
活动范围训练	**4. 肩部·内旋 1** **8. 肩部·外旋和外展**	每组 6~8 次，每天 3~4 组
力量训练	**8. 肩部力量·前伸肩胛骨 3** **10. 肩部力量·内收肩胛骨**	每组 6~8 次，每天 3 组

续表

类别	内容	频次
力量训练	**12.** 肩部力量·水平外展 **15.** 肩部力量·肩胛骨外旋 **20.** 肩部力量·水平内收 **22.** 肩部力量·内收肩胛骨 后伸上举	每组 6~8 次， 每天 3 组

注：活动范围训练参阅本章第四节，力量训练参阅本章第五节。

6. 肩关节后侧不稳定术后康复

■■■ 手术指征

创伤性肩关节后脱位的患者保守治疗的成功率基本可达到 70% ~ 90%，10% ~ 30% 会发展为习惯性脱位，特别是年轻患者。习惯性肩关节后脱位或半脱位的患者经过至少 6 个月的保守治疗后仍常有脱位发生，严重影响生活、工作和运动的患者需要考虑手术治疗，部分第一次脱位的患者也需要考虑手术。既往曾行过肩关节稳定手术的患者如效果不佳可以再次手术治疗。手术目的是稳定肩关节，防止其再次脱位或半脱位。肩关节容易脱位和不稳定的一个主要原因是其相对于其他关节有更大、更广泛的活动度。肩关节囊紧缩术可以减少肩关节的活动范围，术中可用关节周围其他组织来加强关节囊以更好地稳定关节。如没有合并骨折，习惯性脱位很少会引起肩关节骨性关节炎，故对于这样的患者并不需要急于手术治疗。肩关节后侧不稳定的手术效果不如前侧不稳定手术，并发症发生率较高，术后多难以恢复较高的竞技水平，特别是需要上肢上举过头顶的运动。

■■■ 禁忌症

• 肩部感染。
• 患者依从性不佳，难以配合完成术后需要的制动及康复训练。
• 患者存在心理和情感上的问题。
• 肩关节多向不稳定和前方不稳定。
• 全身关节松弛症的患者。
• 肩关节周围神经损伤引起的肩袖无力患者及肩关节骨性关节炎患者是相对禁忌症。

■■■ 手术风险及并发症

• 感染。
• 出血。

- 肩和上臂神经损伤。
- 术后仍然不稳定，再次脱位或半脱位是最常见的并发症，发生率高达30%～50%。
- 长期持续疼痛。
- 肩关节活动受限或僵硬。
- 术后难以恢复较高的竞技水平。
- 手术固定锚钉松动或断裂。
- 骨关节炎。

■■■ 手术方案及技术

多种手术方法可供选择，开放或镜下手术。总的目的是紧缩缝合关节囊和韧带。最常用的手术方法是自三角肌之间显露或切开部分三角肌肩峰附着点，冈下肌覆盖关节囊并有部分附着在关节囊上，自冈下肌纤维中间劈开或整个掀开冈下肌，分离显露肩关节囊，切开关节囊后将其互相重叠紧缩缝合，也可用锚钉将其重新紧缩固定于关节盂上。关节镜下处理时可将松弛关节囊切开后重叠紧缩缝合、用锚钉将其重新紧缩固定于关节盂上或用热皱缩法使其回缩。其他尚有不涉及关节囊和韧带的手法，包括肌肉转位术稳定肩关节、减少关节活动或骨移植阻挡术避免肩关节脱位，也可在关节盂后下方截骨后加垫加大关节盂前倾。

■■■ 术后治疗

- 术后治疗根据手术方式、术中评估、是否优势手以及运动性质的不同而略有不同。
- 保持切口干燥、清洁10~14天。
- 根据医师要求采用吊带、支具或制动器固定制动肩关节，通常为3~12周。
- 在医师指导下适当使用镇痛药物。
- 术后康复训练对于恢复肩关节活动范围和力量非常重要。

■■■ 重返赛场

- 重返赛场的具体时间根据运动的性质及术中对关节囊和韧带的不同处理方法而有所不同。
- 术后至少需要6~9个月才能再次参加运动。
- 必须在肩关节活动及力量完全恢复后才能再次参加运动。

■■■ 出现下列情况请及时就医

- 手部感觉疼痛、麻木、冰凉。
- 甲床发蓝、发灰或色泽暗淡。

- 术后出现下列情况：
  ○ 疼痛加剧、手术区域红肿、出血及渗液增多
  ○ 出现感染迹象：头痛、肌肉酸痛、头晕、发热及其他不适
- 出现新的、难以解释的症状。

■■■ 运动康复训练

活动范围及伸展训练 第一阶段（术后 3~5 周）

类别	内容	频次
活动范围训练	**3. 肩部·外展** **4. 肩部·内旋 1** **9. 肩部·钟摆运动** **10. 肩部·前屈 3** **12. 肩部·外旋**	每组 6~8 次， 每天 3~4 组
力量训练	**1. 三角肌训练·**肩部外展 等长收缩 **4. 肩部力量·**肩部外旋 等长收缩 **14. 肩部力量·**肩部内旋 等长收缩 **21. 力量训练·**肩部前屈 等长收缩	每组 6~8 次， 每天 3 组

注：活动范围训练参阅本章第四节，力量训练参阅本章第五节。

活动范围及伸展训练 第二阶段（术后 5 周）

类别	内容	频次
活动范围训练	**1. 肩部·前屈 1** **2. 肩部·前屈 2** **5. 肩部·内旋 2** **6. 肩部·内旋 3** **8. 肩部·外旋和外展** **11. 肩部·前屈 4**	每组 6~8 次， 每天 3 组
力量训练	**2. 三角肌力量·**肩关节平面外展 **8. 肩部力量·**前伸肩胛骨 3 **9. 肩部力量·**肩部内旋 **10. 肩部力量·**内收肩胛骨 **11. 肩部力量·**肩部外旋 划船 **12. 肩部力量·**水平外展 **13. 肩部力量·**下压 **17. 肩部力量·**肩部前屈 **18. 肩部力量·**肩部外展 **19. 肩部力量·**肩部后伸 2 **20. 肩部力量·**水平内收 **22. 肩部力量·**内收肩胛骨 后伸上举	每组 6 次， 每天 3 组

注：活动范围训练参阅本章第四节，力量训练参阅本章第五节。

7. 肩关节多向不稳定术后康复

■■■ 手术指征

习惯性肩关节脱位或半脱位的患者经过至少 6 个月的保守治疗后仍常有脱位发生，严重影响生活、工作和运动的患者需要考虑手术治疗。这类肩关节不稳定的患者不一定是外伤引起的，多数可没有外伤史，如反复投掷或游泳。通过康复锻炼治疗有效率可达到 80%。既往曾行过肩关节稳定手术的患者如效果不佳可以再次手术治疗。手术目的是稳定肩关节，防止其再次脱位或半脱位。肩关节容易脱位及不稳的一个主要原因是其相对于其他关节有更大、更广泛的活动度，不稳定可以是前方、后方或多方向的，紧缩关节囊可以减少肩关节的活动范围从而达到稳定肩关节的目的。术中如有必要可以用关节周围其他组织来加强关节周围韧带以更好地稳定关节，如没有合并骨折，习惯性脱位很少会引起肩关节骨性关节炎，故对于这样的患者并不需要急于手术治疗，可嘱患者先进行适当的保守治疗和功能锻炼，效果不佳再考虑手术。肩关节多向不稳定的手术效果不如前侧不稳定手术。

■■■ 禁忌症

- 肩部感染。
- 患者依从性不佳，难以配合完成术后需要的制动及康复锻炼。
- 患者存在心理和情感上的问题。
- 能够主动使肩关节脱位的患者（特别是通过使肩关节主动脱位以谋利的患者）。
- 肩关节周围神经损伤引起肩袖无力和肩关节骨性关节炎是相对禁忌症。

■■■ 手术风险及并发症

- 感染。
- 出血。
- 肩和上臂神经损伤。
- 术后仍然不稳定，再次脱位或半脱位。
- 术后一侧过紧，导致关节容易从另外一侧脱位或半脱位。
- 长期持续疼痛。
- 肩关节活动受限或僵硬。
- 术后难以恢复较高的竞技水平。
- 手术固定锚钉松动或断裂。
- 骨关节炎。

■■■ 手术方案及技术

多种手术方法可供选择，可开放或镜下手术，总的目的是紧缩缝合关节囊和韧带。虽然存在多方向的不稳定，但其中有一个是最主要的，手术入路多选择最不稳定和最松弛的一侧，可前侧、后侧或双侧。最常用的手术方法是将松弛的关节囊切开后再互相重叠紧缩缝合，也可使用锚钉将关节囊重新紧缩固定于关节盂上，前、后入路都可以进行。有时后方和下方的不稳定可以在通过前侧入路紧缩关节囊后得到一并解决。关节镜下处理时可将松弛的关节囊切开后重叠紧缩缝合、用锚钉将其重新紧缩固定于关节盂上或用热皱缩法使其回缩。其他尚有不涉及关节囊和韧带的手法，包括肌肉转位术稳定肩关节、减少关节活动或骨移植阻挡术避免肩关节脱位。

■■■ 术后治疗

- 术后治疗根据手术方式、术中评估、是否优势手以及运动性质的不同而略有不同。
- 保持切口干燥、清洁 10~14 天。
- 根据医师要求采用吊带、支具或制动器固定制动肩关节，通常为 3~12 周。
- 适当使用镇痛药物。
- 术后康复锻炼对于恢复肩关节活动范围和力量非常重要。

■■■ 重返赛场

- 重返赛场的具体时间根据运动的性质及术中对关节囊和韧带的不同处理方法而有所不同。
- 术后至少需要 6~12 个月才能再次参加运动。
- 必须在肩关节活动及力量完全恢复后才能再次参加运动。

■■■ 如出现下列情况请及时就医

- 手部感觉疼痛、麻木、冰凉。
- 甲床发蓝、发灰或色泽暗淡。
- 术后出现下列情况：
  ○ 疼痛加剧、手术区域红肿、出血及渗液增多
  ○ 出现感染迹象：头痛、肌肉酸痛、头晕、发热及其他不适
- 出现新的、难以解释的症状。

■■■■ 运动康复训练

活动范围及伸展训练 第一阶段（术后 3~5 周）

类别	内容	频次
活动范围训练	**1. 肩部·前屈 1** **9. 肩部·钟摆运动** **10. 肩部·前屈 3**	每组 6~8 次， 每天 3~4 组
力量训练	**1. 三角肌训练·肩部外展 等长收缩** **3. 肩部力量·肩部后伸 1** **4. 肩部力量·肩部外旋 等长收缩** **6. 肩部力量·前伸肩胛骨 1** **14. 肩部力量·肩部内旋 等长收缩** **21. 力量训练·肩部前屈 等长收缩**	每组 6~8 次， 每天 3 组

注：活动范围训练参阅本章第四节，力量训练参阅本章第五节。

活动范围及伸展训练 第二阶段（术后 5 周）

类别	内容	频次
活动范围训练	**2. 肩部·前屈 2** **3. 肩部·外展** **5. 肩部·内旋 2** **6. 肩部·内旋 3** **11. 肩部·前屈 4** **12. 肩部·外旋**	每组 6~8 次， 每天 3 组
力量训练	**2. 三角肌力量·肩关节平面外展** **3. 肩部力量·肩部后伸 1** **7. 肩部力量·前伸肩胛骨 2** **8. 肩部力量·前伸肩胛骨 3** **9. 肩部力量·肩部内旋** **10. 肩部力量·内收肩胛骨** **11. 肩部力量·肩部外旋 划船** **12. 肩部力量·水平外展** **13. 肩部力量·下压** **17. 肩部力量·肩部前屈** **18. 肩部力量·肩部外展** **20. 肩部力量·水平内收** **22. 肩部力量·内收肩胛骨 后伸上举**	每组 6 次， 每天 3 组

注：活动范围训练参阅本章第四节，力量训练参阅本章第五节。

第四节　肩关节活动范围训练

1. 肩部·前曲 1

起始姿势：仰卧，双上肢伸直分开与肩同宽，拇指向内各持一木棍两端。

动作要领：将双侧上肢上举过头顶直至患肢有被牵拉伸展的感觉。动作维持 15～20 秒。

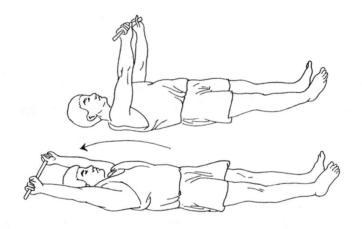

2. 肩部·前曲 2

起始姿势：仰卧，双上肢伸直，拇指向上各持一木棍的两端。

动作要领：患肢放松，健肢向斜上方推举。通过木棍将患肢牵拉过头顶直至患肢有被牵拉伸展的感觉。动作维持 15～20 秒。

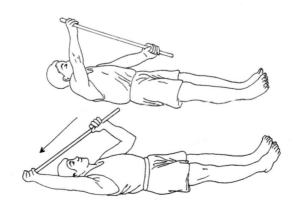

3. 肩部·外展

起始姿势：仰卧，双上肢伸直，手持木棍两端，患肢拇指指向外侧，健侧拇指指向患侧。

动作要领：患肢放松，健肢向内、向上用力，通过木棍逐渐将患肢推高直至患肢有被牵拉伸展的感觉。动作维持15~20秒。

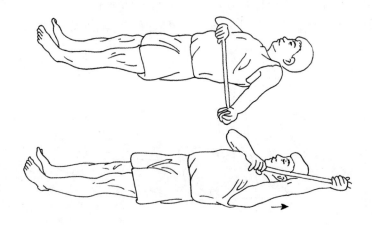

4. 肩部·内旋1

起始姿势：站立位，双手置于身后，拇指向内各握住一个木棍的两端。

动作要领：逐渐向上方抬举起木棍直至肩部感觉受到牵拉。动作维持15~20秒。

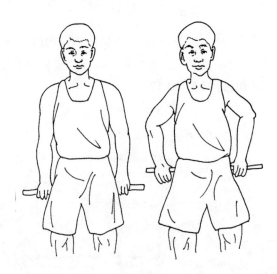

5. 肩部·内旋 2

　　起始姿势：站立位，将患肢内旋内收，手部置于身后，握住毛巾一端。健侧手于对侧肩部上方后侧握住毛巾另外一端。

　　动作要领：健侧手用力向上方牵拉患侧直至患侧肩部感觉到牵拉。动作维持 15 ~ 20 秒。

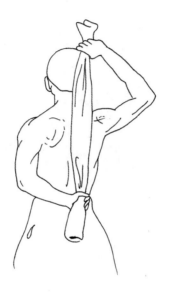

6. 肩部·内旋 3

　　起始姿势：平卧，患侧上臂外展约 60 度，肘下垫一块薄毛巾卷。双手各握毛巾两端。

　　动作要领：健侧用力牵拉患侧，使患侧肩关节内旋。锻炼时需确保患侧肩部平置于床面上。维持这个姿势 15 ~ 20 秒。

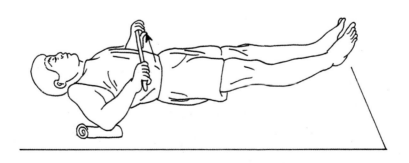

7. 肩部·水平内收

起始姿势：站立或平卧位，患侧肘部与肩部同高。

动作要领：维持患侧上臂与肩部同一高处，健侧手置于患侧肘后方，用力将患肢内收直至患侧肩部感觉到牵拉。维持这个姿势 15~20 秒。

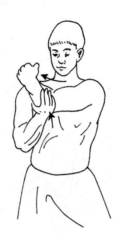

8. 肩部·外旋和外展

起始姿势：立于一个宽度适中的门廊前。手和前臂置于双侧门廊的立柱上，医师、理疗师或运动训练师会根据情况指导你应该将上肢置于何种高度。这个动作可以双上肢同时锻炼，也可以仅锻炼一侧上肢。

动作要领：向前缓慢迈出一侧下肢，使得肩部和胸部同时得到伸展，不要向门廊前方倾斜身体。维持这个姿势 15~20 秒。

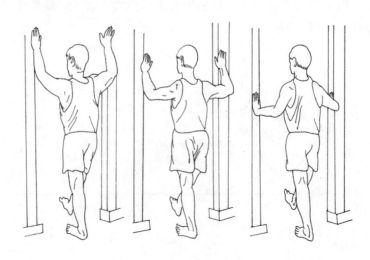

9. 肩部·钟摆运动

起始姿势：向前弯腰低头，健侧肢体扶住桌子以保持平衡，患肢自然下垂。

动作要领：向前、后摇摆身体并逐渐带动患肢摆动，患肢放松，不要用力。分别向左、右及圆周（顺时针、逆时针）摇摆身体并带动患肢摆动，患肢同样需要放松。

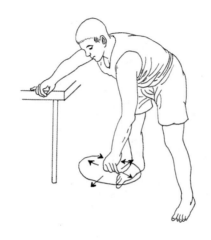

10. 肩部·前曲 3

起始姿势：坐于桌边，患肢置于桌面。

动作要领：向前低头弯腰，患肢在桌面上尽力向前滑动直至感觉肩部受到牵拉。维持这个姿势 15~20 秒。

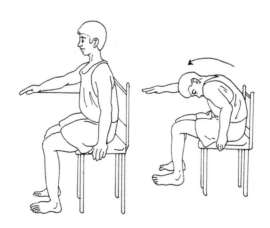

11. 肩部·前曲 4

起始姿势：面朝墙面站立，患肢手置于墙面。

动作要领：手指用力向上攀爬，逐渐抬高患肢直至肩部出现牵拉感。维持这个姿势 20~30 秒。

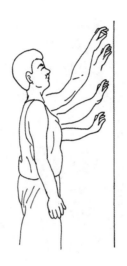

12. 肩部·外旋

起始姿势：站立，患肢屈肘 90 度置于体侧，双手拇指向内各持一木棍两端。

动作要领：健侧上肢用力将患肢外旋推离身体。注意保持患肢上臂及肘部贴于体侧。维持这个姿势 20~30 秒。

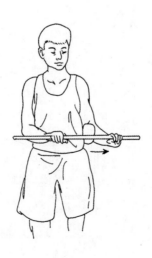

13. 肩部·门框外旋

起始姿势：站立于一宽窄合适的门框前。双上肢屈肘 90 度置于体侧，双手各扶住门廓一侧。

动作要领：向前方迈出一足，用力伸展胸部及前侧肩部。注意上半身不要向前方倾斜越过门廓。维持这个姿势 20~30 秒。

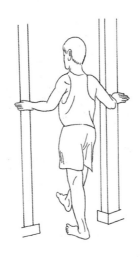

14. 颈椎·中轴过伸

起始姿势：坐位或自然站立位。

动作要领：轻低下颌，向后方平移头颈部，始终保持视线水平，不要仰视或俯视。感觉到后颈部和肩部上方的肌肉受到牵拉。维持这个姿势 30 秒。

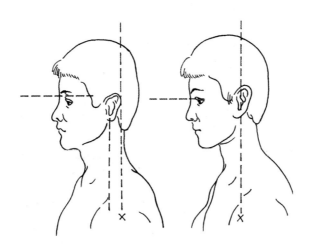

15. 颈椎·侧弯

起始姿势：自然站立或坐位。

动作要领：向一侧弯头，尽量将耳朵贴向同侧肩部。锻炼时不要旋转头部，保持视线向前。感觉到对侧颈部肌肉受到牵拉。维持这个姿势 30 秒。

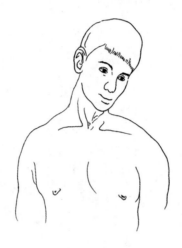

16. 颈椎·旋转

起始姿势：自然站立或坐位。

动作要领：向一侧旋转头部，视线转向肩部。锻炼时保持头部水平，不要向一边侧弯。感觉到对侧及后侧颈部肌肉受到牵拉。维持这个姿势 30 秒。

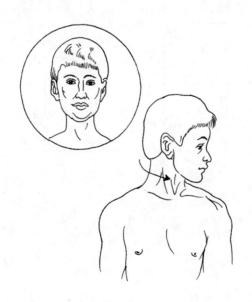

17. 颈椎·圆周运动

起始姿势：自然站立或坐位。

动作要领：轻柔地顺时针和逆时针旋转头、颈部。在不引起疼痛的情况下活动，使颈部得到一定的牵拉伸展和放松。

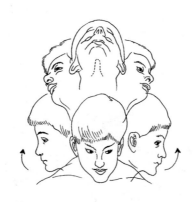

第五节 肩关节力量训练

1. 三角肌训练·肩部外展 等长收缩

起始姿势：站立，患肢贴近体侧。

动作要领：将健侧手置于患肢肘关节上方并用力下压，患侧三角肌用力对抗，在不引起疼痛和移动患肢的情况下尽量用力。维持这个姿势 20~30 秒，缓慢回到起始位置。

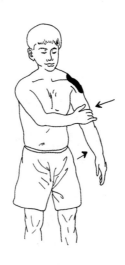

2. 三角肌力量·肩关节平面外展

起始姿势：站立，患侧手握 2~6 公斤哑铃，患肢贴近体侧。也可借助弹力带进行锻炼。手心向前。

动作要领：与身体矢状线呈 60 度夹角逐渐抬高上举患肢，保持肘关节伸直，拇指指向上方，过程中不要耸肩。注意在锻炼时不应当出现疼痛，如有疼痛出现则需与医师、理疗师或运动训练师沟通后再进行锻炼。维持这个姿势 20~30 秒，然后缓慢回到起始位置。

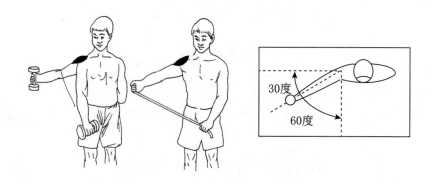

3. 肩部力量·肩部后伸 1

起始姿势：将弹力带固定于结实的物体或墙面上。双上肢伸直置于身体前方，握紧弹力带。

动作要领：用力向中间收缩肩胛骨，伸直肘关节，双上肢用力向后下方牵拉弹力带。注意双手不要向后超过身体中线。维持这个姿势 20~30 秒，然后缓慢回到起始位置。

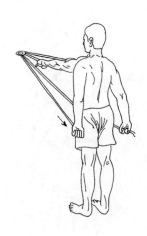

4. 肩部力量·肩部外旋 等长收缩

起始姿势：患侧屈肘 90 度，手置于胸前。健侧手握住患侧腕部。

动作要领：用力外旋患侧肩部，与此同时健侧手用力向内侧牵拉旋转患侧腕部对抗，注意在锻炼时患侧不应有任何的移动。维持这个姿势 30 秒。

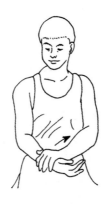

5. 肩部力量·肩部外旋

起始姿势：健侧卧位，患肢在上，屈肘 90 度或站立位，患肢屈肘 90 度置于体侧。在患肢肘关节与体侧中间置一直径约 10~16 厘米的软橡皮球或毛巾卷。

动作要领：手持 1~6 公斤哑铃，保持肘关节屈曲外旋肩部至手掌指向天花板。如使用弹力带锻炼则保持肘关节屈曲，用力外旋肩部。锻炼时始终注意肘部紧贴体侧，不要移动。维持这个姿势 30 秒，缓慢回到起始位置。

注意事项：注意应该在不引起疼痛的活动范围内缓慢锻炼，如引起局部疼痛则应马上停止锻炼并向医师、理疗师或运动训练师咨询。

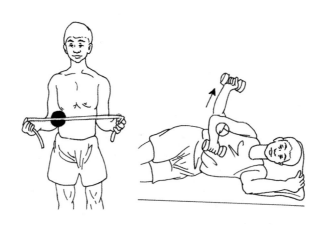

6. 肩部力量·前伸肩胛骨 1

起始姿势：面朝墙面站立，双手伸直与地面平行，手掌贴墙放置。保持肘部伸直。

动作要领：双手用力向前推墙以耸起肩部。站得离墙距离越远，锻炼的强度越大。维持这个姿势 30 秒，缓慢回到起始位置。

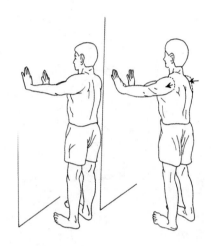

7. 肩部力量·前伸肩胛骨 2

起始姿势：平卧，患肢伸直上举，掌心指向天花板，握住 2~4 公斤哑铃。

动作要领：尽力向上方前伸患肢直至肩部离开床面，保持肘关节伸直。维持这个姿势 30 秒，缓慢回到起始位置。

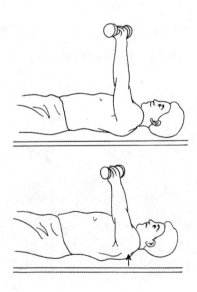

8. 肩部力量·前伸肩胛骨 3

起始姿势：膝胸位。

动作要领：保持肘部伸直，双手撑地，用力向上方耸肩。维持这个姿势 30 秒，缓慢回到起始位置。在征得医师、理疗师或运动训练师的同意后，可通过俯卧撑的方式增加锻炼的强度。

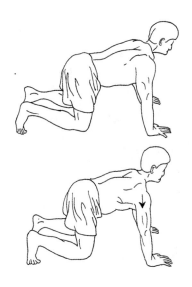

9. 肩部力量·肩部内旋

起始姿势：将弹力带一端固定于墙上。坐位，屈肘 90 度将上肢置于体侧，在肘关节与体侧之间夹一直径约 12~16 厘米的毛巾卷。

动作要领：手持弹力带另外一端，保持肘关节屈曲，不要移动，用力内旋肩关节，注意不要让橡皮球或毛巾卷滑出。维持这个姿势 30 秒，缓慢回到起始位置。

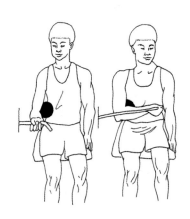

10. 肩部力量·内收肩胛骨

起始姿势：将一弹力带固定于墙面上。面对墙壁，双手向前方伸直，各握住弹力带一端。

动作要领：用力内收肩胛骨。保持双侧肩胛骨靠拢，手部与肩部平齐，肘关节不要向后越过身体。维持这个姿势20~30秒，缓慢回到起始位置。

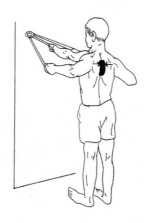

11. 肩部力量·肩部外旋 划船

起始姿势：将一弹力带固定于墙面上。面对墙壁，双手向前方伸直，各握住弹力带一端。

动作要领：用力将双侧肩胛骨向内收，屈肘，外旋后伸肩部，保持手与肩部同高并尽量靠近身体。维持这个姿势20~30秒，缓慢回到起始位置。

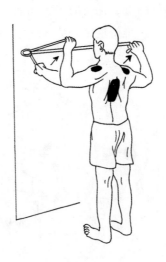

12. 肩部力量·水平外展

（1）重物锻炼

起始姿势：俯卧位，患肢置于床外，手握 1~6 公斤哑铃。

动作要领：保持肘关节伸直，缓慢抬高患肢至与床面水平。维持这个姿势 20～30 秒，缓慢回到起始位置。

（2）用弹力带锻炼

起始姿势：面对墙站立，双手向前方握弹力带。

动作要领：保持肘关节伸直，上肢与地面水平，用力向后向外分开双上肢。维持这个姿势 20~30 秒，缓慢回到起始位置。

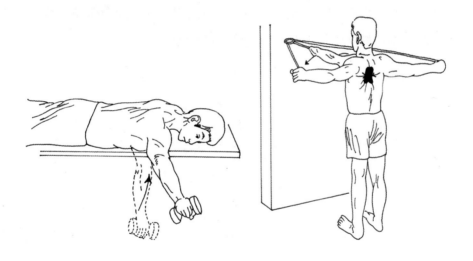

13. 肩部力量·下压

起始姿势：双手扶住椅子扶手支撑上身，保持肘关节伸直，足部放于地面。

动作要领：用力下压肩部，**注意不要屈肘**。必要时可下肢发力支撑部分体重。维持这个姿势 20～30 秒，缓慢回到起始位置。

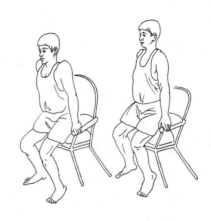

14. 肩部力量·肩部内旋 等长收缩

起始姿势：患侧屈肘90度，手置于胸前。健侧手握住患侧腕部。

动作要领：用力内旋患侧肩部，与此同时健侧手则用力向外侧推拉对抗患侧腕部，注意在锻炼时患侧不应有任何移动。维持这个姿势30秒。

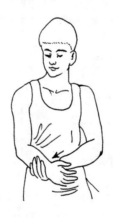

15. 肩部力量·肩胛骨外旋

（1）重物锻炼

起始姿势：俯卧，屈肘90度，上臂置于床内，前臂置于床外，手握1~6公斤哑铃。

动作要领：保持肘关节屈曲，逐渐向上方旋转上肢，手部至床面水平。用力将肩胛骨向内收。维持这个姿势20~30秒，缓慢回到起始位置。

（2）弹力带锻炼

起始姿势：将弹力带固定于墙面上，各握弹力带一端，肘关节屈曲90度，保持肘部与肩部同一水平。

　　动作要领：用力将肩胛骨向内收。双侧肩胛骨靠拢，外旋肩关节至双侧手掌指向天花板，保持肘关节屈曲 90 度，双上臂与地面平行。**注意锻炼时手和肘部不要向后越过身体中线。**维持这个姿势 20~30 秒，缓慢回到起始位置。

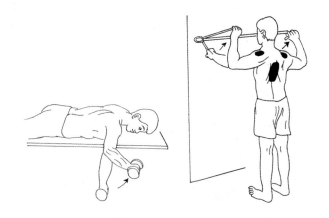

16. 肩部力量·上举肩胛骨 耸肩

　　起始姿势：站立，双上肢置于体侧。

　　动作要领：向上、向后用力耸肩。维持这个姿势 20~30 秒，然后缓慢回到起始位置。可以手握 2~6 公斤的重物进行锻炼。

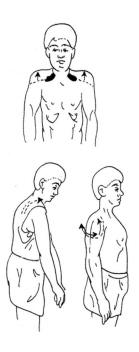

17. 肩部力量·肩部前屈

起始姿势：站立，患侧手握 1~6 公斤哑铃，也可借助弹力带进行锻炼。

动作要领：保持肘关节伸直，逐渐向前向上抬举患肢，注意在锻炼时不应当出现疼痛，不要耸肩，保持拇指指向上方。维持这个姿势 20~30 秒，然后缓慢回到起始位置。

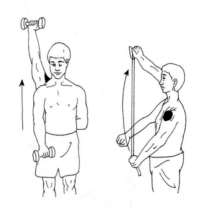

18. 肩部力量·肩部外展

起始姿势：站立，患侧手握 1~6 公斤哑铃，上肢置于身侧，掌心对向身体。也可借助弹力带进行锻炼。

动作要领：保持肘关节伸直，逐渐抬高上举患肢，注意在锻炼时不应当出现疼痛，否则需与医师、理疗师或运动训练师沟通后再进行锻炼。在征得医师、理疗师或运动训练师之前，不要将上肢抬举高过肩部，如能够抬举过肩则在过肩后应将掌心逐渐朝向天花板。维持这个姿势 20~30 秒，然后缓慢回到起始位置。

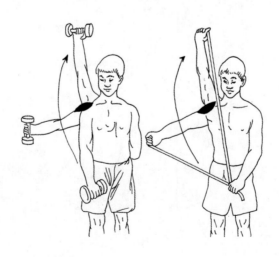

19. 肩部力量·肩部后伸 2

起始姿势：俯卧，患肢垂于床外。手握 1~6 公斤哑铃。

动作要领：保持肘关节伸直，逐渐向后伸直抬高患肢直至床面水平。维持这个姿势 20~30 秒，然后缓慢回到起始位置。

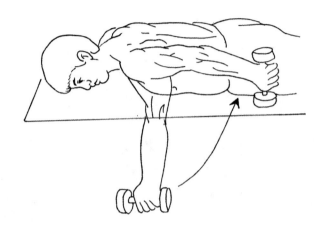

20. 肩部力量·水平内收

（1）重物锻炼

起始姿势：平卧位，患肩外展外旋 90 度，肘部置于床上，手持 1~6 公斤哑铃。

动作要领：逐渐向上方伸直肘关节。维持这个姿势 20~30 秒，然后缓慢回到起始位置。

（2）弹力带锻炼

起始姿势：将两根弹力带的一端牢固固定于墙上。背对墙站立，双手各握住弹力带的一端，肩部外展 90 度，保持肘关节与肩同高，屈肘 90 度。

动作要领：保持身体平直，用力向前方伸直肘关节，注意保持上肢与地面水平。维持这个姿势 20~30 秒，然后缓慢回到起始位置。

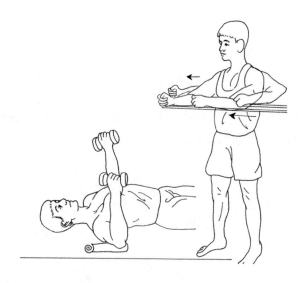

21. 力量训练·肩部前屈 等长收缩

起始姿势：站立，向前伸直抬高患肢。

动作要领：将健侧手置于患肢肘关节上方并用力下压，患侧三角肌用力对抗，在不引起疼痛和移动患肢的情况下尽量用力。维持这个姿势 20~30 秒，然后缓慢回到起始位置。

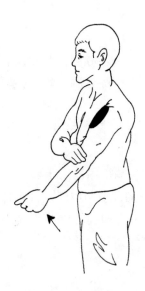

22. 肩部力量·内收肩胛骨 后伸上举

起始姿势：将弹力带固定于墙面上，双上肢伸直与肩同高置于身体前方，手握弹力带。

动作要领：用力向中间收紧双侧肩胛骨。保持双上肢伸直，逐渐抬举过头。拇指指向上方。维持这个姿势 20~30 秒，缓慢回到起始位置。

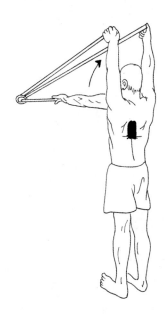

23. 颈椎·屈曲力量

起始姿势：准备一直径约 20~32 厘米的毛巾卷。距离 30~50 厘米面对墙站立，将毛巾卷置于前额与墙面之间。

动作要领：轻微用力将皮球或毛巾卷向墙面挤压。维持这个姿势 15~20 秒，大声读秒，不要屏气。

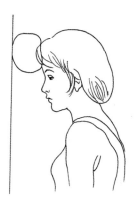

24. 颈椎·侧弯力量

起始姿势：准备一直径约 20~32 厘米的毛巾卷。一侧肩膀靠墙侧立，将毛巾卷置于头侧与墙面之间。

　　动作要领：轻微用力将皮球或毛巾卷向墙面挤压。维持这个姿势 15~20 秒，大声读秒，不要屏气。

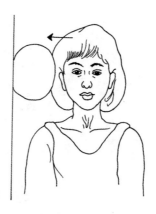

25. 颈椎·后伸力量

　　起始姿势：准备一直径约 20~32 厘米的毛巾卷。距离 30~50 厘米背对墙站立，将毛巾卷置于后枕部与墙面之间。

　　动作要领：轻微用力将皮球或毛巾卷向墙面挤压。维持这个姿势 15~20 秒，大声读秒，不要屏气。

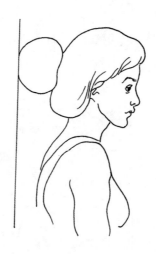

第二章　上　臂

第一节　上臂解剖与功能

　　臂骨称为肱骨，上端是肩关节，下端是肘关节。上臂肌群分前后两群。前群：主要有肱二头肌、喙肱肌、肱肌等。肱二头肌有两个头，作用于肘关节，可屈肘关节及前臂旋后。后群为肱三头肌，有三个头，作用于肘关节，可伸肘关节。

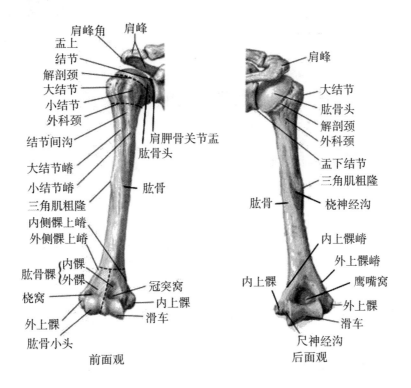

前面观　　　　　　　后面观

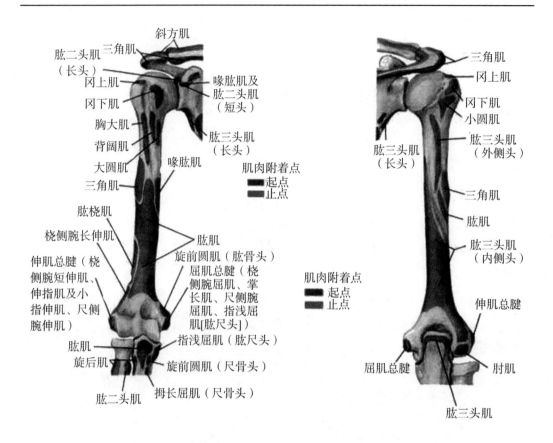

肌肉附着点
■ 起点
■ 止点

第二节　上臂运动创伤及康复

1. 肱二头肌近端肌腱断裂

■■■ 描述

肱二头肌近端肌腱断裂是指肱二头肌肩部附着点的完全断裂，多发生于长头肌腱，少部分患者可在肌腱—肌肉移行处断裂。肱二头肌近端以长、短肌腱止于肩胛骨盂上结节及喙突，远端则以肌腱形式止于桡骨粗隆，在肘关节屈曲、前臂旋转及维护肩关节功能方面都起着重要作用。长头肌腱的断裂会使得屈肘力量丧失约10%，而前臂旋后力量则丧失约20%。

■■■ 常见症状及体征

- 肩关节前方疼痛、压痛、红肿、皮温升高。
- 肩、肘关节活动，特别是肘关节伸直、抬举重物时疼痛加重。
- 24~48小时后上臂和肘关节出现瘀斑。

- 上臂出现隆起。
- 肩、肘关节活动受限。
- 屈肘和前臂旋后力量下降。
- 触摸肌腱或活动肩关节时可出现捻发音。
- 核磁检查有助于诊断。

■■■ 病因

- 突然增加运动强度或过度劳损。
- 肩部遭受直接暴力打击。
- 肘关节屈曲时突然用力伸肘。

■■■ 高危因素

- 需要身体激烈接触对抗、投掷或需要上肢上举过头顶的运动，如壁球、体操、举重、健身等。
- 重体力劳动者。
- 身体条件较差（力量和柔韧性）。
- 训练或比赛前热身和拉伸不够充分。

■■■ 预防措施

- 训练和比赛前充分热身和拉伸。
- 训练和比赛间隙充分休息和康复。
- 保持良好的身体状态：
  - 肩、肘关节柔韧性
  - 肌肉力量和耐力
  - 良好的心血管储备
- 运用正确的技术动作。

■■■ 预后

经过正确的保守治疗和充分的休息，通常 12 周内症状可以缓解。

■■■ 并发症

- 治疗不正确或没有得到充分的休息可能导致病程延长。
- 过早地恢复运动时导致症状反复发作。
- 屈肘和前臂旋后力量下降。

• 长期功能受限。

■■■ 常规疗法

基本治疗包括使用药物和冰敷止痛、进行拉伸和力量锻炼、调整技术动作避免再引起疼痛。不建议局部注射类固醇。年轻运动员及爱好运动的人群，特别是需要前臂用力旋转的人群，多建议采用手术治疗。如患者难以容忍上臂的异常隆起也可以考虑手术治疗。直接缝合肌腱断端较为困难，多采用腱固定术将肌腱重新固定于肱骨头。

■■■ 热敷及冰敷

• 冰敷可以减轻疼痛和炎症，每 2~3 小时冰敷 10~15 分钟，若运动后症状加重则可以马上冰敷。
• 在进行拉伸及力量锻炼前可以对局部采用热敷。

■■■ 如出现下列情况请及时就医

• 经过 2 周的治疗症状没有改善或反而加重。
• 出现新的、难以解释的症状。

■■■ 运动康复训练

类别	内容	频次
活动范围训练	1. 肩部·屈曲 2 2. 肩部·前曲 1 3. 肩部·前曲 4 4. 肩部·外展 5. 肩部·内旋 1 5. 肩部·内旋 2 6. 肘关节·重力伸肘	每组 6~8 次， 每天 3~4 组
力量训练	1. 上臂力量·肩部前屈 等长收缩 2. 肩部力量·肩部前屈 3. 上臂力量·屈肘 1 4. 上臂力量·屈肘 2 5. 上臂力量·屈肘 等长收缩 1 7. 上臂力量·旋后 8. 上臂力量·旋前	每组 4 次， 每天 3 组

注：活动范围训练参阅本章第四节，力量训练参阅本章第五节。

2. 肱二头肌远端肌腱炎

■■■ 描述

肱二头肌远端肌腱炎主要表现为肘关节前方疼痛，主要是由于过度劳损致附着于桡骨粗隆部的肌腱磨损而引起的炎症所致，起病缓慢但常会逐渐加重。肱二头肌对肘关节屈曲及前臂旋转均起着重要作用。

■■■ 常见症状及体征

- 肘关节前方疼痛、酸痛、压痛，有时会出现红肿和皮温升高。
- 屈肘和前臂旋后时疼痛加重，特别是抗阻力屈肘或投掷时疼痛更加剧烈。
- 触摸肌腱或活动肘关节时可出现捻发音。

■■■ 病因

- 突然增加运动强度导致局部扭伤。
- 肘部受到直接暴力打击。
- 肘部过度屈伸和前臂旋转造成劳损，特别是前臂旋后和肘部过伸。

■■■ 高危因素

- 有激烈身体接触对抗及需要完成投掷动作的运动，如体操、举重、健身、攀岩等。
- 重体力劳动者。
- 身体条件较差（力量和柔韧性）。
- 训练和比赛前热身及拉伸不够充分。
- 肘关节其他结构的损伤。
- 肘关节制动史。

■■■ 预防措施

- 训练和比赛前充分热身和拉伸。
- 训练和比赛间隙充分休息和康复。
- 保持良好的身体状态：
  - 肘关节柔韧性
  - 肌肉力量和耐力
  - 良好的心血管储备
- 运用正确的技术动作。

■■■ 预后

经过正确的保守治疗和充分的休息后，通常 6 周可以痊愈。

■■■ 并发症

- 没得到正确及时的治疗或休息不够充分，可能导致病程延长。
- 肌腱的慢性炎症可能导致活动时的长期疼痛发作为持续性疼痛，严重时可能导致肌腱断裂。
- 症状反复发作，特别是当过早恢复运动、过度劳损或技术动作不正确时。

■■■ 常规疗法

基本的治疗包括使用药物和冰敷止痛、调整技术动作避免再引起疼痛、进行肘关节拉伸、加强关节周围肌肉特别是肱二头肌力量和耐力锻炼，还可以同时进行超声、热疗等治疗。不建议局部注射类固醇。很少需要手术治疗。

■■■ 热敷及冰敷

- 急、慢性病例都可用冰敷减轻疼痛和炎症，每 2~3 小时冰敷 10~15 分钟，若运动后症状加重则可以马上冰敷。
- 在进行拉伸及力量锻炼前可以对局部采用热敷。

■■■ 如出现下列情况请及时就医

- 经过 2 周的治疗症状没有改善或反而加重。
- 出现新的、难以解释的症状。

■■■ 运动康复训练

类别	内容	频次
活动范围训练	6. 肘关节·重力伸肘 7. 前臂·旋后 8. 前臂·旋前	每组 6~8 次，每天 3~4 组
力量训练	3. 上臂力量·屈肘 1 4. 上臂力量·屈肘 2 5. 上臂力量·屈肘 等长收缩 1 6. 力量训练·屈肘 等长收缩 2 7. 上臂力量·旋后 8. 上臂力量·旋前	每组 4 次，每天 3 组

注：活动范围训练参阅本章第四节，力量训练参阅本章第五节。

3. 肱二头肌远端肌腱断裂

■■■ 描述

肱二头肌远端肌腱断裂是指肱二头肌桡骨粗隆附着点的完全断裂。肱二头肌近端以长、短肌腱止于肩胛骨盂上结节及喙突，远端则以肌腱形式止于桡骨粗隆。肌腱可于桡骨粗隆附着处完全或部分断裂，少部分患者可在肌腱—肌肉移行处断裂，这几种情况在临床上均较为少见。肱二头肌对肘关节屈曲及前臂旋转均起着重要作用，其肌腱的断裂会使得屈肘力量丧失约 30%，而前臂旋后力量丧失约 40%。

■■■ 常见症状及体征

- 肘前方疼痛、压痛、红肿、皮温升高。
- 抗阻力屈肘和伸直肘关节时疼痛加重。
- 上臂可出现隆起。
- 24 小时后肘和前臂可出现瘀斑。
- 肘关节活动受限。
- 屈肘及前臂旋后力量减弱。
- 触摸肌腱或活动肘关节时可出现捻发音。
- 核磁有助于诊断。

■■■ 病因

- 肘关节屈曲，肱二头肌收缩时突然用力伸直肘关节。
- 肘部遭受直接暴力打击。

■■■ 高危因素

- 有激烈身体接触对抗及需要完成投掷动作的运动，如体操、举重、健身等。
- 重体力劳动者。
- 身体条件较差（力量和柔韧性）。
- 训练和比赛前热身及拉伸不够充分。

■■■ 预防措施

- 训练和比赛前充分热身和拉伸。
- 训练和比赛间隙充分休息和康复。
- 保持良好的身体状态：

- ◦ 肘关节柔韧性
- ◦ 肌肉力量和耐力
- ◦ 良好的心血管储备
- 运用动正确的技术动作。

■■■ 预后

通常需要手术治疗重新固定肌腱以恢复肌肉力量和功能，术后最少需要 4~8 个月才能再次参加体育运动或从事重体力劳动。

■■■ 并发症

- 肘关节屈曲和前臂旋后力量下降，特别是未经手术治疗的患者。
- 长期功能受限。
- 术后肌腱再次断裂。
- 手术的风险：感染、出血、神经损伤、肘关节或腕关节僵硬、活动受限、肘关节屈曲和前臂旋后力量下降。

■■■ 常规疗法

基本治疗包括使用药物和冰敷止痛、吊带悬吊。最终的治疗需要手术重新固定肌腱，因为如不采用手术，肱二头肌的回缩会使得断裂肌腱无法愈合。非手术治疗后引起的肌力下降对普通人群尚可以接受，但对于运动员和喜欢运动的人员来说则是不可接受的，故在运动医学领域，手术治疗是必需的。术中需将肌腱重新缝合固定于桡骨粗隆部位，继而用石膏或支具固定制动一段时间。术后需积极进行锻炼以逐渐恢复肘、腕关节活动范围及力量。

■■■ 热敷及冰敷

- 冰敷可以减轻疼痛和炎症，每 2~3 小时冰敷 10~15 分钟，若运动后症状加重则可以马上冰敷。
- 在进行拉伸及力量锻炼前可以对局部采用热敷。

■■■ 如出现下列情况请及时就医

- 经过 2 周的治疗症状没有改善或反而加重。
- 手部感觉疼痛、麻木、冰凉。
- 甲床发蓝、发灰或色泽暗淡。
- 术后出现下列情况：

○疼痛加剧、手术区域红肿、出血及渗液增多

○出现感染迹象：头痛、肌肉酸痛、头晕、发热及其他不适

· 出现新的、难以解释的症状。

■■■ 运动康复训练

类别	内容	频次
活动范围训练	**6. 肘关节·重力伸肘** **7. 前臂·旋后** **8. 前臂·旋前** **9. 肘关节·被动屈肘** **10. 肘关节·被动伸肘**	每组 6~8 次， 每天 3~4 组
力量训练	**3. 上臂力量·屈肘 1** **4. 上臂力量·屈肘 2** **6. 力量训练·屈肘 等长收缩 2** **7. 上臂力量·旋后** **8. 上臂力量·旋前** **9. 力量训练·伸肘 等长收缩** **10. 力量训练·伸肘 1** **11. 力量训练·伸肘 2**	每组 4 次， 每天 3 组

注：活动范围训练参阅本章第四节，力量训练参阅本章第五节。

4. 肱三头肌肌腱炎

■■■ 描述

肱三头肌位于上臂后侧，末端以肌腱形式止于尺骨鹰嘴，是肱二头肌的拮抗肌，主要功能是伸直肘关节和防止肘关节过快屈曲，由于过劳等因素可能使其出现撕裂或炎症，引起局部疼痛。临床上常见的多是Ⅰ度或Ⅱ度撕裂。Ⅰ度撕裂仅是轻微的拉伤，肌腱没有断裂，长度和功能正常。Ⅱ度撕裂是中度的拉伤，肌腱中段或骨附着点处可有部分撕裂，肌腱长度延长，功能下降。Ⅲ度撕裂则是肌腱的完全断裂。

■■■ 常见症状及体征

· 肘关节后侧肱三头肌腱处疼痛、压痛、红肿、皮温升高。

· 肘关节伸直无力并可伴有疼痛。

· 触摸或移动肌腱时可出现捻发音。

■■■ 病因

· 突然增加运动强度导致肌腱拉伤或长期慢性劳损。

- 直接暴力打击或切割伤。

■■■ 高危因素

- 需要肱三头肌突然用力强力收缩的运动，如越野自行车、摩托车或支撑跳跃。
- 举重，特别是卧推和俯卧撑。
- 身体条件较差（力量和柔韧性）。
- 使用激素。

■■■ 预防措施

- 训练和比赛前充分热身和拉伸。
- 训练和比赛间隙充分休息和恢复。
- 保持良好的身体状态：
  - 肘关节柔韧性
  - 肌肉力量和耐力
  - 良好的心血管储备
- 为避免复发，在伤后数周，完全康复前都应该使用绷带、弹力绷带、护具或支具等保护。

■■■ 预后

经过正确及时的保守治疗和充分的休息，通常 6 周内可以痊愈。

■■■ 并发症

- 没得到正确及时处理或充分的休息可能导致病程延长。
- 过早地恢复运动、再次遭受外伤或技术动作不正确可能导致病情复发。
- 没得到正确治疗可能导致肌腱断裂，需要手术治疗。

■■■ 常规疗法

基本治疗包括使用药物和冰敷止痛，调整技术动作，加强肱二头肌、肱三头肌的拉伸和力量锻炼，可用肘部石膏或支具制动 10～14 天以促进炎症消退。如经过至少 6 个月的保守治疗和康复后仍然效果不佳，可考虑手术切除炎症退变的肌腱组织。

■■■ 热敷及冰敷

- 急、慢性患者都可用冰敷减轻疼痛和炎症，每 2～3 小时冰敷 10～15 分钟，若运动后症状加重则可以马上冰敷。

- 在进行拉伸及力量锻炼前可以对局部采用热敷。

■■■ 如出现下列情况请及时就医

- 治疗后 2 周症状没有改善或反而加重。
- 肱三头肌肌腱断裂。
- 出现新的、难以解释的症状。

■■■ 运动康复训练

类别	内容	频次
活动范围训练	**6. 肘关节·重力伸肘** **9. 肘关节·被动屈肘** **11. 肘关节·重力屈肘**	每组 6~8 次, 每天 3~4 组
力量训练	**3. 上臂力量·屈肘 1** **4. 上臂力量·屈肘 2** **9. 力量训练·伸肘 等长收缩** **10. 力量训练·伸肘 1** **11. 力量训练·伸肘 2**	每组 4 次, 每天 3 组

注：活动范围训练参阅本章第四节，力量训练参阅本章第五节。

5. 肱三头肌肌腱断裂

■■■ 描述

肱三头肌是肱二头肌的拮抗肌，远端附着于尺骨鹰嘴，主要作用是伸直肘关节和肘关节过快屈曲，当肌腱断裂时，其功能将会完全丧失。

■■■ 常见症状及体征

- 肘关节后侧肱三头肌肌腱处疼痛、压痛、红肿、皮温升高。
- 受伤时肘部出现弹响。
- 尝试伸直肘关节时疼痛、无力。
- 触摸肌腱或活动肘关节时出现捻发音。
- 难以抗重力伸肘。
- 伤后 48 小时肘关节周围出现瘀斑。
- 由于肌腱断裂后断端回缩，断裂处可触及凹陷。
- 核磁有助于诊断。

■■■ 病因

- 突然大幅度增加运动强度或肱三头肌长期过度劳损。
- 局部受到直接撞击或切割。

■■■ 高危因素

- 需要肱三头肌突然急剧收缩的运动，如越野自行车、摩托车或支撑跳跃。
- 举重，特别是卧推和俯卧撑。
- 身体条件较差（力量和柔韧性，肱三头肌肌力较弱）。
- 应用类固醇。
- 既往局部注射过类固醇。
- 未经治疗过的肱三头肌肌腱炎。
- 既往有肱三头肌肌腱外伤史。

■■■ 预防措施

- 训练和比赛前充分热身和拉伸。
- 训练和比赛间隙充分休息和康复。
- 保持良好的身体状态：
  - 肘关节柔韧性
  - 肌肉力量和耐力
  - 良好的心血管储备
- 为避免复发，在康复后数周运动时局部应该包扎、佩戴护具或支具等加以保护。

■■■ 预后

经正确治疗通常可以痊愈，术后常需要6~9个月才能再次参加运动。

■■■ 并发症

- 肱三头肌长期无力，特别是伤后没有得到正确及时处理。
- 肌腱再次断裂。
- 长期功能受限。
- 手术的风险：感染、出血、神经损伤、肘关节活动受限、关节僵硬、无力、肌腱再次断裂。

■■■ 常规疗法

基本治疗包括药物和冰敷止痛、局部弹力绷带加压包扎、抬高患肢消肿止痛。由于肌腱断裂后断端会回缩导致难以自行愈合，故必须手术治疗，术中将断端直接修补缝合或将断端直接缝合固定于骨头上，术后石膏托或支具固定，逐渐加强拉伸和力量锻炼以恢复关节活动及力量。

■■■ 冰敷

冰敷可以减轻疼痛和炎症，每2~3小时冰敷10~15分钟，若运动后症状加重则可以马上冰敷。

■■■ 如出现下列情况请及时就医

- 治疗后症状没有改善或反而加重。
- 手部感觉疼痛、麻木、冰凉。
- 甲床发蓝、发灰或色泽暗淡。
- 术后出现下列情况：发热、疼痛加剧、手术区域红肿、出血及渗液增多。
- 出现新的、难以解释的症状。

■■■ 运动康复训练

类别	内容	频次
活动范围训练	6. 肘关节·重力伸肘 11. 肘关节·重力屈肘	每组6~8次， 每天3~4组
力量训练	3. 上臂力量·屈肘1 4. 上臂力量·屈肘2 9. 力量训练·伸肘 等长收缩 10. 力量训练·伸肘1 11. 力量训练·伸肘2	每组4次， 每天3组

注：活动范围训练参阅本章第四节，力量训练参阅本章第五节。

6. 肱骨内上髁骨软骨炎

■■■ 描述

肱骨内上髁骨软骨炎是指肱骨内上髁处生长软骨的炎症。在组织结构上内上髁生长软骨相对薄弱，由于腕关节长期反复多次的屈伸活动会使得生产软骨长期受到附着于其上的前臂屈肌群的牵拉而形成慢性炎症，引起局部疼痛。这是一种一过性的疾病，多见于处于生长发育期的青少年，随着患者年龄的增长通常能够自愈，很少见于16岁以上人群。

■■■ 常见症状及体征

- 肱骨内上髁处轻微肿胀、皮温升高,有时可有轻微隆起。
- 肘关节活动时疼痛,特别是抗阻力屈腕或青少年完成大运动量的锻炼后。
- 病情严重的患者,即便是参加很轻微的运动局部也会出现疼痛。
- 投掷力量减弱。
- 难以完全伸直肘关节。

■■■ 病因

由于过劳后跌倒外伤致内上髁生长软骨受损,影响其生长发育,局部形成慢性炎症。

■■■ 高危因素

- 需要反复投掷的运动,如棒球。
- 过度健身,举重过度。
- 体重超重。
- 11~18 岁的青少年。
- 骨骼生成过快。
- 身体条件较差(力量和柔润性)。

■■■ 预防措施

- 训练和比赛前充分热身和拉伸。
- 保持良好的身体状态:
  - 上臂、前臂和腕关节力量
  - 柔韧性和耐力
  - 良好的心血管储备
- 适度锻炼。
- 大运动量锻炼后充分休息。
- 运用正确的技术动作。

■■■ 预后

病情轻微的患者在适当减少运动量后就可以缓解,中度和严重的患者通常需要减少运动量3~4个月后才能逐渐缓解。

■■■ **并发症**

- 骨感染。
- 过度牵拉造成骨折。
- 难以完全伸直肘关节造成长期功能受限。

■■■ **常规疗法**

基本治疗包括使用药物和冰敷止痛、拉伸和力量锻炼（特别是屈腕肌群）、调整技术动作、避免再进行投掷和举重。急性期患者可以在家中进行锻炼，慢性病例则需要在理疗师或运动训练师的指导下进行锻炼和治疗。部分患者可能需要使用夹板、支具或石膏暂时固定制动肘关节。反作用力支具有助于减轻症状。只有在生长软骨分离错位的情况下才可考虑手术治疗。

■■■ **热敷及冰敷**

- 急、慢性患者都可用冰敷来减轻疼痛和炎症，每 2~3 小时冰敷 10~15 分钟，若运动后症状加重则可以马上冰敷。使用时注意在肘关节与冰袋之间隔一毛巾以避免损伤尺神经。
- 在进行拉伸及力量锻炼前可以对局部采用热敷。

■■■ **如出现下列情况请及时就医**

- 经过 4 周的治疗后症状没有改善甚至加重。
- 发热超过 38 摄氏度。

■■■ **运动康复训练**

类别	内容	频次
活动范围训练	**12. 腕关节·腕关节背伸 1** **13. 腕关节·腕关节背伸 2**	每组 6~8 次，每天 3~4 组
力量训练	**8. 上臂力量·旋前** **12. 力量训练·腕关节屈曲** **13. 力量训练·握力锻炼**	每组 4 次，每天 3 组

注：活动范围训练参阅本章第四节，力量训练参阅本章第五节。

第三节　上臂运动创伤手术后康复

1. 肱二头肌远端肌腱断裂术后康复

■■■ 手术指征

肱二头肌远端肌腱断裂都需手术治疗，将肌腱重新缝合固定于桡骨上，如不进行手术治疗，将会导致 30% 的屈肘力量和 40% 的前臂旋后力量丧失。远端肌腱断裂后，由于肱二头肌的收缩会造成肌腱断端回缩，故伤后应尽早手术，超过 3 周将难以重新固定。肌腱常是从桡骨粗隆附着点处撕脱，手术方法主要是将肌腱重新固定于其附着点以恢复屈肘和前臂旋后力量。

■■■ 禁忌症

- 肘部感染。
- 患者依从性不佳，难以配合术后需要的短期制动及康复训练。

■■■ 手术风险及并发症

- 切口感染。
- 血管损伤。
- 神经损伤，特别是支配腕、指伸肌的骨间背侧神经。
- 肌腱再次自桡骨上撕脱断裂。
- 肘、腕、前臂僵硬，活动受限。

■■■ 手术方案及技术

基本要求是将断裂的肌腱重新固定于桡骨粗隆部位，具体方法各有不同。最常用的方法是肘关节前方切口找到肌腱断端，然后在肘关节外侧另外做一切口并于桡骨上钻空，将肌腱断端通过骨孔牢固缝合固定。另一种方法是只在肘前方做一个切口，将桡骨肌腱附着处骨质打磨粗糙，置入锚钉后缝合固定肌腱。

■■■ 术后治疗

- 术后治疗根据手术方式的不同而略有不同。
- 肩部至手部用夹板、石膏或支具固定 3~9 周。
- 术后 1~2 周尽量抬高患肢。

- 适当使用镇痛药物。
- 上肢吊带悬吊。
- 术后康复训练对于恢复肘关节活动范围和力量非常重要。

■■■ 重返赛场

- 重返赛场的具体时间根据运动的性质及术中所见断裂肌腱的质量而有所不同。
- 术后至少需要 3~6 个月才能再次参加运动。
- 必须在肘、腕关节活动及力量完全恢复后才能再次参加运动。

■■■ 出现下列情况请及时就医

- 手部感觉疼痛、麻木、冰凉。
- 甲床发蓝、发灰或色泽暗淡。
- 术后出现下列情况：
  - 疼痛加剧、手术区域红肿、出血及渗液增多
  - 出现感染迹象：头痛、肌肉酸痛、头晕、发热及其他不适
- 出现新的、难以解释的症状。

■■■ 运动康复训练

类别	内容	频次
活动范围训练	7. 前臂·旋后 8. 前臂·旋前 9. 肘关节·被动屈肘 10. 肘关节·被动伸肘	每组 6~8 次，每天 3~4 组
力量训练	3. 上臂力量·屈肘 1 4. 上臂力量·屈肘 2 6. 力量训练·屈肘 等长收缩 2 9. 力量训练·伸肘 等长收缩 10. 力量训练·伸肘 1 11. 力量训练·伸肘 2 7. 上臂力量·旋后 8. 上臂力量·旋前	每组 8 次，每天 3 组

注：活动范围训练参阅本章第四节，力量训练参阅本章第五节。

2. 肱骨内、外上髁骨折术后康复

■■■ 描述

肱骨内、外上髁分别是前臂屈肌群近端和前臂伸肌群近端的附着点，其骨折多见于小孩。可伴有骨骺分离，可呈不完全或完全骨折。

■■■ 常见症状及体征

- 受伤时肘关节剧痛。
- 肘关节压痛、肿胀、瘀斑。
- 完全骨折且移位明显则局部可见畸形。
- 神经或血管受压可出现肘、前臂、手麻木、冰凉或瘫痪。
- X 片和 CT 扫描有助于诊断。

■■■ 病因

- 肘部遭受直接暴力打击。
- 肘部受到扭转暴力。
- 上肢外展位跌倒外力传导至肘部。
- 强力的肌肉收缩。
- 并发于肘关节脱位。

■■■ 高危因素

- 有激烈身体对抗接触的运动，如足球、橄榄球、曲棍球。
- 容易引起跌倒致伤的运动，如篮球、滑冰。
- 14 岁以下儿童。
- 既往有骨、关节病史。
- 身体条件较差（力量和柔韧性）。

■■■ 预防措施

- 训练和比赛前充分热身和拉伸。
- 保持良好的身体状态：
  - 良好的心血管储备
  - 肘部力量和柔韧性
  - 耐力

• 运动时佩戴合适的护具。

■■■ 预后

如骨折处无明显移位，多可自行愈合。对于移位明显的骨折多需要手术治疗，儿童的平均愈合时间为 4~6 周。

■■■ 并发症

• 骨不愈合或畸形愈合。
• 慢性疼痛、肘关节僵硬、活动受限、局部肿胀。
• 骨折处出血过多导致血管和神经受压。
• 异位骨化。
• 手腕部肌肉无力。
• 反复多次受伤、骨折处畸形愈合或治疗延误导致肘关节不稳定。
• 骨骺生成停滞。
• 肘关节对线不良，局部成角。

■■■ 常规疗法

如骨折处对位良好，无明显移位，可予口服止痛药物、局部冰敷、抬高患肢消肿、夹板、石膏或支具固定 4 周或更长时间，吊带悬吊患肢。如骨折处移位明显则需要手术复位、恢复肌肉正常的附着点并用钢针或螺丝钉固定。局部制动后需积极进行肘关节和周围肌肉的拉伸和力量训练。

■■■ 冰敷

冰敷可以减轻疼痛和炎症，每 2~3 小时冰敷 10~15 分钟，若运动后症状加重则可以马上冰敷。

■■■ 出现下列情况请及时就医

• 经过治疗后疼痛、压痛及肿胀没有改善或反而加重。
• 手部感觉疼痛、麻木、冰凉。
• 甲床发蓝、发灰或色泽暗淡。
• 术后出现下列情况：发热、疼痛加剧、手术区域红肿、出血及渗液增多。
• 出现新的、难以解释的症状。

■■■ **运动康复训练**

类别	内容	频次
活动范围训练	**6. 肘关节·重力伸肘** **7. 前臂·旋后** **8. 前臂·旋前** **9. 肘关节·被动屈肘** **10. 肘关节·被动伸肘** **11. 肘关节·重力屈肘** **14. 前臂·屈肘旋后** **15. 前臂·屈肘旋前**	每组 6~8 次， 每天 3~4 组
力量训练	**3. 上臂力量·屈肘 1** **6. 力量训练·屈肘 等长收缩 2** **7. 上臂力量·旋后** **8. 上臂力量·旋前** **9. 力量训练·伸肘 等长收缩** **10. 力量训练·伸肘 1**	每组 6~10 次， 每天 3 组

注：活动范围训练参阅本章第四节，力量训练参阅本章第五节。

3. 肱骨骨折术后康复

■■■ **描述**

肱骨骨折是指肱骨干骨折，多由上肢处于外展位时跌倒所致，本文讨论不包括波及肩关节的肱骨近端和波及肘关节的肱骨远端骨折。

■■■ **常见症状及体征**

- 受伤时上臂剧痛。
- 上臂压痛、肿胀、瘀斑。
- 肘关节或前臂出现肿胀、瘀斑。
- 骨折处完全断裂、移位明显则局部可出现畸形。
- 神经和血管受到牵拉或压迫前臂和手可出现麻木、冰凉或瘫痪。
- X 片和 CT 扫描有助于诊断。

■■■ **病因**

- 直接暴力打击。
- 上肢外展位跌倒或肌肉突然强力收缩。

- 过度用力投掷造成的扭伤暴力。

■■■ 高危因素

- 有激烈身体对抗接触的运动，如足球和橄榄球。
- 需要上臂肌肉强力收缩的运动，如掰手腕。
- 需要投掷的运动，如棒球和垒球。
- 12 岁以下小儿和 60 岁以上老人。
- 有骨、关节病史，上肢制动史。
- 身体条件较差（力量和柔韧性）。

■■■ 预防措施

- 训练和比赛前充分热身和拉伸。
- 保持良好的身体状态：
  - 良好的心血管储备
  - 上臂力量
  - 柔韧性和耐力
- 运动时正确佩戴合适的护具。

■■■ 预后

　　经过正确的保守治疗，恢复骨折处对位后，通常可以愈合，如骨折处移位明显，多需要手术治疗。平均愈合时间成人为 6~8 周，儿童则为 4~6 周。

■■■ 并发症

- 骨不愈合。
- 骨畸形愈合。
- 慢性疼痛、肩或肘关节僵硬、活动受限、肿胀。
- 上臂出血过多导致神经和血管受压。
- 异位骨化。
- 骨折处牵拉造成神经损伤，引起手腕部麻木、无力或瘫痪。
- 上臂短缩。

■■■ 常规疗法

　　如骨折处无明显移位，可以用药物和冰敷止痛，夹板、石膏、支具或吊带固定 6~8 周。移位明显的骨折和部分没有移位的骨折可以采取手术治疗，用钢针、钢板或螺丝钉固定。上臂制动后需积极进行周围关节、肌肉的拉伸和力量训练。

■■■ 冰敷

冰敷可以减轻疼痛和炎症，每 2~3 小时冰敷 10~15 分钟，若运动后症状加重，可以马上冰敷。

■■■ 出现下列情况请及时就医

- 经过治疗后疼痛、压痛及肿胀没有改善或反而加重。
- 手部感觉疼痛、麻木、冰凉。
- 甲床发蓝、发灰或色泽暗淡。
- 术后出现下列情况：发热、疼痛加剧、手术区域红肿、出血及渗液增多。
- 出现新的、难以解释的症状。

■■■ 运动康复训练

类别	内容	频次
活动范围训练	1. 肩部·屈曲 2 2. 肩部·前曲 1 3. 肩部·前曲 4 4. 肩部·外展 9. 肘关节·被动屈肘 10. 肘关节·被动伸肘 16. 肩部·钟摆运动 17. 肩部·前曲 3 18. 肩部·外旋	每组 6~8 次， 每天 3~4 组
力量训练	1. 上臂力量·肩部前屈 等长收缩 2. 肩部力量·肩部前屈 14. 三角肌训练·肩部外展 等长收缩 15. 肩部力量·肩部外展 16. 肩部力量·肩部外旋 17. 肩部力量·肩部外旋 等长收缩 18. 肩部力量·肩部内旋 19. 肩部力量·肩部内旋 等长收缩	每组 6~10 次， 每天 3 组

注：活动范围训练参阅本章第四节，力量训练参阅本章第五节。

第四节　上臂损伤活动范围训练

1. 肩部·屈曲 2

起始姿势：仰卧，双上肢伸直，拇指向上各持一木棍的两端。

动作要领：患肢放松，健肢向斜上方推举。通过木棍将患肢牵拉过头顶直至患肢有被牵拉伸展的感觉。动作维持 15~20 秒。

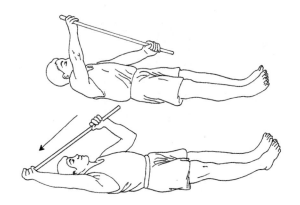

2. 肩部·前曲 1

起始姿势：仰卧，双上肢伸直分开与肩同宽，拇指向内各持一木棍两端。

动作要领：将双侧上肢上举过头顶直至患肢有被牵拉伸展的感觉。动作维持 15~20 秒。

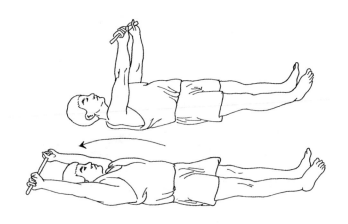

3. 肩部·前曲 4

起始姿势：面朝墙面站立，患肢手置于墙面。

动作要领：手指用力向上攀爬，逐渐抬高患肢，直至肩部出现牵拉感。维持这个姿势 20~30 秒。

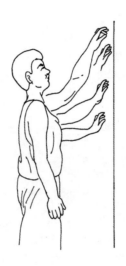

4. 肩部·外展

起始姿势：仰卧，双上肢伸直，持木棍的两端，患肢拇指指向外侧，健侧拇指指向患侧。

动作要领：患肢放松，健肢向内上用力，通过木棍逐渐将患肢推高，直至患肢有被牵拉伸展的感觉。动作维持 15~20 秒。

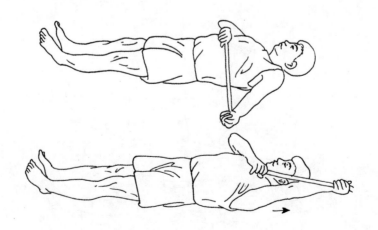

5. 肩部·内旋 1

起始姿势：站立位，双手置于身后，拇指向内各握住一木棍的两端。

动作要领：逐渐向上方抬举起木棍，直至肩部感觉受到牵拉。动作维持 15～20 秒。

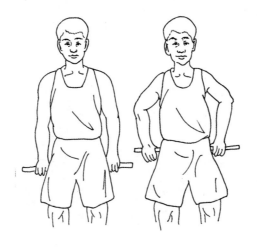

6. 肩部·内旋 2

起始姿势：站立位，将患肢内旋内收，手部置于身后，握住毛巾一端。健侧手于对侧肩部上方后侧握住毛巾另外一端。

动作要领：健侧手用力向上方牵拉患侧直至患侧肩部感觉受到牵拉。动作维持 15～20秒。

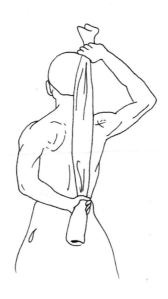

7. 肘关节·重力伸肘

起始姿势：平卧，患肢向外侧伸直，肘关节置于床缘，前臂位于床外或坐位，肘关节置于椅背。

动作要领：在手、腕、前臂重力作用下自然伸直肘关节直至肘关节前侧有明显牵拉感。动作维持20~30秒。在征得医师、理疗师或运动训练师的同意后可在手部或腕部负重进行锻炼以增强效果。

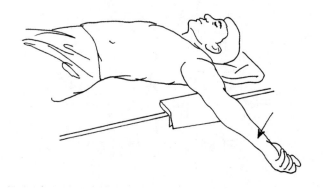

8. 前臂·旋后

起始姿势：立位或坐位，屈肘90度。腕关节伸直，拇指向上。

动作要领：尽可能旋后前臂，将手掌心旋转向上。维持这个姿势20~30秒，缓慢回到起始位置。

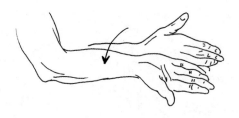

9. 前臂·旋前

起始姿势：立位或坐位，屈肘90度。腕关节伸直，拇指向上。

动作要领：尽可能旋前前臂，将手掌心旋转向下。维持这个姿势20~30秒，缓慢回到起始位置。

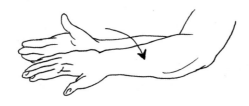

10. 肘关节·被动屈肘

　　起始姿势：患肢置于胸前，尽力主动屈曲肘关节。

　　动作要领：另一只手握住腕部，再尽力使肘关节被动屈曲，直至肘关节背侧有明显牵拉感。维持这个姿势 20~30 秒，缓慢回到起始位置。

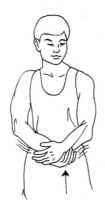

11. 肘关节·被动伸肘

　　起始姿势：患肢置于胸前，尽力主动伸直肘关节。

　　动作要领：另一只手握住腕部，再尽力使肘关节被动伸直，直至肘关节前侧有明显牵拉感。维持这个姿势 20~30 秒，缓慢回到起始位置。

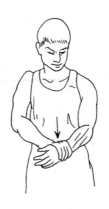

12. 肘关节·重力屈肘

起始姿势：平卧，患肢向上方伸直抬高，腕关节伸直，半握拳。另一只手扶住患肢肘部。

动作要领：在手、腕、前臂重力作用下，自然屈曲肘关节，直至肘关节背侧有明显牵拉感。在征得医师、理疗师或运动训练师的同意后，可在手部或腕部负重进行锻炼以增强效果。维持这个姿势 20~30 秒，缓慢回到起始位置。

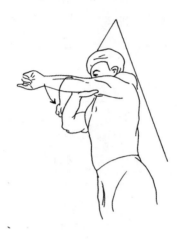

13. 腕关节·腕关节背伸 1

起始姿势：站立位，腕关节背伸，将手掌置于桌面，手指向后。

动作要领：保持肘关节伸直，用力下压背伸腕关节，直至关节掌侧感到明显牵拉。维持这个姿势 20~30 秒。

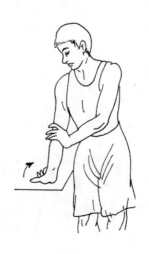

14. 腕关节·腕关节背伸 2

起始姿势：健侧手掌向上握住患侧手部，腕关节处于背伸位。

动作要领：用力向上方背伸腕关节，直至关节掌侧感到明显牵拉。维持这个姿势 20~30 秒。

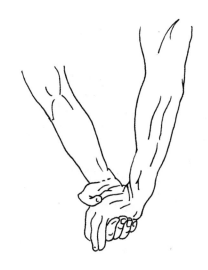

15. 前臂·屈肘旋后

起始姿势：立位或坐位，屈肘 90 度。健侧手握住患侧手腕部。

动作要领：在健侧手协助下，尽可能将手掌心向上方旋转。维持这个姿势20~30秒。

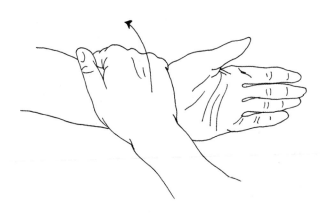

16. 前臂·屈肘旋前

起始姿势：立位或坐位，屈肘90度。健侧手握住患侧手腕部。

动作要领：在健侧手协助下，尽可能将手掌心向下方旋转。维持这个姿势20~30秒。

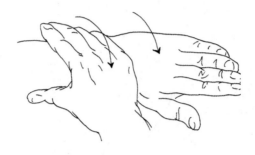

17. 肩部·钟摆运动

起始姿势：向前弯腰低头，健侧肢体扶住桌子以保持平衡，患肢自然下垂。

动作要领：向前、后摇摆身体并逐渐带动患肢摆动、患肢放松，不要用力。分别向左、右及圆周（顺时针、逆时针）摇摆身体并带动患肢摆动，患肢同样需要放松。

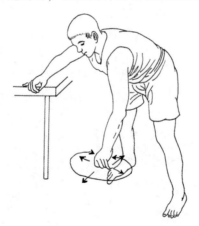

18. 肩部·前曲3

起始姿势：坐于桌边，患肢置于桌面。

动作要领：向前低头弯腰，患肢在桌面上尽力向前滑动直至感觉肩部受到牵拉。维持这个姿势15~20秒。

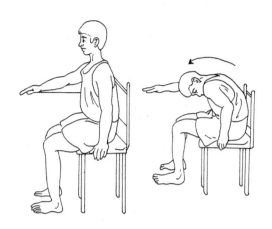

19. 肩部·外旋

起始姿势：站立，患肢屈肘 90 度置于体侧，双手拇指向内各持一木棍两端。

动作要领：健侧上肢用力将患肢外旋推离身体。**注意保持患肢上臂及肘部贴于体侧。**维持这个姿势 20~30 秒。

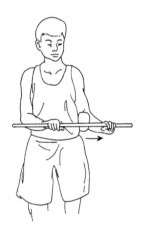

第五节　上臂力量训练

1. 上臂力量·肩部前屈 等长收缩

起始姿势：站立，向前伸直抬高患肢。

动作要领：将健侧手置于患肢肘关节上方并用力下压，患侧三角肌用力对抗，在不引起疼痛和移动患肢的情况下尽量用力。维持这个姿势 20～30 秒，然后缓慢回到起始位置。

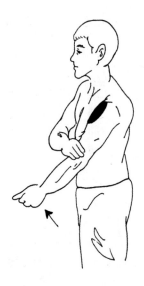

2. 肩部力量·肩部前屈

起始姿势：站立，患侧手握 1～6 公斤哑铃，也可借助弹力带进行锻炼。

动作要领：保持肘关节伸直，逐渐向前向上抬举患肢，注意在锻炼时不应当出现疼痛，不要耸肩。注意保持拇指指向上方。维持这个姿势 20～30 秒，然后缓慢回到起始位置。

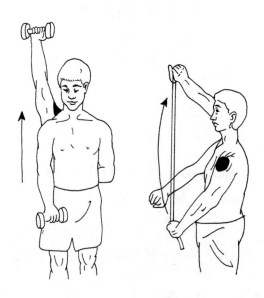

3. 上臂力量·屈肘 1

　　起始姿势：站立，上肢伸直，手掌向前。手持 1~6 公斤重的重物或弹力带对抗下逐渐屈曲肘关节。

　　动作要领：缓慢屈曲肘关节。维持这个姿势 20~30 秒，缓慢回到起始位置。

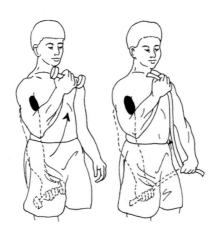

4. 上臂力量·屈肘 2

　　起始姿势：站立，上肢伸直，拇指向前。手持 1~6 公斤重的重物或弹力带对抗下逐渐屈曲肘关节。

　　动作要领：缓慢屈曲肘关节。维持这个姿势 20~30 秒，缓慢回到起始位置。

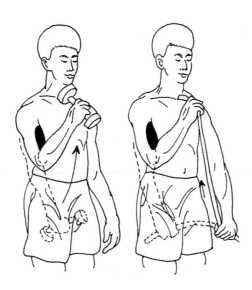

5. 上臂力量·屈肘 等长收缩1

起始姿势：站立，患肢置于身体前方，手背向前，肘关节30度。另一手握住患肢腕部上方。

动作要领：用力屈曲患肢肘关节。静力对抗，保持肘关节不动。维持这个姿势20~30秒。

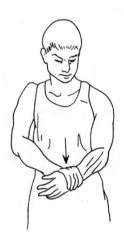

6. 力量训练·屈肘 等长收缩2

起始姿势：站立，患肢置于身体前方，手掌向上，肘关节微屈。另一只手握住患肢腕部上方。

动作要领：用力屈曲患肢肘关节。静力对抗，保持肘关节不动。维持这个姿势20~30秒。

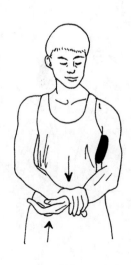

7. 上臂力量·旋后

起始姿势：坐位，前臂置于桌上，手部位于桌外，掌心向下，握住 1～6 公斤的重锤。

动作要领：旋转前臂至拇指朝上。维持这个姿势 20～30 秒，缓慢回到起始位置。

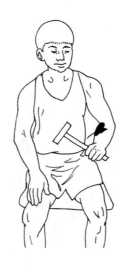

8. 上臂力量·旋前

起始姿势：坐位，前臂置于桌上，手部位于桌外，掌心向上，握住 1～6 公斤的重锤。

动作要领：旋转前臂至拇指朝上。维持这个姿势 20～30 秒，缓慢回到起始位置。

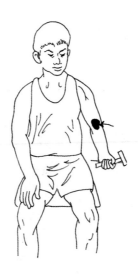

9. 力量训练·伸肘 等长收缩

起始姿势：站立，患肢置于身体前方，手背向前。肘关节微屈。另一只手握住患肢腕部下方。

动作要领：用力伸直患肢肘关节。静力对抗，保持肘关节不动。维持这个姿势20~30秒后放松。

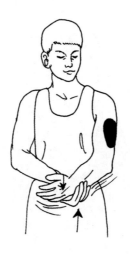

10. 力量训练·伸肘 1

起始姿势：站立，双手置于胸前握住一弹力带，患肢在下。

动作要领：逐渐伸直肘关节将弹力带拉直。维持这个姿势 20~30 秒，缓慢伸肘回到起始位置。

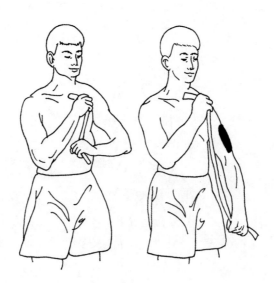

11. 力量训练·伸肘 2

起始姿势：仰卧，屈肘抬高患肢，肘关节指向天花板。手持 1~6 公斤的哑铃。

动作要领：逐渐伸直肘关节。维持这个姿势 20~30 秒，缓慢伸肘回到起始位置。

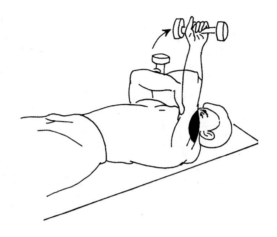

12. 力量训练·腕关节屈曲

起始姿势：坐位，前臂置于桌上，掌心向上，腕关节位于桌外。手持 1~2 公斤哑铃或使用弹力带。

动作要领：在抗阻力情况下缓慢向上方屈曲腕关节。维持这个姿势 20~30 秒，缓慢回到起始位置。

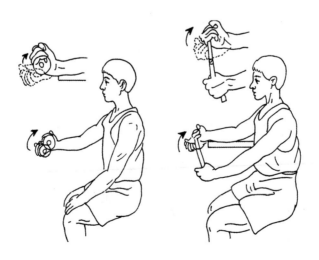

13. 力量训练·握力锻炼

起始姿势：手握一软橡皮球或网球。
动作要领：尽量用力抓捏。维持这个姿势 20～30 秒。

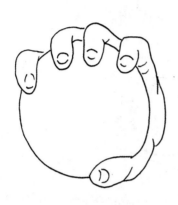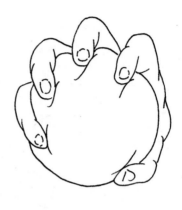

14. 三角肌训练·肩部外展 等长收缩

起始姿势：站立，患肢贴近体侧。
动作要领：将健侧手置于患肢肘关节上方并用力下压，患侧三角肌用力对抗，在不引起疼痛和移动患肢的情况下尽量用力。维持这个姿势 20～30 秒，缓慢回到起始位置。

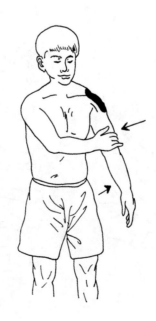

15. 肩部力量·肩部外展

起始姿势：站立，患侧手握 1~6 公斤哑铃，上肢置于身侧，掌心对向身体。也可借助弹力带进行锻炼。

动作要领：保持肘关节伸直，逐渐抬高上举患肢，注意在锻炼时不应当出现疼痛，如有疼痛出现，就需与医师、理疗师或运动训练师沟通后再进行锻炼，在征得医师、理疗师或运动训练师同意之前，不要将上肢抬举高过肩部，如能够抬举过肩，在过肩后应将掌心逐渐朝向天花板。维持这个姿势 20~30 秒，然后缓慢回到起始位置。

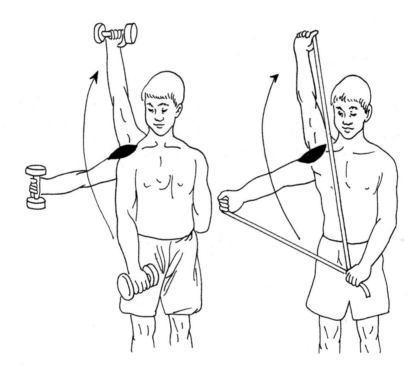

16. 肩部力量·肩部外旋

起始姿势：健侧卧位，患肢在上，屈肘 90 度或站立位，患肢屈肘 90 度置于体侧。在患肢肘关节与体侧中间置一直径约 10~16 厘米的软橡皮球或毛巾卷。

动作要领：手持 1~6 公斤哑铃，保持肘关节屈曲外旋肩部至手掌指向天花板。如使用弹力带锻炼，就保持肘关节屈曲，用力外旋肩部。锻炼时始终注意肘部紧贴体侧，不要移动。维持这个姿势 30 秒，缓慢回到起始位置。

注意事项：注意应该在不引起疼痛的活动范围内缓慢锻炼，如引起局部疼痛则应马上停止锻炼并向医师、理疗师或运动训练师咨询。

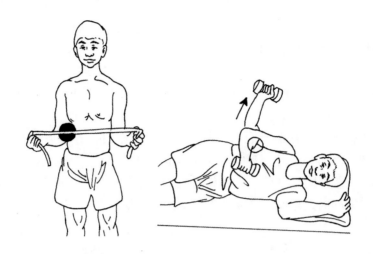

17. 肩部力量·肩部外旋 等长收缩

起始姿势：患侧屈肘 90 度，手置于胸前，健侧手握住患侧腕部。

动作要领：用力外旋患侧肩部，与此同时健侧手用力向内侧牵拉旋转患侧腕部对抗，注意在锻炼时患侧不应有任何移动。维持这个姿势 30 秒。

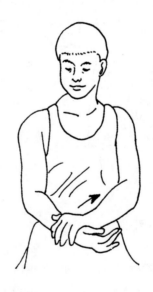

18. 肩部力量·肩部内旋

起始姿势：将弹力带一端固定于墙上。坐位，屈肘 90 度将上肢置于体侧，在肘关节与体侧之间夹一直径约 12~16 厘米的毛巾卷。

动作要领：手持弹力带另外一端，保持肘关节屈曲，不要移动，用力内旋肩关节，注意不要让橡皮球或毛巾卷滑出。维持这个姿势 30 秒，缓慢回到起始位置。

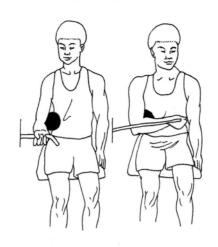

19. 肩部力量·肩部内旋 等长收缩

起始姿势：患侧屈肘 90 度，手置于胸前，健侧手握住患侧腕部。

动作要领：用力内旋患侧肩部，与此同时健侧手用力向外侧推拉对抗患侧腕部，注意在锻炼时患侧不应有任何移动。维持这个姿势 30 秒。

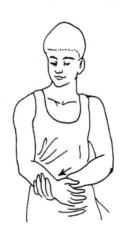

第三章　肘关节

第一节　肘关节解剖与功能

肘关节由肱骨下端和尺骨、桡骨上端构成，包括三个关节，即肱尺关节、肱桡关节和桡尺近侧关节。可做前屈、后伸运动，也参与前臂的旋前和旋后运动。

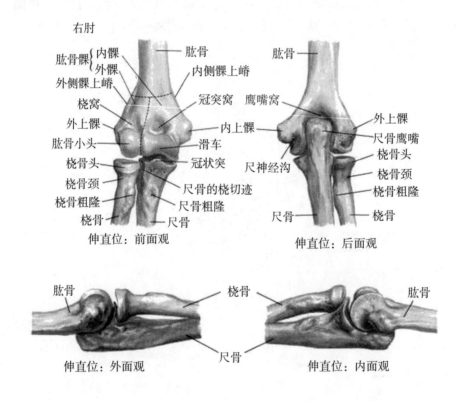

· 120 ·

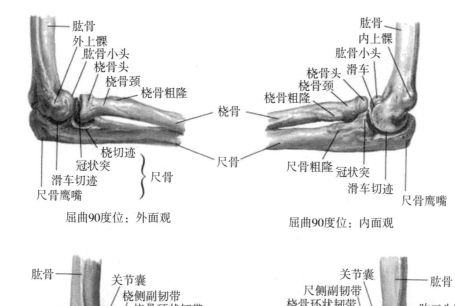

肱骨
外上髁
肱骨小头
桡骨头
桡骨颈
桡骨粗隆
桡骨
桡切迹
冠状突
滑车切迹
尺骨鹰嘴
尺骨

屈曲90度位：外面观

肱骨
内上髁
肱骨小头
滑车
桡骨头
桡骨颈
桡骨粗隆
桡骨
尺骨
尺骨粗隆
冠状突
滑车切迹
尺骨鹰嘴

屈曲90度位：内面观

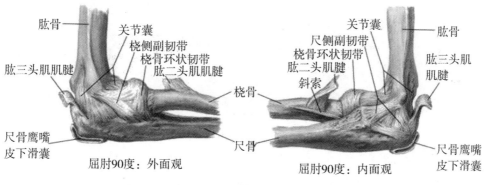

肱骨
关节囊
桡侧副韧带
桡骨环状韧带
肱二头肌肌腱
肱三头肌肌腱
桡骨
尺骨
尺骨鹰嘴
皮下滑囊

屈肘90度：外面观

关节囊
尺侧副韧带
桡骨环状韧带
肱二头肌腱
斜索
肱骨
肱三头肌肌腱
桡骨
尺骨
尺骨鹰嘴
皮下滑囊

屈肘90度：内面观

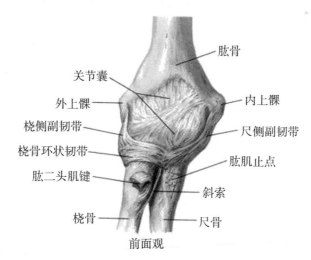

肱骨
关节囊
外上髁
桡侧副韧带
桡骨环状韧带
肱二头肌键
桡骨
内上髁
尺侧副韧带
肱肌止点
斜索
尺骨

前面观

肘关节正常活动范围：伸直—屈曲：0~135度/150度。

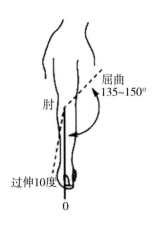

第二节　肘关节运动创伤及康复

1. 肘关节脱位

■■■ 描述

肘关节脱位时，尺骨鹰嘴与肱骨远端关节面完全错位，不再互相接触。半脱位较为少见，其关节面虽然还有互相接触，但不在正常位置上。由于肘关节脱位常伴有神经、血管损伤且后续出现并发症的风险较高，故常需急诊紧急处理。

■■■ 常见症状及体征

- 受伤时肘关节剧烈疼痛。
- 肘关节功能丧失。
- 尝试活动肘关节时出现剧烈疼痛。
- 局部压痛、肿胀、瘀斑、明显畸形。
- 如出现神经、血管卡压或挫伤，前臂和手会出现麻木或瘫痪。
- 血管受损时腕部脉搏微弱或消失。
- X片有助于诊断。

■■■ 病因

- 肘部受到直接暴力打击或扭伤。
- 上肢外展位时跌倒。
- 肘关节严重扭伤。

- 先天畸形，关节面畸形或较浅。
- 肌肉强力收缩。

■■■ 高危因素

- 有激烈身体对抗接触的运动，如足球、橄榄球、篮球。
- 需要跳跃的运动，如跳高、撑竿跳高、体操。
- 既往有肘关节脱位或扭伤史。
- 肘关节反复多次遭受外伤。
- 身体条件较差（力量和柔韧性）。

■■■ 预防措施

- 训练和比赛前充分热身和拉伸。
- 保持良好的身体状态：
  - 良好的心血管储备
  - 肌肉力量和耐力
  - 柔韧性
- 在参加有激烈身体对抗接触的运动时可在肘部佩戴护具。

■■■ 预后

正确及时的复位和制动后，韧带完全愈合至少需要 6 周。多会遗留肘关节僵硬。

■■■ 并发症

- 周围血管、神经损伤，脱位或手法复位时造成骨折或关节软骨损伤。
- 过早地恢复运动导致病程延长或反复脱位。
- 局部出血较多、肿胀严重，压迫血管、神经。
- 异位骨化。
- 反复多次受伤引起关节不稳定或关节炎。

■■■ 常规疗法

经由有经验的医师手法复位后，少数患者可能需要手术复位并修补断裂的韧带。使用药物、冰敷止痛，抬高患肢消肿。夹板、石膏或支具固定制动 1~8 周，以利于韧带愈合。制动后需进行关节周围肌肉、韧带的力量和拉伸锻炼，如脱位反复发作则需考虑手术修补或重建韧带。

■■■ 热敷及冰敷

• 冰敷可以减轻疼痛和炎症，每 2~3 小时冰敷 10~15 分钟，若运动后症状加重则可以马上冰敷。
• 在进行拉伸及力量锻炼前可以对局部采用热敷。

■■■ 如出现下列情况请及时就医

• 治疗后疼痛、压痛和肿胀等症状反而加重。
• 手部感觉疼痛、麻木、冰凉。
• 手指甲发蓝、发灰或色泽暗淡。
• 出现新的、难以解释的症状。

■■■ 运动康复训练

类别	内容	频次
活动范围训练	1. 前臂·旋后 2. 前臂·旋前 3. 前臂·屈肘旋后 4. 前臂·屈肘旋前 5. 肘关节·被动屈肘 6. 肘关节·重力屈肘 7. 肘关节·被动伸肘 8. 肘关节·重力伸肘	每组 6~8 次， 每天 3~4 组
力量训练	1. 肱二头肌·屈肘 等长收缩 2 2. 肱三头肌·伸肘 等长收缩 3. 肱二头肌·屈肘 1 4. 肱三头肌·伸肘 1 5. 前臂·旋后 6. 前臂·旋前	每组 10 次， 每天 3 组

注：活动范围训练参阅本章第四节，力量训练参阅本章第五节。

2. 肘关节外翻综合征

■■■ 描述

肘关节外翻综合征是指由于过劳或反复多次的投掷动作引起尺侧副韧带损伤，关节内侧失稳而继发出现的肘关节疼痛及其他一系列不适。尺侧副韧带位于肘关节内侧，负责维持肱骨远端与尺骨的正常位置。长期反复的投掷动作可能导致这条韧带逐渐拉长、松弛而致肘关节内侧间隙过大，在肘关节活动时就有可能对尺神经造成过大的牵拉而致手部出现症状，特别是小指和环指。尺侧副韧带的松弛还会造成关节外侧和后侧压力过大，导致关节软骨损伤、骨刺形成或在关节内形成游离骨碎块。

■■■ 常见症状及体征

- 肘关节周围疼痛，特别是肘关节伸直或尝试完成投掷动作时。
- 偶然会出现肘关节交锁。
- 肘关节肿胀。
- 难以顺利地完成投掷动作。
- 肘关节僵硬，难以伸直。
- 环指和小指麻木或有针刺感。
- 手指笨拙、抓握无力。

■■■ 病因

反复多次的投掷动作所造成的局部应力超过了尺侧副韧带的承受能力时就会使得韧带被逐渐拉长、松弛，当肘关节活动时会对尺神经造成过度的牵拉并对外侧关节软骨形成过大的应力集中，这可能会导致骨刺形成并有可能脱落形成关节内游离骨碎块。

■■■ 高危因素

- 需要反复完成投掷及肘关节强力伸直的运动（棒球、标枪、曲棍球、网球、排球）。
- 身体条件较差（力量和柔韧性）。
- 投掷技术动作不正确。
- 需要肘关节过度外翻（体操、跳水）或伸直的运动（拳击、举重）。

■■■ 预防措施

- 训练和比赛前充分热身和拉伸。
- 保持良好的身体状态：
  - 前臂和腕部的柔韧性
  - 肌力力量和耐力
- 正确佩戴合适的护具或衬垫。
- 护肘可以有效地减少损伤程度，特别是再次损伤以及伸直肘部时的损伤。

■■■ 预后

保守治疗后通常可以痊愈，少数情况需要手术治疗。患有肘关节外翻综合征的运动员如再参加同样运动则病情很容易复发。

■■■ 并发症

• 伤后过早恢复运动，症状反复发作导致病情发展为慢性，难以圆满完成投掷动作，投掷时疼痛，失去对球的控制力。第一次受伤后，正确、及时的处理和充分足够的休息可以有效避免复发。

• 过早恢复运动导致病程延长。

• 肘关节其他结构的损伤，包括内上髁炎及屈腕肌群肌肉、肌腱的损伤。

• 肘关节骨关节炎。

• 肘关节僵硬。

• 肘关节交锁。

• 长期功能受限。

• 难以再恢复较高的竞技水平。

• 尺侧副韧带断裂。

• 手术的风险：感染、出血、神经损伤、长期疼痛、疼痛加剧、关节交锁、需要再次手术治疗。

■■■ 常规疗法

基本的治疗包括：使用药物和冰敷减轻疼痛；调整技术动作，避免再引起疼痛；使用夹板、石膏或支具制动；加强肘关节活动范围、周围肌肉力量和耐力锻炼；运用正确的投掷技术和动作。应循序渐进恢复运动。如症状持续或游离体导致肘关节出现交锁，可行关节镜手术治疗。术中可切除骨赘、骨碎块或游离关节软骨。术后恢复运动至少需要 3 个月。

■■■ 冰敷

冰敷可以减轻疼痛和炎症，每 2~3 小时冰敷 10~15 分钟，若运动后症状加重则可以马上冰敷。

■■■ 如出现下列情况请及时就医

• 治疗 4~6 周后症状没有改善或反而加重。

• 手部感觉疼痛、麻木、冰凉。

• 手指甲发蓝、发灰或色泽暗淡。

• 出现新的、难以解释的症状。

■■■ 运动康复训练

类别	内容	频次
活动范围训练	**1. 前臂·旋后** **2. 前臂·旋前** **5. 肘关节·被动屈肘** **6. 肘关节·重力屈肘** **7. 肘关节·被动伸肘** **8. 肘关节·重力伸肘**	每组 6~8 次， 每天 3~4 组
力量训练	**1. 肱二头肌·屈肘 等长收缩2** **2. 肱三头肌·伸肘 等长收缩** **3. 肱二头肌·屈肘1** **4. 肱三头肌·伸肘1** **9. 肱三头肌·伸肘2** **5. 前臂·旋后** **6. 前臂·旋前** **10. 腕关节力量·腕关节屈曲** **11. 腕关节力量·腕关节背伸** **12. 腕关节力量·腕关节桡偏** **13. 腕关节力量·腕关节尺偏**	每组 10 次， 每天 3 组

注：活动范围训练参阅本章第四节，力量训练参阅本章第五节。

3. 肘关节后外侧旋转不稳定

■■■ 描述

外侧副韧带位于肘关节外侧，其主要作用是维持肱骨与桡骨小头的稳定，防止桡骨小头向后侧移位。在日常生活与活动中这条韧带很少受伤。当肘关节脱位、上肢外展位跌倒或手术操作时，都有可能造成这条韧带的撕裂。撕裂后的韧带未愈合或在处于相对延长的情况下愈合，会引起肘关节后外侧的旋转不稳定。这种情况近期才被医学界认识到，大量专家就其损伤原因、如何引起症状及愈后正在开展更加细致、深入的研究。根据损伤的严重情况可将这条韧带的撕裂分为 3 度。Ⅰ度撕裂时韧带没有延长，仅有痛感，功能正常；Ⅱ度撕裂时韧带被延长，功能基本正常；Ⅲ度损伤时韧带完全断裂，功能丧失。

■■■ 常见症状及体征

- 肘关节外侧偶然出现疼痛和压痛。
- 肘关节定位不明确的疼痛。
- 肘关节活动，特别是伸直、前臂旋后时出现弹响、交锁及错位感。

- 肘关节反复脱位。
- 用手撑住由坐位站起时，肘关节外侧疼痛。

■■■ 病因

肘关节脱位或上肢外展位跌倒时，如果暴力超过韧带的承受能力，就会造成这条韧带的撕裂，手术时意外损伤。

■■■ 高危因素

- 身体激烈对抗接触的运动，容易致上肢外展位跌倒。
- 既往有肘关节脱位、扭伤或骨折史。
- 身体条件较差（力量和柔韧性）。

■■■ 预防措施

- 保持良好的身体状态：
  ○ 上臂、前臂和腕关节柔韧性
  ○ 肌肉力量和耐力
- 跌倒时注意做好保护动作。

■■■ 预后

如引起症状则需要使用夹板或支具保护，常需要手术治疗以恢复关节稳定性。

■■■ 并发症

- 症状反复发作导致病情转为慢性。
- 如没得到正确及时的处理及充分的休息，可能导致病程延长。
- 关节软骨等其他结构的损伤，导致后期形成肘关节骨关节炎。
- 肘关节僵硬，活动受限。
- 关节长期不稳定。

■■■ 常规疗法

基本治疗包括使用药物和冰敷消肿止痛，夹板、石膏或支具固定制动，避免肘部完全伸直及前臂旋后，加强肌肉力量和耐力锻炼，纠正不正确的投掷动作。对于韧带急性完全断裂或保守治疗失败的患者，应考虑手术修补或重建韧带。制动后需加强肘关节周围肌肉的拉伸和力量锻炼。术后至少 6 个月才能再次参加体育运动。

■■■ **热敷及冰敷**

• 急、慢性患者都可用冰敷减轻疼痛和炎症，每 2~3 小时冰敷 10~15 分钟，若运动后症状加重则可以马上冰敷。

• 在进行拉伸及力量锻炼前可以对局部采用热敷。

■■■ **如出现下列情况请及时就医**

• 治疗 4~6 周后症状没有改善或反而加重。

• 手部感觉疼痛、麻木、冰凉。

• 手指甲发蓝、发灰或色泽暗淡。

• 出现新的、难以解释的症状。

■■■ **运动康复训练**

类别	内容	频次
活动范围训练	1. 前臂·旋后 2. 前臂·旋前 5. 肘关节·被动屈肘 6. 肘关节·重力屈肘 7. 肘关节·被动伸肘 8. 肘关节·重力伸肘 9. 腕关节·腕关节被动屈曲 10. 腕关节·腕关节背伸 2	每组 6~8 次， 每天 3~4 组
力量训练	3. 肱二头肌·屈肘 1 4. 肱三头肌·伸肘 1 5. 前臂·旋后 6. 前臂·旋前 8. 肱二头肌·屈肘 2 9. 肱三头肌·伸肘 2 10. 腕关节力量·腕关节屈曲 11. 腕关节力量·腕关节背伸 12. 腕关节力量·腕关节桡偏 13. 腕关节力量·腕关节尺偏	每组 10 次， 每天 3 组

注：活动范围训练参阅本章第四节，力量训练参阅本章第五节。

4. 网球肘（肱骨外上髁炎）

■■■ **描述**

网球肘（肱骨外上髁炎）是引起肘部疼痛的常见原因之一，是指肘部伸肌群附着点的炎症及疼痛，主要影响桡侧腕短伸肌和指总伸肌肉，其发病不仅限于网球运动员，也常见于在工作和生活中需要反复背伸腕关节的人群。如处理不当，病情会逐渐发展为慢性并反复发作。

■■■ 常见症状及体征

- 肘关节外侧疼痛、压痛。
- 肱骨外上髁处明显压痛。
- 握力下降并伴有疼痛。
- 腕部旋转时疼痛（打网球、使用螺丝刀、旋转门锁等）。
- 持物时疼痛。

■■■ 病因

- 附着于肱骨外上髁处的前臂伸肌反复慢性拉伤和扭伤。
- 突然改变运动强度。
- 不正确的抓握姿势。
- 持拍不正确（球拍太大）。
- 击打技术动作或部位不正确。
- 球拍过重。

■■■ 高危因素

- 需要前臂、腕部反复大量活动的运动或职业（网球、壁球，手工艺人）。
- 需要前臂反复大量活动的运动（网球、壁球、高尔夫球）。
- 身体条件较差（力量和柔韧性）。
- 训练或比赛前热身不够充分。
- 在病情没有得到完全治愈、康复的情况下过早恢复运动。

■■■ 预后

- 训练或比赛前充分热身和拉伸。
- 保持良好的身体状态：
  - 前臂和手腕部柔韧性
  - 肌力力量和耐力
  - 良好的心血管储备
- 使用合适的运动器械和装备。
- 运用正确的技术动作并有教练及时纠正不正确动作。
- 佩戴肘部支具。

■■■ 预后

• 急性病例症状通常会在 4 周内缓解，2~6 周可以治愈。

• 对于症状已持续超过 8 周的慢性患者，常需要在理疗师或运动训练师的指导下进行锻炼和治疗，约需 3~6 个月才能治愈。

■■■ 并发症

• 症状反复发作会使病情转为慢性；初次发作时及时正确的处理非常重要，可以明显减少复发。

• 局部慢性炎症、肌腱瘢痕化、肌腱退变、肌腱部分断裂，必要时需手术治疗。

• 病程延长，症状长期得不到缓解。

■■■ 常规疗法

基本的治疗包括使用药物和冰敷止痛、进行肌力和拉伸锻炼、调整技术动作，避免再次引起疼痛。慢性病例多需要在理疗师和运动训练师的指导下进一步的评估和治疗。反作用力肘部支具可以减轻肌腱所受应力。早期腕部夹板制动也有一定作用，如症状持续则需考虑局部注射类固醇、局麻药或手术治疗。

■■■ 热敷及冰敷

• 急、慢性患者都可用冰敷减轻疼痛和炎症，每 2~3 小时冰敷 10~15 分钟，若运动后症状加重则可以马上冰敷。

• 在进行拉伸及力量锻炼前可以对局部采用热敷。

■■■ 如出现下列情况请及时就医

• 治疗后 2 周症状没有改善或反而加重。

■■■ 运动康复训练

类别	内容	频次
活动范围训练	9. 腕关节·腕关节被动屈曲 10. 腕关节·腕关节背伸 2 11. 腕关节·腕关节旋后背伸 12. 腕关节·腕关节旋后屈曲	每组 6~8 次， 每天 3~4 组
力量训练	2. 肱三头肌·伸肘 等长收缩 5. 前臂·旋后 6. 前臂·旋前	每组 10 次， 每天 3 组

类别	内容	频次
力量训练	**7. 握力·握力锻炼** **10. 腕关节力量·腕关节屈曲** **11. 腕关节力量·腕关节背伸** **12. 腕关节力量·腕关节桡偏** **13. 腕关节力量·腕关节尺偏**	每组 10 次， 每天 3 组

注：活动范围训练参阅本章第四节，力量训练参阅本章第五节。

5. 高尔夫球肘（肱骨内上髁炎）

■■■ 描述

高尔夫球肘（肱骨内上髁炎）是指肱骨内上髁的炎症及疼痛，并不仅见于高尔夫球运动员。前臂屈肌群附着于肱骨内上髁，长期反复地用力屈、伸腕关节会在局部产生较大的应力集中，导致肌腱附着点处损伤而引起局部炎症和疼痛。如没能得到正确及时的处理，病情有可能发展为慢性。

■■■ 常见症状及体征

- 肘关节内侧疼痛、压痛。
- 肱骨内上髁处可有明显压痛。
- 手部抓、握时疼痛、无力。
- 腕部旋转时疼痛，如拧螺丝、打高尔夫或保龄球。

■■■ 病因

- 长期反复多次地屈、伸腕关节时造成肌肉和肌腱的慢性劳损和扭伤。
- 前臂突然扭伤，包括投掷时由于外力阻挡导致动作突然停滞。

■■■ 高危因素

- 需要前臂和腕关节反复用力屈、伸活动的运动或职业（如棒球投手、高尔夫运动员或手工艺人）。
- 身体条件较差（力量和柔韧性）。
- 训练或比赛前热身不充分。
- 伤后没有完全康复就过早地恢复运动。

■■■ 预防措施

- 训练和比赛前充分热身和拉伸。
- 保持良好的身体状态：
  - 前臂和手腕柔韧性
  - 肌肉力量和耐力
  - 良好的心血管储备
- 配备良好的运动装备和器械。
- 正确的技术动作。
- 佩戴肘部护具。

■■■ 预后

- 症状初发少于 4 周的急性患者经正确治疗后通常 2~6 周可以痊愈。
- 症状持续超过 8 周的慢性患者，常需要 3~6 个月才能痊愈，且需要在理疗师和运动训练师的指导下进行康复。

■■■ 并发症

- 症状反复发作会致病情发展为慢性；首次就诊的正确及时处理可以明显降低复发率。
- 局部形成慢性炎症、疤痕及部分肌腱断裂，需要手术治疗。
- 病程延长、症状反复。

■■■ 常规疗法

基本治疗包括使用药物和冰敷止痛，调整技术动作避免再次引起疼痛、加强拉伸和力量锻炼。慢性患者需要在理疗师或运动训练师的指导下行进一步的评估和治疗。局部佩戴反作用力支具可以减轻肌腱所受应力。如症状持续，可考虑局部注射类固醇、局麻药或手术治疗，手术可在门诊进行，切除坏死组织，术后通常需要 3~6 个月才可以再次参加运动。

■■■ 热敷及冰敷

- 急、慢性患者都可用冰敷减轻疼痛和炎症，每 2~3 小时冰敷 10~15 分钟，若运动后症状加重则可以马上冰敷。
- 在进行拉伸及力量锻炼前可以对局部采用热敷。

■■■ 如出现下列情况请及时就医

• 治疗后 2 周症状没有改善或反而加重。

■■■ 运动康复训练

类别	内容	频次
活动范围训练	**9. 腕关节·**腕关节被动屈曲 **10. 腕关节·**腕关节背伸 2 **11. 腕关节·**腕关节旋后背伸	每组 6~8 次， 每天 3~4 组
力量训练	**5. 前臂·**旋后 **6. 前臂·**旋前 **7. 握力·**握力锻炼 **10. 腕关节力量·**腕关节屈曲 **11. 腕关节力量·**腕关节背伸 **12. 腕关节力量·**腕关节桡偏 **13. 腕关节力量·**腕关节尺偏	每组 10 次， 每天 3 组

注：活动范围训练参阅本章第四节，力量训练参阅本章第五节。

6. 尺神经损伤（炎）

■■■ 描述

尺神经损伤（炎）多为直接暴力或长时间压迫引起。外力可导致神经鞘膜内毛细血管出血，直接暴力可导致神经纤维束损伤。损伤通常可以导致环指、小指疼痛、感觉减退及肌肉力量减退。尺神经损伤可直接影响需要手部或腕部发力运动员的竞技状态。

■■■ 症状和体征

• 小指及小鱼际刺痛、烧痛、感觉减退。

• 由肘关节内侧到腕或手内侧短暂刺痛。

• 手部无力、沉重。

• 手部精细活动受限。

• 握力及对掌肌力下降。

• 肘关节内侧肿胀。

• 肘关节内侧敏感。

• 手部内在肌萎缩。

■■■ 病因

- 肘关节内侧直接暴力打击或压迫。

■■■ 相关危险因子

- 身体接触性运动（足球、橄榄球）。
- 凝血功能异常、口服抗凝药物、非甾体抗炎药物使用。
- 糖尿病。
- 甲状腺功能减退。

■■■ 预防措施

使用适当防护支具，如肘垫。

■■■ 预后

正规治疗可以治愈，部分病人自愈。疗程通常为 6 周。少数患者有症状残留，需要手术治疗。

■■■ 并发症

- 慢性麻木，环指、小指无力。
- 握力减退。
- 尺神经支配的手部肌肉永久麻痹。
- 过早活动引起愈合减慢。

■■■ 常规疗法

制动、药物及冰敷控制疼痛炎症。夜间建议使用肘关节伸直位支具。前臂及肘关节伸肌训练。必要的物理治疗。少数患者需要尺神经前移手术治疗。

■■■ 冷疗法

冷疗法主要目的：减轻疼痛，控制炎性反应。冰疗法每 2~3 小时一次，每次 10~15 分钟。运动后即刻冰敷。冰袋与肘关节皮肤之间应使用毛巾隔离，防止神经冷损伤。

■■■ 出现下列情况请及时就医

- 症状加重或通过 2 周系统治疗症状无明显改善。
- 手部突然出现疼痛、麻木、皮肤温度改变（皮温下降）。

- 指甲颜色突然变灰、变暗。
- 新的症状出现。

■■■ 运动康复训练

类别	内容	频次
活动范围训练	1. 前臂·旋后 2. 前臂·旋前 5. 肘关节·被动屈肘 7. 肘关节·被动伸肘 9. 腕关节活·腕关节被动屈曲 10. 腕关节·腕关节背伸 2 11. 腕关节·腕关节旋后背伸 12. 腕关节·腕关节旋后屈曲	每组 6~8 次， 每天 3~4 组
力量训练	7. 握力·握力锻炼 10. 腕关节力量·腕关节屈曲 11. 腕关节力量·腕关节背伸 12. 腕关节力量·腕关节桡偏 13. 腕关节力量·腕关节尺偏	每组 10 次， 每天 3 组

注：活动范围训练参阅本章第四节，力量训练参阅本章第五节。

7. 肘关节尺侧副韧带损伤

■■■ 描述

肘关节尺侧副韧带损伤是指肘关节内侧韧带的扭伤或撕裂。尺侧副韧带（UCL）是保证肘关节尺侧稳定的重要结构，其损伤通常在做投掷项目肘关节脱位时伴发。可分为暴力引发的断裂及反复牵拉引起的慢性损伤。日常活动很少引发该韧带损伤。尺侧副韧带完全断裂损伤很难自愈，损伤后可引起肘关节内侧稳定性丧失。尺侧副韧带撕裂按严重程度的不同分为三级：Ⅰ级，韧带长度没有改变，功能正常；Ⅱ级，部分撕裂，但还可以维持关节稳定；Ⅲ级，韧带完全断裂，影响关节稳定。

■■■ 症状和体征

- 肘关节内侧疼痛、压痛，投掷动作时疼痛加剧。
- 损伤瞬间可听到韧带断裂声，肘关节内侧受牵拉感明显。
- 急性损伤 24 小时后肘关节内侧肿胀，严重损伤肿胀范围可累及上臂。
- 全力投掷动作时明显感觉到肘关节不稳，丧失对投掷物控制。
- 肘关节僵硬，伸肘时肘关节稳定性丧失。

- 环指、小指麻木、针刺感。
- 手部握持力下降、灵活性差。
- 核磁检查有助于诊断。

■■■ 病因

尺侧副韧带损伤多由于反复牵拉引起，外伤性肘关节脱位也可引发尺侧副韧带损伤。

■■■ 高危因素

- 有激烈身体接触对抗的运动（足球、橄榄球），跌倒时上肢外展位着地，引发肘关节脱位。
- 投掷项目，如棒球、标枪。
- 上臂过头发力项目，如排球、网球。
- 上肢肌肉力量、柔韧性差。
- 抛投时技术动作不规范。

■■■ 预防措施

- 训练、比赛前充分热身和伸展。
- 比赛、训练间隙充分休息康复。
- 保持良好的身体状态：
  - 前臂、腕、手柔韧性
  - 前臂肌肉力量及耐力
- 正确的技术动作。
- 护具保护，尤其反复损伤的运动员及身体对抗性项目。

■■■ 预后

尺侧副韧带严重损伤保守治疗痊愈可能性较小，通常需要手术治疗。

■■■ 并发症

- 伤后过早进行训练及比赛导致病情复发，发力投掷、排球扣球等上臂过头发力时肘关节疼痛、不稳。
- 肘关节外侧软骨损伤，游离体形成，尺神经损伤，肱骨内上髁炎、腕关节肌肉韧带损伤。
- 肘关节软骨损伤引发肘关节创伤性关节炎。

•肘关节僵硬，活动范围减少。

■■■ 常规治疗

初期治疗可采用制动、冰敷减轻疼痛、消除肿胀。早期支具保护，中后期运动康复治疗，包括在教练、运动训练师指导下进行耐受力训练及专项运动正确动作的规范训练。

■■■ 热敷及冰敷

•急、慢性患者都可用冰敷减轻疼痛和炎症，每2~3小时冰敷10~15分钟，若运动后症状加重则可以马上冰敷。
•在进行拉伸及力量锻炼前可以对局部采用热敷。

■■■ 出现下列情况请及时就医

•症状加重或通过4~6周系统治疗症状无明显改善。
•手部突然出现疼痛、麻木、皮肤温度改变。
•指甲颜色突然变灰、变暗。
•出现新的、难以解释的症状。

■■■ 运动康复训练

类别	内容	频次
活动范围训练	1. **前臂**·旋后 2. **前臂**·旋前 5. **肘关节**·被动屈肘 6. **肘关节**·重力屈肘 7. **肘关节**·被动伸肘 8. **肘关节**·重力伸肘	每组6~8次，每天3~4组
力量训练	3. **肱二头肌**·屈肘1 4. **肱三头肌**·伸肘1 5. **前臂**·旋后 6. **前臂**·旋前 8. **肱二头肌**·屈肘2 9. **肱三头肌**·伸肘2 10. **腕关节力量**·腕关节屈曲 11. **腕关节力量**·腕关节背伸 12. **腕关节力量**·腕关节桡偏 13. **腕关节力量**·腕关节尺偏	每组10次，每天3组

注：活动范围训练参阅本章第四节，力量训练参阅本章第五节。

8. 肱肌或肘关节囊前侧撕裂伤（Climber's Elbow）

■■■ 描述

Climber's Elbow 是指由于肱肌或肘关节前侧关节囊的炎症或撕裂引起的肘关节前方疼痛。肱肌位于肱骨前方，近端附着于肱骨中、下端前方，远端附着于尺骨近端前方，主要功能是屈曲肘关节，过度劳损造成肌肉局部撕裂，缓慢引起疼痛并逐渐加重。用力过度伸直肘关节时可能会造成肘关节前侧关节囊的撕裂而引起疼痛。

■■■ 常见症状及体征

- 肘关节前侧疼痛、酸痛、压痛，有时会出现红肿和皮温升高。
- 抗阻力屈腕、攀岩或投掷时疼痛加重。
- 尝试用力伸直肘关节时疼痛加重。
- 触摸肌腱或活动肘关节时可出现捻发音。
- 难以完全伸直肘关节。

■■■ 病因

- 突然大幅度增加运动强度导致拉伤。
- 肘前方受到直接暴力打击。
- 肘部反复屈伸，过度劳损。
- 过度用力伸直肘关节。

■■■ 高危因素

- 有激烈身体接触对抗和需要投掷的运动，如体操、举重、保龄球、健身、攀岩等。
- 重体力劳动者。
- 身体条件较差（力量和柔韧性）。
- 训练和比赛前热身不够充分。
- 肘关节其他结构的损伤。
- 肘部制动史。

■■■ 预防措施

- 训练和比赛前充分热身和拉伸。
- 训练和比赛间隙充分休息和康复。

- 保持良好的身体状态：
  - 肘关节柔韧性
  - 肌肉力量和耐力
  - 良好的心血管储备
- 运用正确的技术动作。

■■■ 预后

经过正确的保守治疗和充分的休息后，通常6周内可以痊愈。

■■■ 并发症

- 没得到正确及时的治疗或充分的休息，可能导致病程延长。
- 肌腱或关节囊慢性炎症，导致活动时长期疼痛并可能发展为持续性疼痛，严重时造成肱肌肌腱断裂。
- 症状反复发作，特别是过早地恢复运动、过度劳损或技术动作不正确时。
- 异位骨化。
- 活动受限，特别是伸直受限。

■■■ 常规疗法

基本的治疗包括使用药物和冰敷止痛、调整技术动作避免再引起疼痛、进行肘部拉伸和力量锻炼，特别是要加强肱肌的力量锻炼。同时也可以使用超声和热疗，通常不建议肌腱周围注射类固醇及手术治疗。

■■■ 热敷及冰敷

- 急、慢性病例都可用冰敷减轻疼痛和炎症，每2~3小时冰敷10~15分钟，若运动后症状加重则可以马上冰敷。
- 在进行拉伸及力量锻炼前可以对局部采用热敷。

■■■ 如出现下列情况请及时就医

- 经过2周的治疗症状没有改善或反而加重。
- 手部感觉疼痛、麻木或冰凉。
- 手指甲发蓝、发灰或色泽暗淡。
- 出现新的、难以解释的症状。

■■■ 运动康复训练

类别	内容	频次
活动范围训练	**1. 前臂·**旋后 **2. 前臂·**旋前 **3. 前臂·**屈肘旋后 **4. 前臂·**屈肘旋前 **7. 肘关节·**被动伸肘 **8. 肘关节·**重力伸肘 **13. 前臂·**伸肘旋前 **14. 前臂·**伸肘旋后	每组 6~8 次， 每天 3~4 组
力量训练	**1. 肱二头肌·**屈肘 等长收缩 2 **3. 肱二头肌·**屈肘 1 **5. 前臂·**旋后 **6. 前臂·**旋前 **8. 肱二头肌·**屈肘 2	每组 10 次， 每天 3 组

注：活动范围训练参阅本章第四节，力量训练参阅本章第五节。

9. 尺骨鹰嘴滑囊炎

■■■ 描述

鹰嘴滑囊位于尺骨鹰嘴与皮肤之间，外形似水囊，主要作用是润滑，减轻鹰嘴与其表面覆盖组织的摩擦力从而使得皮肤软组织可以自由滑动，反复受压或摩擦后局部可出现炎症，引起疼痛及肿胀。

■■■ 常见症状及体征

- 肘关节后方鹰嘴滑囊处疼痛、压痛、红肿。
- 局部活动受限，有时疼痛会向周围组织放射。
- 部分患者活动肘关节时会引起剧烈疼痛。
- 触摸或移动滑囊时会出现捻发音。
- 滑囊常会出现无痛性肿胀。
- 局部感染时会出现发热。

■■■ 病因

- 肘关节遭受直接暴力打击或反复多次应力致伤。
- 少数情况下可由于过劳或过度、非常规训练引起。

■■■ 高危因素

• 需要肘关节反复屈曲或着地的运动，如足球、排球，特别是当在人工草地上踢球时更容易受伤。

• 反复多次的重复训练或突然增加、改变训练量和训练方式。

• 运动前热身及拉伸不够充分。

• 技术动作不正确。

• 在人工草地上训练或比赛。

■■■ 预防措施

• 尽可能避免受伤和过劳。

• 训练和比赛间隙充分热身、休息。

• 保持良好的身体状态：
  ○ 肘关节柔韧性
  ○ 肌肉力量和耐力
  ○ 良好的心血管储备

• 运用正确的技术动作、正确佩戴合适的护具。

■■■ 预后

经过正确的保守治疗和休息后，通常 2 周可以痊愈。

■■■ 并发症

• 治疗不正确或休息不够充分，可能导致病程延长。

• 症状反复发作致病情发展为慢性。

• 肘关节僵硬。

• 局部出现感染。

• 局部慢性炎症或滑囊形成疤痕。

■■■ 常规疗法

基本的治疗包括使用药物和冰敷减轻疼痛、加强拉伸和力量锻炼、避免再从事会引起症状的活动。炎症缓解期间可以在局部佩戴衬垫或护具以保护滑囊、减轻刺激。如症状持续或复发，可以考虑穿刺抽出部分滑液并注入类固醇。经保守治疗后效果不佳、症状反复发作或出现感染时可手术切除滑囊。

■■■ 热敷及冰敷

• 急、慢性患者都可用冰敷减轻疼痛和炎症，每 2~3 小时冰敷 10~15 分钟，若运动后症状加重则可以马上冰敷。

• 在进行拉伸及力量锻炼前可以对局部采用热敷。

■■■ 如出现下列情况请及时就医

• 治疗 2 周后症状没有改善或反而加重。

• 出现感染迹象：发热、疼痛、红肿加剧、局部出现脓液。

• 出现新的、难以解释的症状。

■■■ 运动康复训练

类别	内容	频次
活动范围训练	**6. 肘关节·重力屈肘** **8. 肘关节·重力伸肘**	每组 6~8 次， 每天 3~4 组
力量训练	**1. 肱二头肌·屈肘 等长收缩 2** **2. 肱三头肌·伸肘 等长收缩** **3. 肱二头肌·屈肘 1** **4. 肱三头肌·伸肘 1** **8. 肱二头肌·屈肘 2** **9. 肱三头肌·伸肘 2**	每组 10 次， 每天 3 组

注：活动范围训练参阅本章第四节，力量训练参阅本章第五节。

10. 旋前圆肌综合征

■■■ 描述

旋前圆肌综合征是指由于正中神经在前臂旋前圆肌处受到肌肉或韧带样组织结构的卡压而引起的手部无力，多位于大拇指、食指、中指的疼痛和感觉迟钝或丧失。严重时会对需要强劲手部力量和腕关节活动的运动员竞技水平造成明显的影响。

■■■ 常见症状及体征

• 手和手指部位的针刺、麻木或烧灼感，严重时影响睡眠。

• 由肘部放射至腕和手的尖锐疼痛，特别是在夜晚更加严重。

• 晨起时手部僵硬、笨拙。

• 拇指屈曲无力，持物易落、难以握拳。

- 手部皮肤变薄、发亮、干燥。
- 前臂容易疲劳、运动时可能前臂出现不适并放射至上臂。
- 需要手部强劲握力的运动，竞技水平会下降。
- 肌点图检查有助于诊断。

■■■ 病因

- 由于前臂肌肉肿胀、发炎或有疤痕，韧带样组织对正中神经形成压迫。
- 病毒引起的神经炎症。

■■■ 高危因素

- 需要前臂和腕部反复、大量活动，特别是腕和前臂反复旋转的运动或职业（网球、壁球、手工艺人）。
- 需要前臂反复、大量活动的运动（网球、壁球、高尔夫球）。
- 身体条件较差（力量和柔韧性）。
- 训练或比赛前热身不够充分。
- 糖尿病。
- 甲状腺功能低下。

■■■ 预防措施

- 训练和比赛前充分热身和拉伸。
- 保持良好的身体状态：
  - 肘、前臂、腕柔韧性
  - 肌肉力量和耐力
  - 良好的心血管储备
- 使用合适的器械和装备。
- 应用正确的技术动作，有教练指导及时纠正不正确动作。

■■■ 预后

经过正确的治疗后通常可以痊愈，有时可以自愈。如神经出现病变或肌肉萎缩则需要考虑手术治疗。

■■■ 并发症

- 手部长期持续麻木，拇指和手指无力。
- 部分手部肌肉永久性瘫痪。

■■■ 常规疗法

基本的治疗包括使用药物和冰敷减轻炎症，避免再从事会激起症状的运动。摇摆和晃动手部常会加重症状。加强肘关节和前臂的拉伸和力量锻炼非常重要。如保守治疗效果不佳则需考虑手术松解被卡压的神经，多数患者术后疗效满意。

■■■ 热敷及冰敷

• 急、慢性患者都可用冰敷减轻疼痛和炎症，每 2 ~ 3 小时冰敷 10 ~ 15 分钟，若运动后症状加重则可以马上冰敷。

• 在进行拉伸及力量锻炼前可以对局部采用热敷。

■■■ 如出现下列情况请及时就医

• 治疗 2 周后症状没有改善或反而加重。

• 手部感觉疼痛、麻木或冰凉。

• 手指甲发蓝、发灰或色泽暗淡。

• 术后出现下列情况：疼痛、红肿加剧，术区渗液、出血增多。

• 出现感染迹象：头痛、肌肉酸痛、头晕或其他不适。

• 出现新的、难以解释的症状。

■■■ 运动康复训练

类别	内容	频次
活动范围训练	**9. 腕关节活**·腕关节被动屈曲 **10. 腕关节**·腕关节背伸 2 **11. 腕关节**·腕关节旋后背伸 **12. 腕关节**·腕关节旋后屈曲	每组 6 ~ 8 次， 每天 3 ~ 4 组
力量训练	**5. 前臂**·旋后 **6. 前臂**·旋前 **10. 腕关节力量**·腕关节屈曲 **11. 腕关节力量**·腕关节背伸 **12. 腕关节力量**·腕关节桡偏	每组 10 次， 每天 3 组

注：活动范围训练参阅本章第四节，力量训练参阅本章第五节。

第三节 肘关节运动创伤手术后康复

肘部骨折（肱骨远端，尺骨鹰嘴）

■■■ 描述

肘部骨折包括肱骨远端、尺骨鹰嘴和桡骨小头骨折，可以是完全或不完全骨折。本节讨论不包括桡骨小头骨折。

■■■ 常见症状及体征

- 受伤时肘和前臂疼痛剧烈。
- 肘部压痛、肿胀，继而出现瘀斑。
- 骨折处完全断裂且移位明显则局部可出现明显畸形。
- 如出现血管、神经受压则前臂、手可能出现麻木、冰凉或瘫痪。
- X片和CT扫描有助于诊断。

■■■ 病因

- 肘部受到直接暴力打击。
- 肘部受到扭转暴力。
- 手处于外展位时跌倒，传导暴力致肘部骨折。

■■■ 高危因素

- 需要身体激烈接触对抗的运动，如足球和橄榄球。
- 10岁以上儿童。
- 既往有骨、关节病史。
- 身体条件较差（力量和柔韧性）。

■■■ 预防措施

- 训练和比赛前充分热身和拉伸。
- 保持良好的身体状态：
  - 良好的心血管储备
  - 肘关节和前臂力量
  - 柔韧性和耐力

• 正确佩戴合适的护具或衬垫。

■■■ 预后

经过正确及时的治疗，保持断端良好的对位，骨折通常都可以愈合，成人通常需要 6~8 周，小孩则仅需要 4~6 周。如骨折处移位明显则需考虑手术治疗。

■■■ 并发症

• 不愈合或畸形愈合。
• 慢性疼痛，关节肿胀、僵硬、活动受限。
• 骨折处出血较多，压迫血管、神经。
• 异位骨化。
• 血运破坏导致骨缺血坏死。
• 反复受伤或治疗延误导致肘关节不稳定或关节炎、关节面对位不佳。
• 儿童患者骨生长停滞。
• 由于血管、神经、关节软骨、肌肉、筋膜或韧带损伤导致手部肌肉萎缩、无力、僵硬、麻木或控制力、灵活性降低。

■■■ 常规疗法

如果骨折处对位对线良好，可以用夹板、石膏或支具 6 周或更长时间，上肢吊带悬吊，使用药物、冰敷、抬高患肢消肿止痛。如骨折移位明显、关节面不平整则需手术治疗恢复骨折断端对位及关节面平整并用钢板、螺丝钉或钢针固定。制动后需积极进行关节和周围肌肉的拉伸及力量训练。

■■■ 冰敷

冰敷可以减轻疼痛和炎症，每 2~3 小时冰敷 10~15 分钟，若运动后症状加重则可以马上冰敷。

■■■ 出现下列情况请及时就医

• 治疗后疼痛、压痛和肿胀等症状反而加重。
• 手部感觉疼痛、麻木、冰凉。
• 手指甲发蓝、发灰或色泽暗淡。
• 手术后疼痛、红肿加剧，手术区域渗液或出血增多。
• 出现新的、难以解释的症状。

■■■ 运动康复训练

类别	内容	频次
活动范围训练	1. 前臂·旋后 2. 前臂·旋前 3. 前臂·屈肘旋后 4. 前臂·屈肘旋前 5. 肘关节·被动屈肘 6. 肘关节·重力屈肘 7. 肘关节·被动伸肘 8. 肘关节·重力伸肘	每组 6~8 次， 每天 3~4 组
力量训练	1. 肱二头肌·屈肘 等长收缩 2 2. 肱三头肌·伸肘 等长收缩 3. 肱二头肌·屈肘 1 4. 肱三头肌·伸肘 1 5. 前臂·旋后 6. 前臂·旋前	每组 10 次， 每天 3 组

注：活动范围训练参阅本章第四节，力量训练参阅本章第五节。

第四节　肘关节损伤活动范围训练

1. 前臂·旋后

起始姿势：立位或坐位，屈肘 90 度。腕关节伸直，拇指向上。

动作要领：尽可能旋后前臂，将手掌心旋转向上。维持这个姿势 20~30 秒，缓慢回到起始位置。

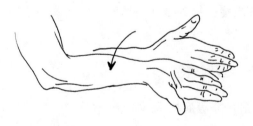

2. 前臂·旋前

起始姿势：立位或坐位，屈肘 90 度。腕关节伸直，拇指向上。

动作要领：尽可能旋前前臂，将手掌心旋转向下。维持这个姿势 20~30 秒，缓慢回到起始位置。

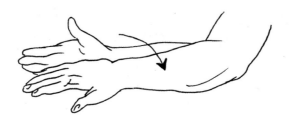

3. **前臂**·屈肘旋后

起始姿势：立位或坐位，屈肘90度。健侧手握住患侧手腕部。

动作要领：在健侧手协助下尽可能将手掌心向上方旋转。维持这个姿势20~30秒。

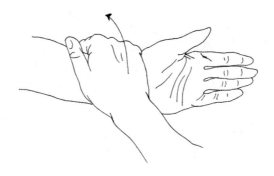

4. **前臂**·屈肘旋前

起始姿势：立位或坐位，屈肘90度。健侧手握住患侧手腕部。

动作要领：在健侧手协助下尽可能将手掌心向下方旋转。维持这个姿势20~30秒。

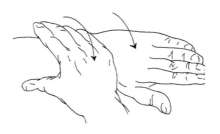

5. **肘关节**·被动屈肘

起始姿势：将患肢置于胸前，尽力主动屈曲肘关节。

动作要领：另一只手握住腕部再尽力使肘关节被动屈曲直至肘关节背侧有明显牵

拉感。维持这个姿势 20~30 秒, 缓慢回到起始位置。

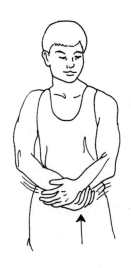

6. 肘关节·重力屈肘

起始姿势: 平卧, 患肢向上方伸直抬高, 腕关节伸直, 半握拳。另一只手扶住患肢肘部。

动作要领: 在手、腕、前臂重力作用下自然屈曲肘关节, 直至肘关节背侧有明显牵拉感。在征得医师、理疗师或运动训练师的同意后, 可在手部或腕部负重进行锻炼以增强效果。维持这个姿势 20~30 秒, 缓慢回到起始位置。

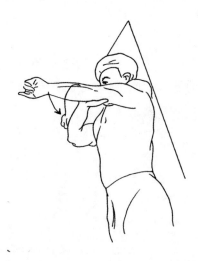

7. 肘关节·被动伸肘

起始姿势: 将患肢置于胸前, 尽力主动伸直肘关节。

动作要领：另一只手握住腕部再尽力使肘关节被动伸直，直至肘关节前侧有明显牵拉感。维持这个姿势 20~30 秒，缓慢回到起始位置。

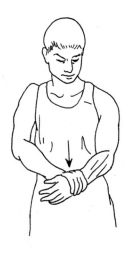

8. 肘关节·重力伸肘

起始姿势：平卧，患肢向外侧伸直，肘关节置于床缘，前臂位于床外或坐位，肘关节置于椅背。

动作要领：在手、腕、前臂重力作用下自然伸直肘关节，直至肘关节前侧有明显牵拉感。动作维持 20~30 秒。在征得医师、理疗师或运动训练师的同意后，可在手部或腕部负重进行锻炼以增强效果。

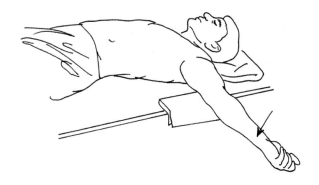

9. 腕关节·腕关节被动屈曲

起始姿势：患肢向前方伸直，腕部向下方屈曲。另一只手握住患肢手部。
动作要领：尽力屈曲腕关节，直至关节背侧感到明显牵拉。动作维持 20~30 秒。

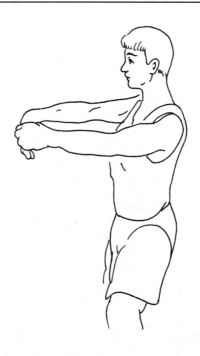

10. 腕关节·腕关节背伸 2

起始姿势：健侧手掌向上握住患侧手部，腕关节处于背伸位。

动作要领：用力向上方背伸腕关节，直至关节掌侧感到明显牵拉。维持这个姿势 20~30 秒。

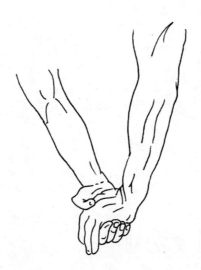

11. 腕关节·腕关节旋后背伸

起始姿势：腕关节背伸，将手掌置于桌面，手指向后。

动作要领：保持肘关节伸直，用力下压背伸腕关节，直至关节掌侧感到明显牵拉。维持这个姿势 20~30 秒。

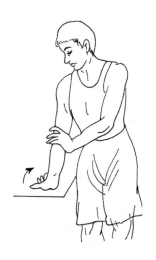

12. 腕关节·腕关节旋后屈曲

起始姿势：腕关节屈曲，将手背置于桌面，内旋肩部，手指向外。

动作要领：保持肘关节伸直，用力下压屈曲腕关节，直至关节背侧感到明显牵拉。维持这个姿势 20~30 秒。

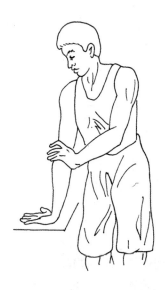

13. 前臂·伸肘旋前

起始姿势：站或坐位，患侧肘关节完全伸直。

动作要领：尽力主动将患侧前臂旋前至最大限度后，健侧手握住患侧手腕用力帮助其进一步旋前。维持这个姿势 20~30 秒。

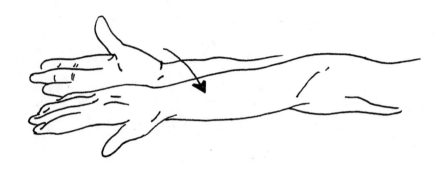

14. 前臂·伸肘旋后

起始姿势：站或坐位，患侧肘关节完全伸直。

动作要领：尽力主动将患侧前臂旋后至最大限度后，健侧手握住患侧手腕用力帮助其进一步旋后。维持这个姿势 20~30 秒。

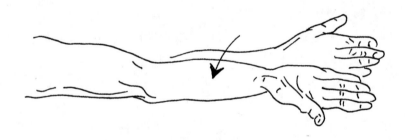

第五节　肘关节损伤力量训练

1. 肱二头肌·屈肘 等长收缩 2

起始姿势：站立，患肢置于身体前方，手掌向上，肘关节微屈。另一只手握住患肢腕部上方。

动作要领：用力屈曲患肢肘关节。静力对抗，保持肘关节不动。维持这个姿势 20~30秒。

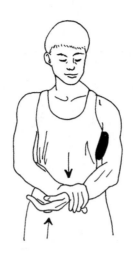

2. 肱三头肌·伸肘 等长收缩

　　起始姿势：站立，患肢置于身体前方，手背向前。肘关节微屈。另一只手握住患肢腕部下方。

　　动作要领：用力伸直患肢肘关节。静力对抗，保持肘关节不动。维持这个姿势20~30秒后放松。

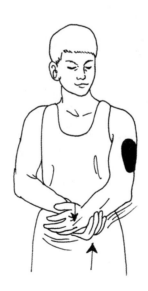

3. 肱二头肌·屈肘 1

　　起始姿势：站立，上肢伸直，手掌向前。手持 1~6 公斤重的重物或弹力带对抗下逐渐屈曲肘关节。

　　动作要领：缓慢屈曲肘关节。维持这个姿势 20~30 秒，缓慢回到起始位置。

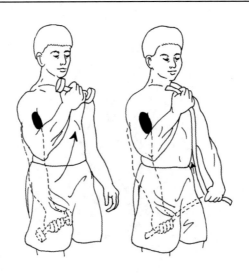

4. 肱三头肌·伸肘1

起始姿势：站立，双手置于胸前握住一弹力带，患肢在下。

动作要领：逐渐伸直肘关节将弹力带拉直。维持这个姿势 20~30 秒，缓慢伸肘回到起始位置。

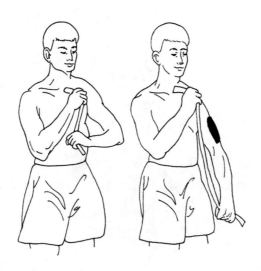

5. 前臂·旋后

起始姿势：坐位，前臂置于桌上，手部位于桌外，掌心向下。握住 1~6 公斤的重锤。

动作要领：旋转前臂至拇指朝上。维持这个姿势 20~30 秒，缓慢回到起始位置。

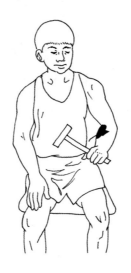

6. 前臂·旋前

起始姿势：坐位，前臂置于桌上，手部位于桌外，掌心向上。握住 1~6 公斤的重锤。

动作要领：旋转前臂至拇指朝上。维持这个姿势 20~30 秒，缓慢回到起始位置。

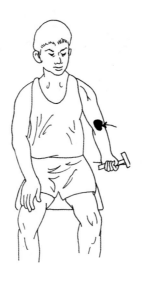

7. 握力·握力锻炼

起始姿势：手握一个软橡皮球或网球。

动作要领：尽量用力抓捏。维持这个姿势 20~30 秒。

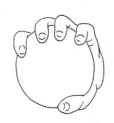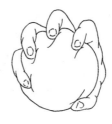

8. 肱二头肌·屈肘 2

起始姿势：站立，上肢伸直，拇指向前。手持 1~6 公斤重的重物或弹力带对抗下逐渐屈曲肘关节。

动作要领：缓慢屈曲肘关节。维持这个姿势 20~30 秒，缓慢回到起始位置。

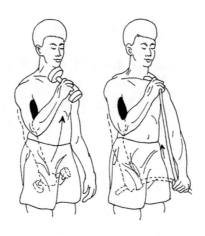

9. 肱三头肌·伸肘 2

起始姿势：仰卧，屈肘抬高患肢，肘关节指向天花板。手持 1~6 公斤的哑铃。

动作要领：逐渐伸直肘关节。维持这个姿势 20~30 秒，缓慢伸肘回到起始位置。

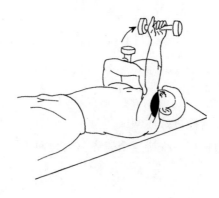

10. 腕关节力量·腕关节屈曲

起始姿势：坐位，前臂置于桌上，掌心向上，腕关节位于桌外。手持 1~2 公斤哑铃或使用弹力带。

动作要领：在抗阻力情况下缓慢向上方屈曲腕关节。维持这个姿势 20~30 秒，缓慢回到起始位置。

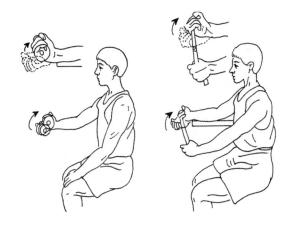

11. 腕关节力量·腕关节背伸

起始姿势：坐位，前臂置于桌上，掌心向下，腕关节位于桌外。手持 1~2 公斤哑铃或使用弹力带。

动作要领：在抗阻力情况下缓慢向上方背伸腕关节。维持这个姿势 20~30 秒，缓慢回到起始位置。

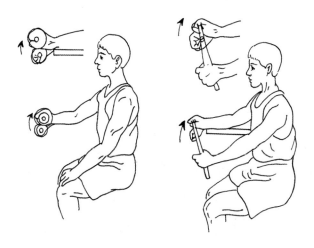

12. 腕关节力量 · 腕关节桡偏

起始姿势：立位，上肢垂于体侧，掌心向内，握住 1~2 公斤重锤手柄；或坐位，前臂置于桌上，掌心向内，腕关节置于桌外，另一只手置于下方，双手各握弹力带一端。

动作要领：尽力向前上方桡偏腕关节（立位），或用力向上方牵拉弹力带（坐位）。维持这个姿势 20~30 秒，缓慢回到起始位置。

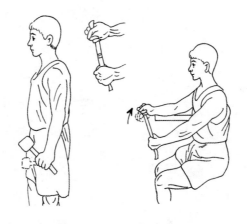

13. 腕关节力量 · 腕关节尺偏

起始姿势：立位，上肢垂于体侧，掌心向内，握住 1~2 公斤重锤手柄；或坐位，前臂置于桌上，掌心向内，腕关节置于桌外，另一只手置于下方，双手各握弹力带一端。

动作要领：尽力向后上方尺偏腕关节（立位），或用力向下方牵拉弹力带（坐位）。维持这个姿势 20~30 秒，缓慢回到起始位置。

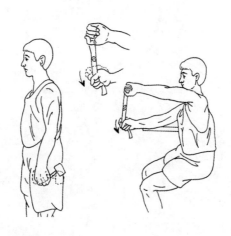

第四章 前臂、腕关节

第一节 前臂、腕关节解剖与功能

前臂由尺桡骨组成，之间由骨间膜连接，骨间膜是从桡骨斜向至尺骨的腱性纤维组织，由中间1/3的腱性部分和两端的膜性部分构成。

前臂肌比较复杂，位于桡、尺骨周围，包括前后两群，每群又可分为浅、深两层。前群一般为屈肌（屈肘、屈腕、屈掌、屈指）或旋前肌（前臂旋前），后群一般为伸肌（伸肘、伸腕、伸掌、伸指）或旋后肌（前臂旋后），每块肌的功能多与名称一致。

（1）前群：共9块，浅层由桡侧向尺侧依次为：肱桡肌、旋前圆肌、桡侧腕屈肌、掌长肌、指浅屈肌和尺侧腕屈肌，深层包括拇长屈肌、指深屈肌和旋前方肌。（2）后群：共10块，浅层由桡侧向尺侧依次为：桡侧腕长伸肌、桡侧腕短伸肌、指伸肌、小指伸肌和尺侧腕伸肌，深层由桡侧向尺侧依次为：旋后肌、拇长展肌、拇短伸肌、拇长伸肌和示指伸肌。

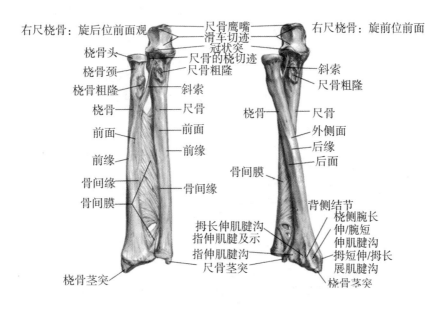

前臂旋前旋后的中立位为握拳拳心向上（握笔），旋前位为掌心向下；旋后位为掌心向上。活动度：80~90度。

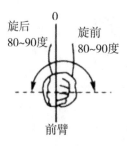

腕关节由手的舟骨、月骨和三角骨的近侧关节面作为关节头，桡骨的腕关节面和尺骨头下方的关节盘作为关节窝而构成。关节的前、后和两侧均有韧带加强，尺侧副韧带连于尺骨茎突与三角骨之间，桡侧副韧带连于桡骨茎突与舟骨之间，其中掌侧韧带最为坚韧，所以腕的后伸运动受限。桡腕关节可做屈、伸、展、收及环转运动，其中伸的幅度比屈的小，这是由于桡腕掌侧韧带较为坚韧，使后伸的运动受到限制。

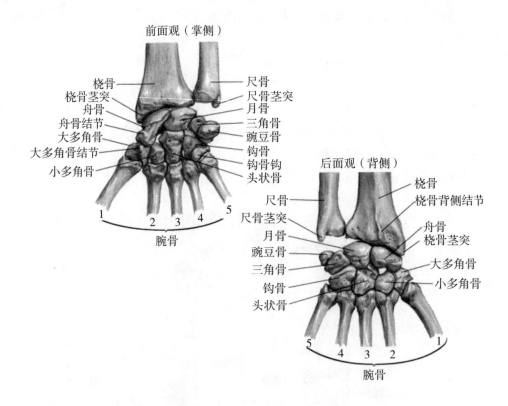

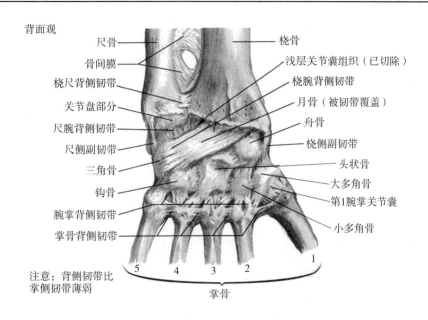

背面观

尺骨
骨间膜
桡尺背侧韧带
关节盘部分
尺腕背侧韧带
尺侧副韧带
三角骨
钩骨
腕掌背侧韧带
掌骨背侧韧带

桡骨
浅层关节囊组织（已切除）
桡腕背侧韧带
月骨（被韧带覆盖）
舟骨
桡侧副韧带
头状骨
大多角骨
第1腕掌关节囊
小多角骨

5　4　3　2　1

掌骨

注意：背侧韧带比
掌侧韧带薄弱

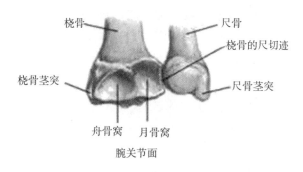

桡骨
桡骨茎突
舟骨窝　月骨窝

尺骨
桡骨的尺切迹
尺骨茎突

腕关节面

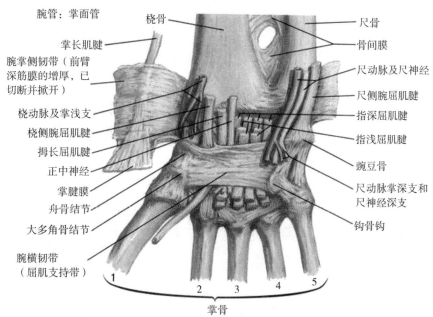

腕管：掌面管
桡骨
掌长肌腱
腕掌侧韧带（前臂
深筋膜的增厚，已
切断并掀开）
桡动脉及掌浅支
桡侧腕屈肌腱
拇长屈肌腱
正中神经
掌腱膜
舟骨结节
大多角骨结节
腕横韧带
（屈肌支持带）

尺骨
骨间膜
尺动脉及尺神经
尺侧腕屈肌腱
指深屈肌腱
指浅屈肌腱
豌豆骨
尺动脉掌深支和
尺神经深支
钩骨钩

1　2　3　4　5

掌骨

腕关节正常活动范围：

腕关节掌屈 0~80 度；

腕关节背伸 0~80 度；

腕关节尺偏 0~30 度；

腕关节桡偏 0~20 度。

第二节　前臂、腕关节运动创伤及康复

1. 骨间背侧神经卡压（桡管综合征）

■■■ 描述

骨间背侧神经卡压（桡管综合征）是指桡神经分支—骨间背侧神经在行经肘部旋后肌（桡管）时受到卡压而引起的一系列临床症状和体征。骨间背侧神经是桡神经在肘部的分支之一，行经肘部旋后肌（桡管）后走行至前臂背侧，支配前臂伸肌，在行经桡管时可能受到周围肌肉或韧带样组织的卡压而出现前臂伸肌无力，由于其主要为运动神经，故通常没有感觉异常。其临床症状与网球肘非常相似，常被误诊为"顽固性网球肘"。对于需要依赖手、腕部力量的运动员来说，骨间背侧神经受卡压后会明显影响其竞技水平。

■■■ 常见症状及体征

- 定位模糊、与活动相关的肘关节外侧疼痛，有时可放射至前臂。
- 从肘部放射至前臂和腕部的尖锐疼痛。
- 腕和手指无力。
- 肘关节外侧压痛。
- 抓、握时前臂疼痛、无力。
- 腕部旋转时疼痛，如打网球、使用螺丝刀、开关门等。抗阻力旋后、被动旋前时均会引起疼痛。

■■■ 病因

- 由于前臂肌肉肿胀、发炎或疤痕组织等形成对肘部骨间背侧神经的压迫。
- 前臂上端骨间背侧神经走行处受到直接暴力打击。

■■■ 高危因素

- 需要手腕部反复多次用力屈伸旋转的运动或职业。
- 有激烈身体接触对抗的运动，如足球、英式足球、橄榄球。
- 身体条件较差（力量和柔韧性）。
- 训练和比赛前没有充分的热身和拉伸。
- 糖尿病。
- 甲状腺功能低下。

■■■ 预防措施

- 训练和比赛前充分热身和拉伸。
- 保持良好的身体状态：
  - 良好的心血管储备
  - 手腕、前臂和肘关节柔韧性
  - 肌肉力量和耐力
- 运动时正确佩戴合适的护具。

■■■ 预后

经过正确的治疗通常可以治愈，有时可以自愈。少数情况下，如出现肌肉萎缩和神经病变则需要手术治疗。

■■■ 并发症

- 伸腕肌永久瘫痪或无力，手部抓、握无力。
- 手部或手指部分肌肉永久瘫痪。
- 过早地恢复运动导致病程延长。
- 长期功能受限。

■■■ 常规疗法

基本的治疗包括避免再从事会激惹症状的运动、采用药物和冰敷消炎、使用肘部夹板制动。加强肘和前臂的拉伸和力量锻炼。定期在理疗师或运动训练师处复诊、治疗。如经过 3~6 个月的保守治疗效果不佳，则需考虑手术松解神经。

■■■ 热敷及冰敷

- 冰敷可以减轻疼痛和炎症，每 2~3 小时冰敷 10~15 分钟，若运动后症状加重则可以马上冰敷。

• 在进行伸展及力量锻炼前可以对局部采用热敷。

■■■ 如出现下列情况请及时就医

• 治疗 2 周后症状没有改善甚至加重。
• 手部感觉疼痛、麻木、冰凉。
• 手指甲发蓝、发灰或色泽暗淡。
• 手术后出现下列情况：疼痛红肿加剧、手术区域渗液和出血增加、其他感染迹象。
• 出现新的、难以解释的症状。

■■■ 运动康复训练

类别	内容	频次
活动范围训练	**1. 腕关节·腕关节旋后屈曲** **2. 腕关节·腕关节被动屈曲**	每组 6~8 次， 每天 3~4 组
力量训练	**1. 腕关节力量·腕关节背伸** **2. 腕关节力量·腕关节桡偏** **8. 握力·握力锻炼**	每组 8~10 次， 每天 3 组

注：活动范围训练参阅本章第四节，力量训练参阅本章第五节。

2. 尺、桡侧腕屈肌肌腱炎

■■■ 描述

尺、桡侧腕屈肌肌腱炎为该肌腱腱鞘炎症并引发腕关节掌侧疼痛。肌腱腱鞘可分泌润滑液体，以保证尺、桡侧腕屈肌肌腱在腱鞘内滑动。尺、桡侧腕屈肌主要功能是屈腕及握拳。尺、桡侧腕屈肌肌腱炎分为三级：Ⅰ级，肌腱张力正常，显微结构损伤，功能和力量都是正常的；Ⅱ级，肌腱部分断裂，肌肉—肌腱或肌腱—骨结构损伤，张力下降；Ⅲ级，肌腱完全断裂。

■■■ 症状和体征

• 腕关节掌侧疼痛、红肿、局部皮温升高。腕关节抗阻力活动时疼痛加重。抗阻力屈曲腕关节时疼痛尤为明显。
• 握拳时腕关节掌侧疼痛。
• 腕关节活动受限。

- 腕关节活动时出现捻发音。
- 手掌侧麻木。

■■■ 病因

- 运动时局部张力增加，腕、手及前臂运动习惯改变。
- 手、腕部反复重复动作导致肌腱在腱鞘内反复摩擦。

■■■ 高危因素

- 需要手、腕部反复运动的项目，如羽毛球、网球、高尔夫球。
- 需要手部用力抓持的项目，如网球、篮球、举重等项目。
- 重体力劳动。
- 韧带相对僵硬。
- 训练、比赛前热身不充分。
- 女性发病率明显高于男性。

■■■ 预防措施

- 训练、比赛前充分热身和伸展。
- 比赛、训练时间隙才充分休息和康复。
- 保持良好的身体状态：
  - 前臂、腕、手柔韧性
  - 前臂肌肉力量及耐力
- 掌握腕关节正规运动方式。

■■■ 预后

通过系统的运动康复治疗及腕关节休息保护，一般6周可以治愈。

■■■ 并发症

- 不正确治疗导致病程延长。
- 慢性、持续性疼痛，肌腱在腱鞘内滑动阻力增加，潜在肌腱断裂可能。
- 过早恢复训练比赛导致症状复发。
- 手术治疗引起感染、神经损伤，屈腕及握力下降。

■■■ 常规疗法

早期治疗多采用药物、冰敷减轻疼痛和控制炎症，还要进行拉伸及肌肉力量训练，改变不正确的运动方式，采用无痛训练。必要时可采用支具保护，以减少腕关节活动范围。还可局部注射考地松。手术治疗包括：局部炎性组织、钙化组织、增生骨组织手术清理及受损肌腱修复。

■■■ 冰敷

• 急、慢性患者都可用冰敷减轻疼痛和炎症，每 2~3 小时冰敷 10~15 分钟，若运动后症状加重则可以马上冰敷。

■■■ 出现下列情况请及时就医

• 正规治疗 2 周情况下疼痛加剧。
• 手部出现麻木症状。
• 手指颜色改变。
• 新的、难以解释的症状出现。

■■■ 运动康复训练

类别	内容	频次
活动范围训练	1. 腕关节·腕关节旋后屈曲 2. 腕关节·腕关节被动屈曲 3. 腕关节·腕关节旋后背伸 4. 腕关节·腕关节背伸 2	每组 6~8 次，每天 3~4 组
力量训练	1. 腕关节力量·腕关节背伸 2. 腕关节力量·腕关节桡偏 3. 腕关节力量·腕关节屈曲 4. 腕关节力量·腕关节尺偏 8. 握力·握力锻炼	每组 8~10 次，每天 3 组

注：活动范围训练参阅本章第四节，力量训练参阅本章第五节。

3. 腕关节尺侧伸肌肌腱炎

■■■ 描述

尺侧腕伸肌位于前臂尺侧，向下走行后附着于腕骨，主要作用是背伸、尺偏腕关节。其表面附着有一层腱鞘，主要负责分泌滑液起润滑作用，腱鞘发炎时滑液分泌减少，肌腱滑动受限则会引起前臂、腕及手掌尺侧疼痛不适，当外伤致肌腱拉伤时也会引起同样症状。根据损伤严重程度，可将肌腱拉伤分为 3 度：Ⅰ度是很轻微的拉伤，肌腱完整，没有明显撕裂，长度和力量正常；Ⅱ度是中等程度的拉伤，肌腱本身、肌肉—肌腱移行处或肌腱骨附着点处部分撕裂、肌腱长度延长，力量降低；Ⅲ度则是肌腱完全断裂。

■■■ 常见症状及体征

- 腕部尺侧疼痛、压痛、肿胀、皮温升高。
- 背伸及尺偏腕部时疼痛加重。
- 抓、捏、持物时疼痛。
- 腕部活动受限。
- 移动或触摸肌腱时可有捻发音。

■■■ 病因

- 运动过量、劳损、不经意扭伤或突然改变腕、手、前臂运动方式。
- 直接暴力打击致腕部肌肉、肌腱受伤。
- 手腕部反复活动导致肌腱在鞘内摩擦增大。
- 反复受伤，导致肌腱或腱鞘发炎。

■■■ 高危因素

- 需要手、腕部反复活动的运动，如高尔夫球、保龄球。
- 需要手部反复用力抓、捏的运动，如网球、高尔夫球、举重等。
- 重体力劳动者。
- 身体条件较差（力量和柔韧性）。
- 训练或比赛前热身不够充分。

■■■ 预防措施

- 训练和比赛前充分热身和拉伸。
- 训练和比赛间隙充分休息和康复。
- 保持良好的身体状态：
  - 肘、前臂、腕柔韧性
  - 肌肉力量和耐力
- 使用合适的器械和装备。

■■■ 预后

经过正确的保守治疗和充分的休息，通常6周可以痊愈。

■■■ 并发症

- 如果没得到正确及时的治疗或充分的休息，可能导致病程延长。

• 肌腱慢性炎症，活动时长期疼痛并可能发作为持续性疼痛、肌腱在腱鞘内滑动受限，严重时导致肌腱断裂。

• 症状反复发作，特别是伤后过早地恢复运动时。

• 手术风险包括感染、出血、神经损伤、持续疼痛、腱鞘减压不充分、症状持续、肌腱损伤、腕和手部无力。

■■■ 常规疗法

基本的治疗包括使用药物和冰敷消炎止痛，进行肌力和拉伸锻炼以及调整技术动作，使用石膏、夹板或支具固定制动减轻炎症，在肌腱周围注射类固醇或手术切除炎性腱周组织。

■■■ 冰敷

冰敷可以减轻疼痛和炎症，每 2~3 小时冰敷 10~15 分钟，若运动后症状加重则可以马上冰敷。

■■■ 如出现下列情况请及时就医

• 治疗 2~4 周后症状没有改善甚至加重。

• 手部感觉疼痛、麻木或冰凉。

• 甲床发蓝、发灰或色泽暗淡。

• 手术后有疼痛加剧、红肿、手术部位渗液或出血增多、发热等其他感染迹象。

• 出现新的、难以解释的症状。

■■■ 运动康复训练

类别	内容	频次
活动范围训练	1. 腕关节·腕关节旋后屈曲 2. 腕关节·腕关节被动屈曲	每组 6~8 次， 每天 3~4 组
力量训练	1. 腕关节力量·腕关节背伸 4. 腕关节力量·腕关节尺偏 8. 握力·握力锻炼	每组 8~10 次， 每天 3 组

注：活动范围训练参阅本章第四节，力量训练参阅本章第五节。

4. 腕关节三角纤维软骨撕裂

■■■ 描述

三角纤维软骨位于尺骨远端与腕骨之间，周围被韧带及肌腱包绕，创伤或退变会致三角纤维软骨部分撕裂，引起腕关节尺侧疼痛、弹响等不适。部分撕裂的三角纤维软骨可自行愈合。

■■■ 常见症状及体征

- 腕关节尺侧疼痛、压痛。
- 腕关节尺偏、背伸时疼痛加重。
- 腕关节活动时可出现咔哒声或弹响声，并可伴有疼痛。
- 腕关节活动时肿胀，可出现捻发音。
- 抓、握或持重时腕关节疼痛。
- 核磁检查有助于诊断。

■■■ 病因

- 上肢外展位跌倒，手部着地。
- 尺骨正变异（尺骨比桡骨长），尺骨与腕骨对三角纤维软骨形成卡压，导致软骨容易撕裂。

■■■ 高危因素

- 需要腕关节反复屈伸的运动，如划船、网球、曲棍球、高尔夫球、撑竿跳高、棒球等。
- 手、腕部特别是腕背伸位负重的运动，如铅球、体操、举重、山地自行车等。
- 容易造成上肢外展位跌倒的运动，如足球、橄榄球、英式足球、滑冰等。
- 身体条件较差（力量和柔韧性）。
- 技术动作不正确。

■■■ 预防措施

- 训练和比赛前充分热身和拉伸。
- 保持良好的身体状态：
  - 上臂、前臂和腕关节柔韧性
  - 肌肉力量和耐力
- 运用正确的技术动作。
- 支具可以有效保护腕关节，避免受伤。

■■■ 预后

大部分患者保守治疗后可以痊愈，少数患者则需要手术治疗减轻症状。

■■■ 并发症

- 症状反复发作、反复受伤致病情发展为慢性，特别是伤后过早地恢复运动。第一次伤后正确及时的治疗和充分的休息可有效减少复发、改善预后。
- 过早恢复运动导致病程延长。
- 腕关节其他结构损伤。
- 腕关节炎。
- 腕关节僵硬。
- 腕关节交锁。
- 长期功能受限。
- 难以恢复最佳的竞技水平。
- 手术的风险有感染、出血、神经损伤、长期疼痛、疼痛加剧、关节交锁及需要再次手术。

■■■ 常规疗法

基本的治疗包括使用药物和冰敷止痛，调整技术动作避免再度引起不适，采用夹板、支具或石膏制动腕关节，加强腕关节活动范围和肌力锻炼，逐步恢复运动。如保守治疗效果不佳，症状持续则需考虑手术治疗，可在关节镜下修补或切除部分纤维软骨，如尺骨正变异（尺骨较长），可行尺骨短缩术。术后腕关节需适当制动，积极行腕关节及周围肌肉的拉伸和力量锻炼。

■■■ 冰敷

急、慢性患者都可用冰敷减轻疼痛和炎症，每 2~3 小时冰敷 10~15 分钟，若运动后症状加重则可以马上冰敷。

■■■ 如出现下列情况请及时就医

- 治疗后 4~6 周症状没有改善或反而加重。
- 手部感觉疼痛、麻木、冰凉。
- 手指甲发蓝、发灰或色泽暗淡。
- 出现新的、难以解释的症状。

■■■ 运动康复训练

类别	内容	频次
活动范围训练	**1. 腕关节·腕关节旋后屈曲** **2. 腕关节·腕关节被动屈曲** **3. 腕关节·腕关节旋后背伸** **4. 腕关节·腕关节背伸 2** **5. 前臂·旋后** **6. 前臂·旋前**	每组 6~8 次， 每天 3~4 组
力量训练	**1. 腕关节力量·腕关节背伸** **2. 腕关节力量·腕关节桡偏** **3. 腕关节力量·腕关节屈曲** **4. 腕关节力量·腕关节尺偏** **5. 前臂·旋后** **6. 前臂·旋前** **8. 握力·握力锻炼**	每组 8~10 次， 每天 3 组

注：活动范围训练参阅本章第四节，力量训练参阅本章第五节。

5. 腕部骨骺炎

■■■ 描述

腕部骨骺炎主要是指手腕部桡骨远端骨骺（生长板）的慢性炎症。由于反复多次的腕关节背伸或旋转造成桡、尺骨远端相对薄弱的骨骺（生长板）区域过度集中的应力损伤而致局部形成慢性炎症。多见于 16 岁以下的运动员，随着患者的生长发育、骨骺闭合，病情多可逐渐痊愈。

■■■ 常见症状及体征

• 手腕部轻微肿胀、皮温升高、局部包块伴有压痛。

• 有时腕关节背侧可出现红肿。

• 活动时疼痛，特别是腕关节屈曲和负重时，病情严重的患者，轻微的活动都会引起疼痛。

• 腕关节僵硬。

• 手指麻木或有针刺感。

• X 片和核磁有助于诊断。

■■■ 病因

长期反复过度集中的应力作用于骨骺会导致骨骺受损，局部形成慢性炎症，引起疼痛、肿胀等不适，严重时会导致骨骺过早闭合、生成停滞而致肢体短缩。

■■■ 高危因素

- 体操、跳水，特别是撑竿跳和使用桩式握法。
- 过度健身。
- 骨生成过快。
- 身体条件较差（力量和柔韧性）。

■■■ 预防措施

- 训练和比赛前充分热身和拉伸。
- 保持良好的身体状态：
  - 前臂和腕部肌肉力量
  - 耐力和柔韧性
- 适当训练，避免过劳。
- 大强度训练后充分地休息。
- 正确的技术动作。

■■■ 预后

轻微患者适当减少运动量后就可改善，中度和严重的患者则需要连续数月大幅度地减少运动量。

■■■ 并发症

- 骨感染。
- 生长板分离导致骨折。
- 腕关节活动范围长期受限。
- 生长板过早闭合、骨短缩。
- 功能长期受限。
- 腕关节长期疼痛。
- 月骨缺血坏死。

■■■ 常规疗法

基本的治疗包括使用药物和冰敷止痛、调整技术动作、加强腕关节和周围肌肉的拉伸和力量锻炼（特别是屈腕肌）、减少腕关节负重。慢性病例需要在理疗师或运动训练师的指导下做进一步的评估和治疗，有时需要将受累腕关节用夹板、石膏或支具制动数周。定期复查 X 片，炎症消退、腕关节运动和力量完全恢复后可逐步参加运动。伤后 1 年时需进行复查，部分病例需要一直复查直至骨骺完全闭合。如出现骨折或生长板分离则需要考虑手术治疗，另外，对于骨骺已闭合的年龄较大的运动员如出现桡、尺骨短缩也需要手术治疗。

■■■ 热敷及冰敷

• 冰敷可以减轻疼痛和炎症，每 2~3 小时冰敷 10~15 分钟，若运动后症状加重则可以马上冰敷。

• 在进行伸展及力量锻炼前可以对局部采用热敷。

■■■ 如出现下列情况请及时就医

• 治疗 4 周后症状没有改善甚至加重。

• 发热超过 38 摄氏度。

■■■ 运动康复训练

类别	内容	频次
活动范围训练	1. 腕关节·腕关节旋后屈曲 2. 腕关节·腕关节被动屈曲 3. 腕关节·腕关节旋后背伸 4. 腕关节·腕关节背伸 2 6. 前臂·旋前	每组 6~8 次，每天 3~4 组
力量训练	1. 腕关节力量·腕关节背伸 2. 腕关节力量·腕关节桡偏 3. 腕关节力量·腕关节屈曲 4. 腕关节力量·腕关节尺偏 5. 前臂·旋后 6. 前臂·旋前 8. 握力·握力锻炼	每组 8~10 次，每天 3 组

注：活动范围训练参阅本章第四节，力量训练参阅本章第五节。

6. 腕关节扭伤

■■■ 描述

腕关节扭伤时会造成一条或多条韧带的撕裂，撕裂的韧带越多，关节的稳定性越差。根据韧带撕裂的严重程度可将扭伤分为 3 度：Ⅰ度扭伤时韧带没有被拉长，仅仅是局部疼痛，功能正常；Ⅱ度扭伤时韧带被拉长并有部分断裂，功能基本正常；Ⅲ度拉伤时韧带完全断裂，功能丧失。严重的腕关节扭伤往往需要手术治疗。

■■■ 常见症状及体征

- 受伤时患处剧烈疼痛。
- 受伤时腕关节可有撕裂或弹响声。
- 伤后腕关节出现压痛、肿胀，继而可能波及整个手腕和手部。
- 伤后局部出现瘀斑。
- 腕和手部功能受限。

■■■ 病因

外力作用导致腕关节的活动超过其正常范围时就会引起腕关节扭伤，维持腕关节于正常位置的韧带组织被拉长或撕裂。

■■■ 高危因素

- 既往有腕部扭伤或外伤史。
- 有身体接触对抗的运动，如拳击或摔跤。
- 可能跌倒受伤的运动，如英式足球、篮球、排球。
- 其他运动，如滑冰、保龄球、撑竿跳高等。
- 身体条件较差（力量和柔韧性）。
- 运动时没有正确佩戴合适的护具。

■■■ 预防措施

- 训练和比赛前充分热身和拉伸。
- 保持良好的身体状态：
  ○ 手腕和前臂柔韧性
  ○ 肌肉力量和耐力
- 运动时做好腕部保护，包括绷带包扎、支具、腕部夹板等。
- 腕部受伤后6~12个月内在参加运动时都应局部予以护具等保护。

■■■ 预后

如果是第一次受伤，在经过正确及时的治疗和充分的休息后，通常都能够痊愈，由于韧带的血供较差，其损伤后常需要与骨折一样的时间才能完全愈合，Ⅰ度扭伤平均愈合时间为2~6周，Ⅱ度扭伤为8周，Ⅲ度损伤则至少需要12周。

■■■ 并发症

- 过早恢复运动导致病程延长。
- 症状反复发作、再次受伤致病情发展为慢性，第一次受伤后正确及时的治疗和充分的休息可以明显减少复发。
- 其他结构的损伤，如骨、关节软骨、神经或肌腱。
- 反复多次扭伤后导致关节不稳或腕关节骨性关节炎。
- 长期功能受限。
- 腕关节僵硬、无力。

■■■ 常规疗法

基本的治疗包括药物和冰敷、弹力绷带包扎、抬高患肢等方法以消肿止痛和减轻不适。也可使用石膏、夹板或支具固定制动腕关节，具体时间则根据伤情的严重情况而定。制动后可行腕关节及其周围肌肉的拉伸和力量锻炼。对于少数韧带完全断裂的Ⅲ度扭伤患者通常需要手术治疗。

■■■ 热敷及冰敷

- 冰敷可以减轻疼痛和炎症，每 2~3 小时冰敷 10~15 分钟，若运动后症状加重则可以马上冰敷。
- 在进行伸展及力量锻炼前可以对局部采用热敷。

■■■ 如出现下列情况请及时就医

- 治疗后疼痛、肿胀、瘀斑等反而加重或腕部持续疼痛超过 2~4 周。
- 手部感觉疼痛、麻木、冰凉或手指甲发蓝、发灰或色泽暗淡。
- 手术后出现下列情况：疼痛红肿加剧、手术区域渗液和出血增加、发热等其他感染迹象。
- 出现新的、难以解释的症状。

■■■ 运动康复训练

类别	内容	频次
活动范围训练	1. 腕关节·腕关节旋后屈曲 2. 腕关节·腕关节被动屈曲 3. 腕关节·腕关节旋后背伸 4. 腕关节·腕关节背伸 2 6. 前臂·旋前	每组 6~8 次，每天 3~4 组

续表

类别	内容	频次
力量训练	1. **腕关节力量·腕关节背伸** 2. **腕关节力量·腕关节桡偏** 3. **腕关节力量·腕关节屈曲** 4. **腕关节力量·腕关节尺偏** 5. **前臂·旋后** 6. **前臂·旋前** 8. **握力·握力锻炼**	每组 8~10 次， 每天 3 组

注：活动范围训练参阅本章第四节，力量训练参阅本章第五节。

第三节　前臂、腕关节运动创伤手术后康复

1. 前臂骨折

■■■ 描述

前臂骨折是指桡、尺骨干的骨折，本篇讨论不包括波及肘关节的桡、尺骨近端骨折和波及腕关节的桡、尺骨远端骨折。

■■■ 常见症状及体征

- 受伤时前臂剧烈疼痛。
- 前臂压痛、肿胀、瘀斑继而可波及腕和手部。
- 骨折处完全断裂且移位明显则可见明显畸形。
- 血管或神经受到压迫或牵拉则骨折远端肢体可出现麻木、冰凉甚至瘫痪。

■■■ 病因

- 前臂遭受直接暴力打击。
- 跌倒时上肢外展位着地、扭转暴力或强力肌肉收缩等间接暴力致伤。

■■■ 高危因素

- 有激烈身体对抗接触的运动，如足球、橄榄球、英式足球、武术和曲棍球。
- 既往有骨、关节病史（骨质疏松）。
- 有前臂制动史。

• 身体条件较差（力量和柔韧性）。

■■■ 预防措施

• 训练和比赛前充分热身和拉伸。
• 保持良好的身体状态，良好的前臂力量、柔韧性和耐力。
• 运动时正确佩戴合适的护具。

■■■ 预后

如骨折处对位对线良好，经过正确的治疗基本都可以痊愈。骨折处移位明显则需要手术治疗，平均愈合时间成人为6~8周，儿童为4~6周。

■■■ 并发症

• 骨不愈合。
• 骨畸形愈合。
• 肘或腕关节慢性疼痛、僵硬、活动受限、肿胀。
• 前臂骨折处出血过多压迫神经和血管。
• 异位骨化。
• 神经损伤引起手或腕部麻木、无力或瘫痪。
• 前臂短缩。
• 肘关节、前臂或腕关节活动受限。

■■■ 常规疗法

如骨折处对位对线良好，可予夹板、石膏、支具固定4~6周后，使用药物和冰敷止痛。断端移位明显的骨折或部分虽没有明显移位，但不稳定的骨折都可行手术切开复位，钢板、螺丝钉或钢针固定。钢板和螺丝钉在骨折愈合后可不必取出。局部制动后应尽早进行周围关节和肌肉的拉伸和力量训练。

■■■ 冰敷

冰敷可以减轻疼痛和炎症，每2~3小时冰敷10~15分钟，若运动后症状加重则可以马上冰敷。

■■■ 如出现下列情况请及时就医

• 治疗后疼痛、压痛和肿胀反而加重。
• 手部感觉疼痛、麻木、冰凉。

- 手指甲发蓝、发灰或色泽暗淡。
- 手术后出现下列情况：发热、疼痛红肿加剧、手术区域渗液和出血增加。
- 出现新的、难以解释的症状。

■■■ 运动康复训练

类别	内容	频次
活动范围训练	**1. 腕关节·**腕关节旋后屈曲 **2. 腕关节·**腕关节被动屈曲 **3. 腕关节·**腕关节旋后背伸 **4. 腕关节·**腕关节背伸 2 **5. 前臂·**旋后 **6. 前臂·**旋前	每组 6~8 次， 每天 3~4 组
力量训练	**1. 腕关节力量·**腕关节背伸 **2. 腕关节力量·**腕关节桡偏 **3. 腕关节力量·**腕关节屈曲 **4. 腕关节力量·**腕关节尺偏 **5. 前臂·**旋后 **6. 前臂·**旋前 **8. 握力·**握力锻炼	每组 8~10 次， 每天 3 组

注：活动范围训练参阅本章第四节，力量训练参阅本章第五节。

2. 桡骨骨折

■■■ 描述

桡骨骨折是指桡骨干的完全或不完全骨折，本篇讨论不包括波及肘关节的桡骨近端骨折和波及腕关节的桡骨远端骨折。

■■■ 常见症状及体征

- 受伤时前臂剧烈疼痛。
- 前臂压痛、肿胀，继而出现瘀斑。
- 手腕部或手部可逐渐出现肿胀及瘀斑。
- 骨折完全断裂且移位明显则局部可见明显畸形。
- 如血管或神经受到压迫或牵拉，在骨折远端前臂和手可出现麻木、冰凉甚至瘫痪。
- X 片检查有助于诊断。

■■■ 病因

- 前臂遭受直接暴力打击。
- 跌倒时上肢外展位着地、扭转暴力或强力肌肉收缩等间接暴力致伤。

■■■ 高危因素

- 有激烈身体对抗接触的运动，如足球、橄榄球、英式足球、武术和曲棍球。
- 任何可能导致上肢外展位跌倒着地的运动。
- 既往有骨、关节病史，既往有前臂制动史。
- 身体条件较差（力量和柔韧性）。

■■■ 预防措施

- 训练和比赛前充分热身和拉伸。
- 保持良好的身体状态：
  - 良好的心血管储备
  - 前臂力量
  - 柔韧性和耐力
- 正确佩戴合适的护具。

■■■ 预后

　　如骨折处对位对线良好，经过正确的治疗基本都可以痊愈。如骨折处移位明显则需要手术治疗，平均愈合时间成人为6~8周，儿童为4~6周。

■■■ 并发症

- 骨不愈合。
- 骨畸形愈合。
- 肘或腕关节慢性疼痛、僵硬、活动受限、肿胀。
- 前臂骨折处出血过多压迫神经和血管。
- 异位骨化。
- 神经损伤引起手或腕部麻木、无力或瘫痪。
- 前臂短缩。
- 肘关节、前臂或腕关节活动受限。

■■■ 常规疗法

　　如骨折处对位对线良好，可予夹板、石膏、支具固定4~6周后，使用药物和冰敷止痛。断端移位明显的骨折或部分虽没有明显移位，但不稳定的骨折都可行手术切开复位，用钢板、螺丝钉或钢针固定。局部制动后应尽早进行周围关节和肌肉的拉伸和力量训练。

■■■ 冰敷

冰敷可以减轻疼痛和炎症，每 2~3 小时冰敷 10~15 分钟，若运动后症状加重则可以马上冰敷。

■■■ 出现下列情况请及时就医

- 治疗后疼痛、压痛和肿胀反而加重。
- 手部感觉疼痛、麻木、冰凉。
- 手指甲发蓝、发灰或色泽暗淡。
- 手术后出现下列情况：发热、疼痛红肿加剧、手术区域渗液和出血增加。
- 出现新的、难以解释的症状。

■■■ 运动康复训练

类别	内容	频次
活动范围训练	1. 腕关节·腕关节旋后屈曲 2. 腕关节·腕关节被动屈曲 3. 腕关节·腕关节旋后背伸 4. 腕关节·腕关节背伸 2 5. 前臂·旋后 6. 前臂·旋前	每组 6~8 次，每天 3~4 组
力量训练	1. 腕关节力量·腕关节背伸 2. 腕关节力量·腕关节桡偏 3. 腕关节力量·腕关节屈曲 4. 腕关节力量·腕关节尺偏 5. 前臂·旋后 6. 前臂·旋前 8. 握力·握力锻炼	每组 8~10 次，每天 3 组

注：活动范围训练参阅本章第四节，力量训练参阅本章第五节。

3. 前臂远端骨折

■■■ 描述

前臂远端骨折包括尺骨或桡骨单发骨折及双骨折。该骨折可分为关节内骨折及关节外骨折，累及范围包括：桡腕关节、尺腕关节、下尺桡关节及相关韧带。

■■■ 常见的症状和体征

- 腕关节外伤后剧烈疼痛。
- 腕部、手部皮肤高张力、肿胀。
- 腕关节畸形。
- 由于血管、神经受压导致手指皮温降低、手指麻木。

■■■ 病因

- 间接暴力：跌倒时肩关节外展，手部支撑着地。
- 直接击打及前臂旋转暴力。

■■■ 相关危险因子

- 对抗运动，如足球、篮球。
- 跌倒可能性比较大的运动，如篮球、摔跤、柔道及滑雪等运动。
- 儿童、老年人群多发。

■■■ 预防措施

- 训练、比赛前充分热身。
- 前臂肌肉强度、耐力训练。
- 护腕、弹力绷带保护。

■■■ 预后

成年前臂远端骨折平均愈合时间 6~8 周，儿童 4~6 周。

■■■ 并发症

- 骨折不愈合。
- 骨折畸形愈合。
- 腕关节慢性疼痛、活动受限及软组织肿胀。
- 腕关节稳定性差，关节面不平整引发创伤性关节炎。
- 桡骨骨骺损伤引发骨生长障碍。

■■■ 常规疗法

无明显移位骨折患者早期采用冰敷，抬高患肢减轻肿胀。石膏、支具或夹板固定保护 6 周以上，直到骨折愈合。关节内骨折、骨折移位严重病例多需采用切开复位钢板固定。骨折稳定后应尽早康复训练，防止骨折周围肌肉、韧带黏连和挛缩。

■■■ 药物治疗

- 非甾体抗炎药：醋酰水杨酸、布洛芬。
- 早期可使用强力止痛药物。

■■■ 冷疗法

冷疗法主要目的：减轻疼痛，控制炎性反应。冰敷每 2~3 小时一次，每次 10~15 分钟。

■■■ 出现下列情况请及时就医

- 经治疗后局部疼痛、压痛及肿胀反而加重。
- 手部感觉疼痛、麻木及冰冷。
- 指甲发紫、发灰或色泽暗淡。
- 手术后出现下列情况：发热、疼痛加剧、局部红肿、手术部位渗液及出血增加。

■■■ 运动康复训练

类别	内容	频次
活动范围训练	1. 腕关节·腕关节旋后屈曲 2. 腕关节·腕关节被动屈曲 3. 腕关节·腕关节旋后背伸 4. 腕关节·腕关节背伸 2 5. 前臂·旋后 6. 前臂·旋前	每组 6~8 次， 每天 3~4 组
力量训练	1. 腕关节力量·腕关节背伸 2. 腕关节力量·腕关节桡偏 3. 腕关节力量·腕关节屈曲 4. 腕关节力量·腕关节尺偏 5. 前臂·旋后 6. 前臂·旋前 8. 握力·握力锻炼	每组 8~10 次， 每天 3 组

注：活动范围训练参阅本章第四节，力量训练参阅本章第五节。

4. 桡骨小头骨折

■■■ 描述

桡骨小头骨折是指位于肘部桡骨近端类似圆盘状的桡骨小头的骨折，可分为完全骨折和不完全骨折。

■■■ 常见症状及体征

- 受伤时肘和前臂剧烈疼痛。
- 肘部压痛、肿胀，继而出现瘀斑。
- 完全骨折且骨碎块移位明显则可见局部畸形。
- 血管或神经受压可致前臂或手麻木、冰凉甚至瘫痪。
- X 片检查有助于诊断。

■■■ 病因

- 通常见于上肢外展位跌倒，手掌部着地致伤。
- 肘部遭受直接暴力打击。
- 肘部旋转暴力致伤。

■■■ 高危因素

- 有激烈身体接触对抗的运动，如足球和橄榄球。
- 容易跌倒的运动，如滑冰和篮球。
- 12 岁以下儿童和 60 岁以上老人。
- 骨或关节病史。
- 身体条件较差（力量和柔韧性）。

■■■ 预防措施

- 训练和比赛前充分热身和拉伸。
- 保持良好的身体状态：
  - 良好的心血管储备
  - 肘和前臂力量
  - 柔韧性和耐力
- 运动时正确佩戴合适的护具。

■■■ 预后

如骨折处对位良好，经过正确的治疗后都可以痊愈。骨折处移位明显则需要手术治疗，平均愈合时间成人为6~8周，儿童为4~6周。

■■■ 并发症

- 骨不愈合或畸形愈合。
- 肘部慢性疼痛、肿胀、关节僵硬、活动受限。
- 异位骨化。
- 骨折处出血过多导致神经和血管受压。
- 关节不稳定，反复多次受伤或治疗延误后出现关节炎、关节面对位不良。
- 儿童患者出现骨身体停滞。
- 由于血管、神经、关节软骨、韧带、肌肉或筋膜受伤导致前臂无力、肌肉萎缩、关节僵硬、麻木和手部不灵活。

■■■ 常规疗法

如骨折处对位良好，可予药物、冰敷、抬高患肢以消肿止痛，局部夹板、石膏、或支具制动1~2周，上臂吊带悬吊。骨折块较大且移位明显则需手术切开复位，用钢板、螺丝钉或钢针固定，如桡骨头完全粉碎需手术切除。伤后长期固定制动后可能导致肘关节僵硬，应尽早进行肘关节及其周围肌肉的拉伸和力量训练。这种损伤后尽早地恢复肘关节活动范围，避免功能受限是非常重要的。

■■■ 冰敷

冰敷可以减轻疼痛和炎症，每2~3小时冰敷10~15分钟，若运动后症状加重则可以马上冰敷。

■■■ 出现下列情况请及时就医

- 治疗后疼痛、压痛和肿胀反而加重。
- 手部感觉疼痛、麻木、冰凉。
- 手指甲发蓝、发灰或色泽暗淡。
- 手术后出现下列情况：发热、疼痛红肿加剧、手术区域渗液和出血增加。
- 出现新的、难以解释的症状。

■■■ 运动康复训练

类别	内容	频次
活动范围训练	5. 前臂·旋后 6. 前臂·旋前 7. 前臂·屈肘旋后 8. 前臂·屈肘旋前 9. 肘关节·被动屈肘 10. 肘关节·重力屈肘 11. 肘关节·被动伸肘 12. 肘关节·重力伸肘	每组 6~8 次， 每天 3~4 组
力量训练	5. 前臂·旋后 6. 前臂·旋前 7. 肱二头肌·屈肘 等长收缩 2 9. 肱三头肌·伸肘 等长收缩 10. 肱二头肌·屈肘 1 11. 肱三头肌·伸肘 1	每组 8~10 次， 每天 3 组

注：活动范围训练参阅本章第四节，力量训练参阅本章第五节。

第四节　前臂、腕关节损伤活动范围训练

1. 腕关节·腕关节旋后屈曲

起始姿势：腕关节屈曲，将手背置于桌面，内旋肩部，手指向外。

动作要领：保持肘关节伸直，用力下压屈曲腕关节，直至关节背侧感到明显牵拉。维持这个姿势 20~30 秒。

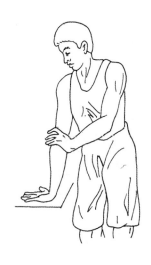

2. 腕关节活·腕关节被动屈曲

起始姿势：患肢向前方伸直，腕部向下方屈曲。另一只手握住患肢手部。

动作要领：尽力屈曲腕关节，直至关节背侧感到明显牵拉。动作维持 20~30 秒。

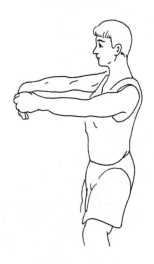

3. 腕关节·腕关节旋后背伸

起始姿势：腕关节背伸，将手掌置于桌面，手指向后。

动作要领：保持肘关节伸直，用力下压背伸腕关节，直至关节掌侧感到明显牵拉。维持这个姿势 20~30 秒。

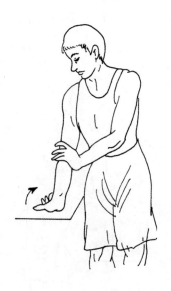

4. 腕关节·腕关节背伸 2

起始姿势：健侧手掌向上握住患侧手部，腕关节处于背伸位。

动作要领：用力向上方背伸腕关节，直至关节掌侧感到明显牵拉。维持这个姿势 20~30 秒。

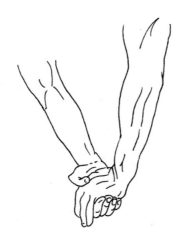

5. 前臂·旋后

起始姿势：立位或坐位，屈肘 90 度。腕关节伸直，拇指向上。

动作要领：尽可能旋后前臂，将手掌心旋转向上。维持这个姿势 20~30 秒，缓慢回到起始位置。

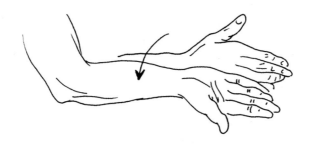

6. 前臂·旋前

起始姿势：立位或坐位，屈肘 90 度。腕关节伸直，拇指向上。

动作要领：尽可能旋前前臂，将手掌心旋转向下。维持这个姿势 20~30 秒，缓慢回到起始位置。

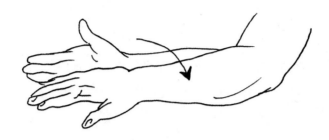

7. 前臂·屈肘旋后

起始姿势：立位或坐位，屈肘 90 度。健侧手握住患侧手腕部。

动作要领：在健侧手协助下，尽可能地将手掌心向上方旋转。维持这个姿势 20~30 秒。

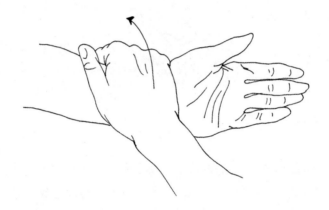

8. 前臂·屈肘旋前

起始姿势：立位或坐位，屈肘 90 度。健侧手握住患侧手腕部。

动作要领：在健侧手协助下，尽可能地将手掌心向下方旋转。维持这个姿势 20~30 秒。

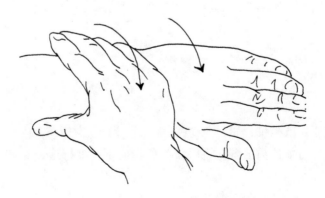

9. 肘关节·被动屈肘

起始姿势：患肢置于胸前，尽力主动屈曲肘关节。

动作要领：另一只手握住腕部，再尽力使肘关节被动屈曲，直至肘关节背侧有明显牵拉感。维持这个姿势20~30秒，缓慢回到起始位置。

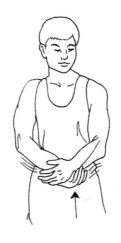

10. 肘关节·重力屈肘

起始姿势：平卧，患肢向上方伸直抬高，腕关节伸直，半握拳。另一只手扶住患肢肘部。

动作要领：在手、腕、前臂重力作用下自然屈曲肘关节，直至肘关节背侧有明显牵拉感。在征得医师、理疗师或运动训练师的同意后，可在手部或腕部负重进行锻炼以增强效果。维持这个姿势20~30秒，缓慢回到起始位置。

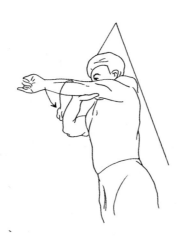

11. 肘关节·被动伸肘

起始姿势：患肢置于胸前，尽力主动伸直肘关节。

动作要领：另一只手握住腕部，再尽力使肘关节被动伸直，直至肘关节前侧有明显牵拉感。维持这个姿势 20~30 秒，缓慢回到起始位置。

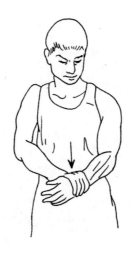

12. 肘关节·重力伸肘

起始姿势：平卧，患肢向外侧伸直，肘关节置于床缘，前臂位于床外；或坐位，肘关节置于椅背。

动作要领：在手、腕、前臂重力作用下自然伸直肘关节，直至肘关节前侧有明显牵拉感。动作维持 20~30 秒。在征得医师、理疗师或运动训练师的同意后，可在手部或腕部负重进行锻炼以增强效果。

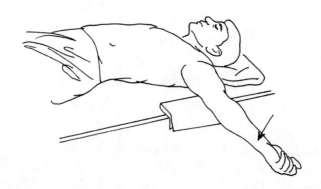

第五节　前臂、腕关节损伤力量训练

1. 腕关节力量·腕关节背伸

起始姿势：坐位，前臂置于桌上，掌心向下，腕关节位于桌外。手持 1~2 公斤哑铃或使用弹力带。

动作要领：在抗阻力情况下缓慢向上方背伸腕关节。维持这个姿势 20~30 秒，缓慢回到起始位置。

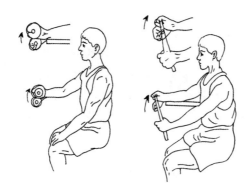

2. 腕关节力量·腕关节桡偏

起始姿势：立位，上肢垂于体侧，掌心向内，握住 1~2 公斤重锤手柄；或坐位，前臂置于桌上，掌心向内，腕关节置于桌外，另一只手置于下方，双手各握弹力带一端。

动作要领：尽力向前上方桡偏腕关节（立位）或用力向上方牵拉弹力带（坐位）。维持这个姿势 20~30 秒，缓慢回到起始位置。

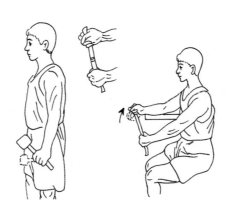

3. 腕关节力量·腕关节屈曲

起始姿势：坐位，前臂置于桌上，掌心向上，腕关节位于桌外。手持 1~2 公斤哑铃或使用弹力带。

动作要领：在抗阻力情况下缓慢向上方屈曲腕关节。维持这个姿势 20~30 秒，缓慢回到起始位置。

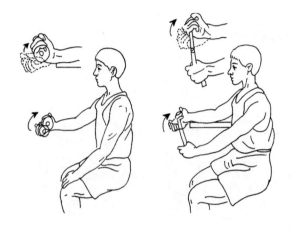

4. 腕关节力量·腕关节尺偏

起始姿势：立位，上肢垂于体侧，掌心向内，握住 1~2 公斤重锤手柄；或坐位，前臂置于桌上，掌心向内，腕关节置于桌外，另一只手置于下方，双手各握弹力带一端。

动作要领：尽力向后上方尺偏腕关节（立位），或用力向下方牵拉弹力带（坐位）。维持这个姿势 20~30 秒，缓慢回到起始位置。

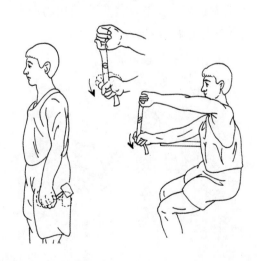

5. 前臂·旋后

起始姿势：坐位，前臂置于桌上，手部位于桌外，掌心向下。握住 1~6 公斤的重锤。

动作要领：旋转前臂至拇指朝上。维持这个姿势 20~30 秒，缓慢回到起始位置。

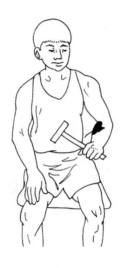

6. 前臂·旋前

起始姿势：坐位，前臂置于桌上，手部位于桌外，掌心向上。握住 1~6 公斤的重锤。

动作要领：旋转前臂至拇指朝上。维持这个姿势 20~30 秒，缓慢回到起始位置。

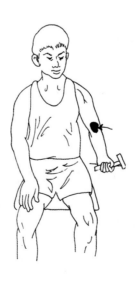

7. 肱二头肌·屈肘 等长收缩 2

起始姿势：站立，患肢置于身体前方，手掌向上，肘关节微屈。另一只手握住患肢腕部上方。

动作要领：用力屈曲患肢肘关节。静力对抗，保持肘关节不动。维持这个姿势20~30秒。

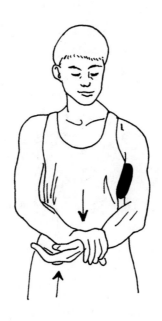

8. 握力·握力锻炼

起始姿势：手握一个软橡皮球或网球。

动作要领：尽量用力抓捏。维持这个姿势20~30秒。

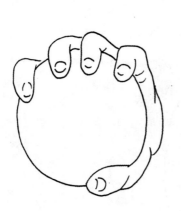 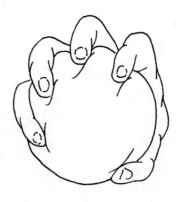

9. 肱三头肌·伸肘等长收缩

起始姿势：站立，患肢置于身体前方，手背向前。肘关节微屈。另一只手握住患肢腕部下方。

动作要领：用力伸直患肢肘关节。静力对抗，保持肘关节不动。维持这个姿势20~30秒后放松。

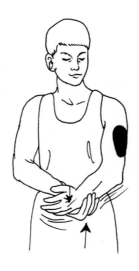

10. 肱二头肌·屈肘 1

起始姿势：站立，上肢伸直，手掌向前。手持 1~6 公斤重的物或弹力带对抗下逐渐屈曲肘关节。

动作要领：缓慢屈曲肘关节。维持这个姿势 20~30 秒，缓慢回到起始位置。

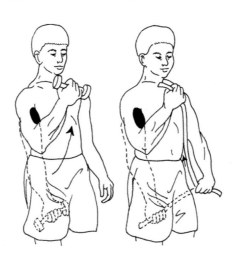

11. 肱三头肌·伸肘 1

起始姿势：站立，双手置于胸前握住一条弹力带，患肢在下。

动作要领：逐渐伸直肘关节将弹力带拉直。维持这个姿势 20~30 秒，缓慢伸肘回到起始位置。

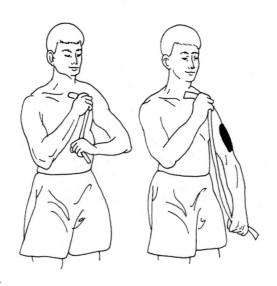

下　肢

第一章 髋关节

第一节 髋关节解剖与功能

髋关节由股骨头与髋臼相对构成，属于杵臼关节。髋臼内仅月状面被覆关节软骨，髋臼窝内充满脂肪，可随关节内压的增减而被挤出或吸入，以维持关节内压的平衡。在髋臼的边缘有关节盂缘附着，加深了关节窝的深度。在髋臼切迹上横架有髋臼横韧带，并与切迹围成一孔，有神经、血管等通过。髋关节为多轴性关节，能做屈伸、内收、外展、旋转及环转运动。但由于股骨头深嵌在髋臼中，髋臼又有关节盂缘加深，包绕股骨头近 2/3，所以关节头与关节窝二者的面积差甚小，故运动范围较小。加之关节囊厚，限制关节运动幅度的韧带坚韧有力，因此，与肩关节相比，该关节的稳固性大，而灵活性甚差。这种结构特征是人类直立步行，重力通过髋关节传递等机能的反映。当髋关节屈曲、内收、内旋时，股骨头大部分脱离髋臼抵向关节囊的后下部，此时若外力从前方作用于膝关节，再沿股骨传到股骨头，易于发生髋关节后脱位。

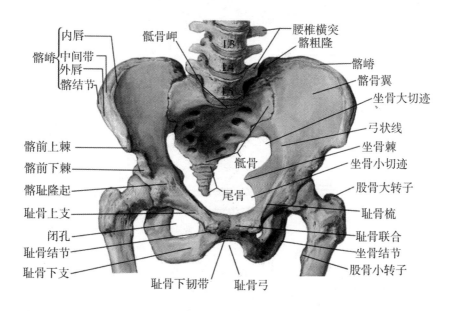

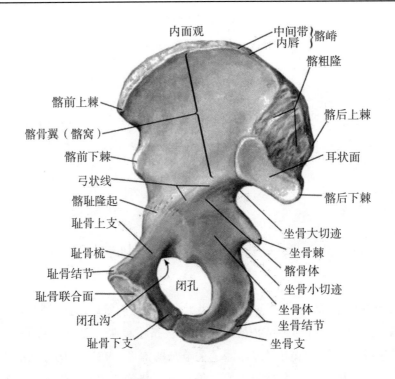

内面观　　中间带 } 髂嵴
　　　　　内唇
髂粗隆
髂前上棘
髂骨翼（髂窝）
髂前下棘
弓状线
髂耻隆起
耻骨上支
耻骨梳
耻骨结节
耻骨联合面
闭孔沟
耻骨下支
闭孔
髂后上棘
耳状面
髂后下棘
坐骨大切迹
坐骨棘
髂骨体
坐骨小切迹
坐骨体
坐骨结节
坐骨支

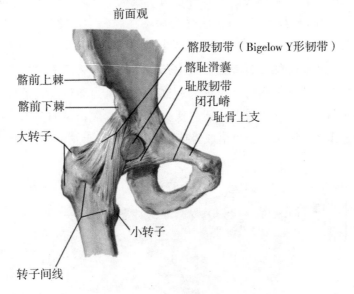

前面观
髂股韧带（Bigelow Y 形韧带）
髂耻滑囊
耻股韧带
闭孔嵴
耻骨上支
髂前上棘
髂前下棘
大转子
小转子
转子间线

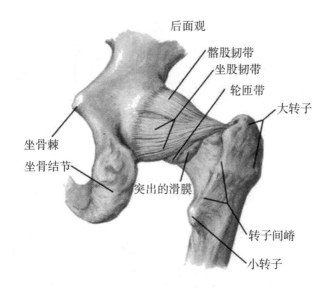

后面观

髂股韧带
坐股韧带
轮匝带
大转子
坐骨棘
坐骨结节
突出的滑膜
转子间嵴
小转子

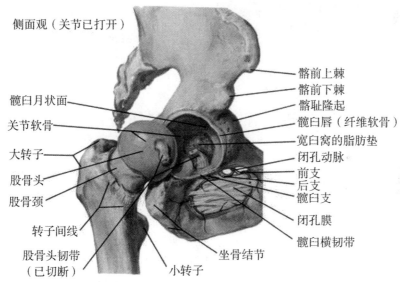

侧面观（关节已打开）

髂前上棘
髂前下棘
髂耻隆起
髋臼月状面
关节软骨
髋臼唇（纤维软骨）
宽臼窝的脂肪垫
大转子
闭孔动脉
股骨头
前支
后支
股骨颈
髋臼支
转子间线
闭孔膜
股骨头韧带
（已切断）
髋臼横韧带
小转子
坐骨结节

髋关节正常活动度：前屈 125 度，后伸 15 度，内收 35 度，外展 45 度，内外旋各 45 度。

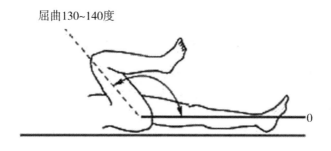

屈曲130~140度

0

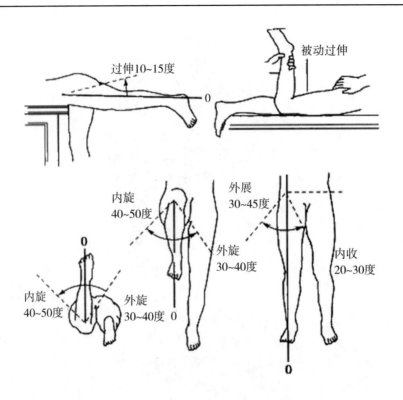

第二节　髋关节运动创伤及康复

1. 梨状肌综合征

■■■ 描述

梨状肌综合征是髋部一种较为少见的疾病，梨状肌由骨盆发出后附着于股骨大粗隆，主要功能是外旋髋关节。坐骨神经由骨盆发出后在梨状肌与其他肌肉之间下行，部分患者（15%~20%）的坐骨神经存在变异，在梨状肌中间穿行，在肌肉收缩时会受到卡压从而引起大腿后侧，甚至延伸到足底的疼痛、感觉麻木或丧失。

■■■ 常见症状及体征

• 大腿后侧至膝关节、足底麻木、有针刺或烧灼感。

• 臀部后侧有时存在压痛。

• 髋部、腹股沟、臀中部、大腿后侧、膝关节疼痛及不适感。

• 下肢沉重易疲劳。

• 运动后疼痛加重，包括跑步、跳跃、长时间步行、上下楼梯等。有时久坐后或夜晚也会感觉到疼痛加重。

- 平卧后疼痛减轻。

■■■ 病因

任何会引起梨状肌痉挛导致坐骨神经在髋部受压的因素都会引起该综合征。突然大幅度地增加下肢的运动强度、长期的下肢劳损或下肢的其他损伤引起梨状肌代偿性的痉挛都有可能引起该症。

■■■ 高危因素

- 跑步、跳跃或长时间步行等运动。
- 坐骨神经变异，在梨状肌中间穿行。
- 身体条件较差（力量和柔韧性）。

■■■ 预防措施

- 运动前充分热身及拉伸。
- 保持良好的身体状态：
  - 髋关节柔韧性
  - 力量和耐力
  - 良好的心血管储备

■■■ 预后

通过正确的治疗后通常可以痊愈，有时可自行愈合，通常需要 2~6 周。少数情况下需要手术治疗。

■■■ 并发症

- 患肢膝部、小腿、足部长期麻木不适。
- 膝部、小腿、足部长期疼痛。
- 下肢无力逐渐加重。
- 难以再参加运动及比赛。

■■■ 常规疗法

基本的治疗包括避免再从事会激起症状的运动、使用药物和冰敷消肿止痛。拉伸牵拉髋部肌肉对治疗有一定帮助，超声和其他进一步的治疗可在咨询理疗师或运动训练师后进行。局部注射类固醇有助于减轻炎症及卡压，如果这些保守治疗不见效，就需手术切断肌肉或肌腱以解除神经受压，常可以收到立竿见影的效果。

■■■ 热敷及冰敷

• 急性或慢性病例都可用冰敷减轻疼痛和炎症,每 2~3 小时冰敷 10~15 分钟,若运动后症状加重则可以马上冰敷。

• 在进行拉伸及力量训练前可以对局部采用热敷。

■■■ 如出现下列情况请及时就医

• 治疗 2 周后症状无改善甚至加重。

• 出现新的、难以解释的症状。

■■■ 运动康复训练

类别	内容	频次
活动范围训练	1. 髋关节拉伸·髋关节旋转肌群 2. 髋关节拉伸·髂胫束	每组 6~8 次,每天 3~4 组
力量训练	1. 髋关节·髋关节外展肌群 1 2. 髋关节·膝胸位髋关节外展训练 3. 髋关节·髋关节外展肌群 2	每组 8~10 次,每天 3 组

注:活动范围训练参阅本章第三节,力量训练参阅本章第四节。

2. 臀中肌综合症

■■■ 描述

臀中肌综合症是指由于臀中肌肌腹和附着于股骨外侧的肌腱拉伤而引起的髋关节外侧炎症及疼痛。臀中肌附着于骨盆及髋关节外侧,主要功能是外展髋关节,在行走、跑步及跳跃时维持髋关节的稳定。其肌腱拉伤通常是 I~II 度拉伤。I 度拉伤是很轻微的拉伤,组织纤维没有明显的撕裂(仅在显微镜下可以看到肌肉—肌腱撕裂),肌肉—肌腱的长度和力量是正常的;II 度拉伤是中等程度的撕裂伤,肌肉—肌腱移行处、肌肉、肌腱或腱—骨移行处的表面有撕裂伤,整个肌肉—肌腱—骨复合体的长度延长,力量减弱;III 度拉伤是整个肌肉—肌腱移行处、肌肉或肌腱的完全断裂,较为少见。

■■■ 常见症状及体征

• 行走或跑步时疼痛、跛行。

• 髋关节外侧压痛。

- 髋关节外侧、大腿外侧疼痛、压痛、红肿、皮温升高，活动时加剧。
- 髋关节无力（特别是抗阻力外展）。

■■■ 病因

臀中肌综合症可以在没有明显外伤的情况下发生，由突然增加下肢运动的强度和负荷且跑步时骨盆倾斜所致。

■■■ 高危因素

- 需要耐力的运动（长跑、铁人三项、竞走），特别是在不平坦的道路上跑步或跑步时下肢越过身体中线。
- 身体条件较差（力量和柔韧性）。
- 训练或比赛前热身不够充分。
- 下肢不等长。
- 下肢力线不良，包括骨盆过宽和膝外翻。

■■■ 预防措施

- 训练和比赛前充分的热身及拉伸。
- 保持良好的身体状态：
  - 髋部、骨盆和下肢力量
  - 柔韧性和耐力
  - 良好的心血管储备
- 跑步时运用正确的技术动作。
- 如下肢不等长可以使用鞋垫或矫形器。

■■■ 预后

经过正确的治疗、康复、休息后通常可以痊愈，一般需要 2~6 周。

■■■ 并发症

- 如没得到正确及时的处理和充分的休息，可能导致病程延长。
- 肌腱慢性炎症，活动时疼痛并可能发展为持续性疼痛。
- 如过早地恢复运动、过劳、局部遭受直接打击或技术动作不正确，可能导致症状复发。

■■■ 常规疗法

基本治疗包括使用药物和冰敷消肿止痛，进行拉伸和力量训练，调整动作避免再引起疼痛，可以在家进行训练，进一步的评估和治疗可以在征求理疗师或运动训练师后进行。下肢不等长时可使用鞋垫或矫形器以减轻肌腱负荷。炎症区域可局部注射类固醇。如经过 6 个月的保守治疗效果欠佳，就可考虑手术切除发炎及退变的肌腱组织。

■■■ 热敷及冰敷

• 急慢性病例都可以用冰敷减轻疼痛和炎症，每 2~3 小时冰敷 10~15 分钟，若运动后症状加重则可以马上冰敷。

• 根据医师、理疗师或运动训练师的指导，在进行拉伸及力量训练前可以对局部采用热敷。

■■■ 出现下列情况请及时就医

• 治疗 2 周后症状没有改善甚至加重。

• 出现新的、难以解释的症状（应用药物后可能出现的副作用）。

■■■ 运动康复训练

类别	内容	频次
活动范围训练	1. 髋关节拉伸·髋关节旋转肌群 2. 髋关节拉伸·髂胫束	每组 6~8 次， 每天 3~4 组
力量训练	1. 髋关节·髋关节外展肌群 1 2. 髋关节·膝胸位髋关节外展训练 3. 髋关节·髋关节外展肌群 2 4. 髋关节·髋关节伸肌群+腰背肌群	每组 8~10 次， 每天 3 组

注：活动范围训练参阅本章第三节，力量训练参阅本章第四节。

3. 髂胫束综合症

■■■ 描述

髂胫束上方附着于髋部，经由股骨外侧向下方走行逐渐移行为腱性，附着于小腿前上方膝关节外侧部分。股骨髁外侧有一骨性突起，当屈膝和伸膝时髂胫束会在其上方前、后滑动。有一滑囊位于此骨性突起与髂胫束之间。滑囊有点类似一小水囊，其主要作用是减轻髂胫束与骨突之间的摩擦，过度的运动会导致摩擦增大，从而引起滑囊或肌腱发炎、疼痛。

■■■ 常见症状及体征

• 膝关节外侧髂胫束处疼痛、压痛、红肿、皮温升高，疼痛可放射到大腿或小腿。

- 最初仅在开始运动时疼痛，热身后减轻。随着病程进展，在运动时都会出现疼痛且逐渐加剧，可能迫使运动员中途停止训练或比赛。
- 跑下山或跑下楼梯、在不平坦的道路上奔跑时疼痛加剧。
- 跑步过程中当患肢触地时疼痛更加明显。
- 活动或触摸肌腱、滑囊时可听到捻发音。

■■■ 病因

髂胫束综合症主要是由于膝关节反复多次屈伸导致髂胫束与下方的滑囊摩擦所致。尽管有时膝关节外侧遭受直接外力打击会引起滑囊发炎，但髂胫束综合症多属于过劳损伤。下山减速跑常会导致局部的过度摩擦。

■■■ 高危因素

- 需要膝关节反复多次屈伸的运动，如长跑和骑自行车。
- 训练不正确，包括突然改变训练量和训练频率、突然大幅度增加运动强度以及运动间隙休息不充分。
- 身体条件较差（力量和柔韧性），特别是髂胫束过紧。
- 训练或比赛前热身不够充分。
- 膝内翻。
- 膝关节炎。

■■■ 预防措施

- 训练或比赛前充分的热身及拉伸。
- 训练和比赛间隙得到充分的休息恢复。
- 保持良好的身体状态：
  - 膝和大腿柔韧性（特别是髂胫束）
  - 肌肉力量和耐力
  - 良好的心血管储备
- 运用正确的技术动作，包括减少跑步距离，避免在山上或不平坦的路面上奔跑。
- 如果有扁平足应穿着合适的足弓垫或矫形器。

■■■ 预后

经过正确的治疗、康复及充分的休息，通常6周可以痊愈。

■■■ 并发症

- 如果没得到及时有效的处理或充分的休息，可能导致病程延长。

- 肌腱或滑囊慢性炎症，运动时持续疼痛并可能发展为长期持续疼痛。
- 过早地恢复运动、过劳、局部遭受直接打击或训练不正确，可能导致症状复发。
- 由于疼痛，不能再进行训练和比赛。

■■■ 常规疗法

基本治疗包括使用药物和冰敷消肿止痛、进行拉伸和力量训练（特别是髂胫束），调整动作避免再引起疼痛，可以在家进行训练，进一步的评估和治疗可以在征求理疗师或运动训练师后进行。扁平足患者可以使用足弓垫，髂胫束过紧的患者可以穿着楔形鞋以减轻滑囊处的摩擦。膝部包扎有助于运动时保暖并减轻症状。调整训练计划及技术动作，适当减少训练量，改变防滑条长度，避免跑步上山、上楼梯、变换跑步方向。自行车运动员可能需要调整座椅的高度或足部蹬踏踏板的位置。滑囊处可以注射类固醇。如经过至少6个月的保守治疗后仍无好转，可以考虑手术切除滑囊和发炎增生的髂胫束。

■■■ 热敷及冰敷

- 急慢性病例都可以用冰敷减轻疼痛和炎症，每2~3小时冰敷10~15分钟，若运动后症状加重则可以马上冰敷。
- 根据医师、理疗师或运动训练师的指导，在进行拉伸及力量训练前可以对局部采用热敷。

■■■ 出现下列情况请及时就医

- 治疗2~4周后症状没有改善甚至加重。
- 出现新的、难以解释的症状（应用药物后可能出现的副作用）。

■■■ 运动康复训练

类别	内容	频次
活动范围训练	2. 髋关节拉伸·髂胫束 3. 大腿拉伸·俯卧位股四头肌	每组6~8次， 每天3~4组
力量训练	1. 髋关节·髋关节外展肌群1 5. 大腿·股四头肌 等长收缩训练	每组8~10次， 每天3组

注：活动范围训练参阅本章第三节，力量训练参阅本章第四节。

4. 弹响髋

■■■ 描述

弹响髋是指在髋关节屈伸活动时关节周围出现明显的弹响，可由多种原因引起。最常见的两个原因是髋关节活动时肌腱从突起的骨头表面滑过而发生的。其一是从骨盆移行向膝关节的髂胫束在髋关节屈伸时从股骨大转子表面滑过，刺激大转子滑囊（位于髂胫束与大转子之间，可以减轻两者之间的摩擦）而造成弹响。其二是存在炎症反应的髂腰肌髋部附着点在髋部屈伸时滑过髂耻隆起时引起弹响。其他比较少见的原因还有髋关节内的游离软骨、碎骨、关节盂唇撕裂以及屈伸时股二头肌肌腱滑过坐骨结节。

■■■ 常见症状及体征

• 活动时髋关节弹响，通常没有局部不适。如果是髂胫束引起，弹响多位于髋关节外侧，如果是髂腰肌引起，则弹响位于髋关节前方。
• 如果是髂胫束引起弹响，在髋关节外侧可存在压痛。

■■■ 病因

• 可没有明显外伤，也可由于突然大量增加下肢训练的强度造成髋关节扭伤而引起。
• 反复的髋关节屈伸活动可以导致滑过骨性突出的肌腱部分发炎，局部增厚或形成疤痕，在再次滑过骨突时发出弹响。
• 肌肉和肌腱过于紧张时这种情况更容易发生。
• 外力的直接打击也可以造成髂胫束的炎症。

■■■ 高危因素

• 需要身体直接接触对抗的运动（足球、曲棍球、英式足球）。
• 在从事直接接触对抗的运动时对身体的暴露部位保护得不够。
• 需要极大耐力的运动（长跑、铁人三项、竞走）。
• 反复弯腰、举重、爬山等活动。
• 身体条件较差（力量及柔韧性）。
• 运动或比赛前热身不够充分。
• 扁平足。
• 下肢对线不良（当双足向前站立时髌骨指向对侧）。

- 由于代偿其他肢体的损伤而导致的姿势不良。

■■■ 预防措施

- 运动时佩戴合适的护具。
- 训练或比赛前进行充分的热身及拉伸。
- 训练及比赛间隙充分的休息及康复。
- 保持良好的身体条件：
  ○ 骨盆、髋部及躯干力量
  ○ 柔韧性及耐力
  ○ 良好的心血管储备
- 运用正确的技术动作。
- 扁平足可佩戴矫形器。

■■■ 预后

经过正确及时的治疗通常可以痊愈，常需要 2~6 周。

■■■ 并发症

- 没有得到正确的治疗或足够的休息康复，可能导致病程延长。
- 肌腱长期慢性炎症可导致局部持续疼痛。
- 过早恢复活动、活动量过大、遭受直接打击或技术动作不正确，可导致症状反复发作。

■■■ 常规疗法

早期的治疗包括应用药物及冰敷以消肿止痛、进行拉伸及力量训练、调整动作。扁平足可以穿戴矫形器。髂胫束发炎的患者可以局部注射类固醇以缓解症状。只有至少经过 6 个月的保守治疗后病情仍未缓解，才可考虑手术切除退变发炎的肌腱组织。

■■■ 热敷及冰敷

- 冰敷可以减轻疼痛和炎症，每 2~3 小时冰敷 10~15 分钟，若运动后症状加重则可以马上冰敷。
- 在进行拉伸及力量训练前可以对局部采用热敷。

■■■ 出现下列情况请及时就医

- 治疗 2 周症状未得到改善或反而加重。

- 出现新的、难以解释的症状。

■■■ 运动康复训练

类别	内容	频次
活动范围训练	**1.** 髋关节拉伸·髋关节旋转肌群 **2.** 髋关节拉伸·髂胫束 **4.** 髋关节·髋关节内收肌群 **5.** 髋关节·髋关节屈肌群 弓箭步	每组 6~8 次， 每天 3~4 组
力量训练	**1.** 髋关节·髋关节外展肌群 1 **2.** 髋关节·膝胸位髋关节外展训练 **3.** 髋关节·髋关节外展肌群 1	每组 8~10 次， 每天 3 组

注：活动范围训练参阅本章第三节，力量训练参阅本章第四节。

第三节　髋关节活动范围训练

1. 髋关节拉伸·髋关节旋转肌群

起始姿势：平卧，屈膝屈髋，双手分别握住膝部及踝部。

动作要领：将小腿和膝部向对侧肩部牵拉。感觉到臀部周围的髋关节外侧受到牵拉。维持这个姿势 20~30 秒。

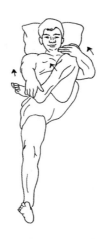

2. 髋关节拉伸·髂胫束

起始姿势：侧卧，患侧在上。用力握住踝关节将足跟向臀部牵拉，屈曲髋关节，膝关节指向前方。

动作要领：保持足跟紧贴臀部，向外侧旋转髋关节使大腿离开身体，注意保持大腿与身体成一直线。保持腰部伸直，足跟紧贴臀部，用力将大腿向身体后方牵拉。将健侧足跟放在患侧膝关节上方并用力向下压，患侧大腿外上方有明显的牵拉感。维持这个姿势20~30秒。

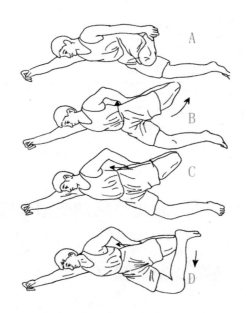

3. 大腿拉伸·俯卧位股四头肌

起始姿势：俯卧位。屈膝，用力握住踝关节、足部或足趾。如果你觉得这样做太困难，可以在踝部绑一根带子或毛巾，然后用力握住。

动作要领：保持双侧膝关节并拢，将足跟用力向臀部牵拉直至大腿前方肌肉受到牵拉。维持这个姿势20~30秒。

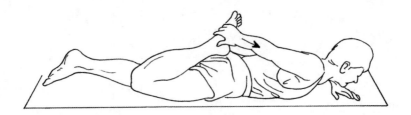

4. 髋关节·髋关节内收肌群

起始姿势：坐位，双侧足底贴紧，足跟尽量靠近身体。将双手分别放在双侧膝部并用力向下压。

动作要领：感觉到腹股沟部位受到牵拉。维持这个姿势20~30秒。

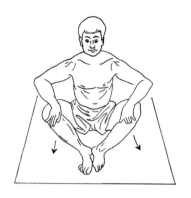

5. 髋关节·髋关节屈肌群弓箭步

起始姿势：弓箭步。将双手分别放在双侧膝部并用力向下压。

动作要领：保持髋部用力向前，腰部伸直不要弯曲，保持胸部挺直。维持这个姿势20~30秒。

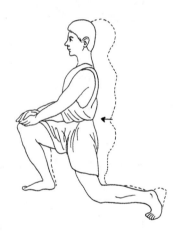

第四节　髋关节力量训练

1. 髋关节·髋关节外展肌群1

起始姿势：侧卧，患侧在上。屈曲健侧膝关节以保持身体平衡，轻微屈曲患侧髋关节。

动作要领：垂直抬高患肢，注意保持身体平衡，不要前倾。维持这个姿势20~30秒，缓慢放下患肢。

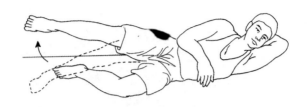

2. 髋关节·膝胸位髋关节外展训练

起始姿势：膝胸位。屈曲健侧膝关节以保持身体平衡，轻微屈曲患侧髋关节。

动作要领：患侧膝关节屈曲，并将患肢向上向外抬高，维持这个姿势 20～30 秒，缓慢放下患肢。

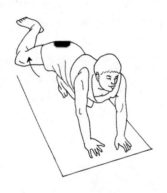

3. 髋关节·髋关节外展肌群 1

起始姿势：坐于桌边或椅边。在双腿膝上大腿处绑一弹性橡皮带。

动作要领：尽量向两侧分开大腿，维持这个姿势 20～30 秒，缓慢将双腿回位。

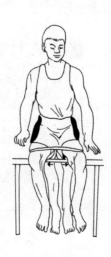

4. 髋关节·髋关节伸肌群+腰背肌群

　　起始姿势：平卧，一侧膝关节屈曲，足部平放于床面。

　　动作要领：用力下蹬足部，抬起臀部，保持骨盆水平，不要左右摇晃或旋转。训练时可以双足支撑（难度较小），也可以单足支撑（难度较大）。维持这个姿势 20~30 秒，缓慢回到起始位置。

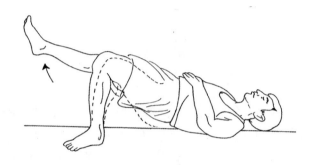

5. 大腿·股四头肌 等长收缩训练

　　起始姿势：坐位屈膝 75~90 度。用手指触摸到髌骨内上方的股内侧肌斜头。

　　动作要领：用力蹬地，收缩大腿肌肉。感受股内侧肌斜头的收缩，它对于维持髌骨的正常位置非常重要。维持这个姿势 20~30 秒，缓慢回到起始位置。

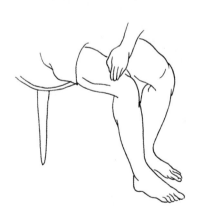

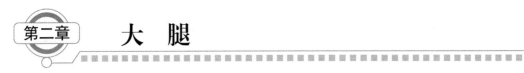

第二章　大　腿

第一节　大腿解剖与功能

大腿是指下肢从臀部到膝盖的部分，主要骨骼为股骨，大腿肌肉分为前群、后群和内侧群。前群有缝匠肌和股四头肌。内侧群有耻骨肌、长收肌、股薄肌、短收肌、大收肌。后群有股二头肌、半腱肌和半膜肌。位于股中 1/3 段前内侧，缝匠肌深面，大收肌和股内侧肌之间，由股内侧肌、缝匠肌、长收肌和大收肌围成。其中股四头肌是人体最有力的肌肉之一，位于大腿前表面皮下，有四个头，即股直肌、股中间肌、股外肌、股内肌。近端固定时，使大腿屈曲、小腿伸直；远端固定时，使大腿在膝关节处伸直即牵拉股骨向前（如由下蹲到站立的动作），保持股骨垂直，维持人体直立姿势。

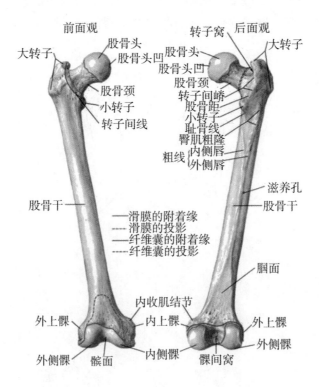

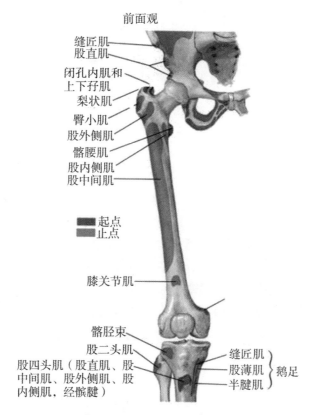

前面观

缝匠肌
股直肌
闭孔内肌和上下孖肌
梨状肌
臀小肌
股外侧肌
髂腰肌
股内侧肌
股中间肌

■ 起点
■ 止点

膝关节肌

髂胫束
股二头肌
股四头肌（股直肌、股中间肌、股外侧肌、股内侧肌，经髌腱）

缝匠肌
股薄肌　}　鹅足
半腱肌

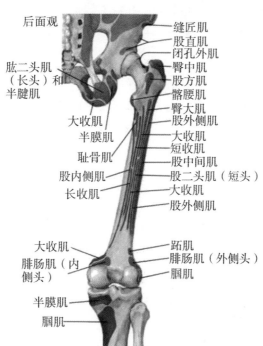

后面观

缝匠肌
股直肌
闭孔外肌
臀中肌
股方肌
髂腰肌
臀大肌
股外侧肌
大收肌
短收肌
股中间肌
股二头肌（短头）
大收肌
股外侧肌

肱二头肌（长头）和半腱肌
大收肌
半膜肌
耻骨肌
股内侧肌
长收肌

大收肌
腓肠肌（内侧头）
半膜肌
腘肌

跖肌
腓肠肌（外侧头）
腘肌

注意：股骨后面相线附近的肌肉起止区远比图示宽大

第二节 大腿运动创伤及康复

1. 内收肌拉伤

■■■ 描述

内收肌群（长收肌、短收肌、大收肌、股薄肌）主要功能是内收髋关节及大腿，拉伤时会引起大腿内侧及腹股沟处发炎及疼痛。这些肌肉通过肌腱附着于骨。拉伤通常位于肌肉与肌腱移行处或肌腱附着于骨盆处，可以是单条肌肉或整个内收肌群的部分或完全撕裂，其中被累及最多的是长收肌。内收肌拉伤通常是Ⅰ或Ⅱ级拉伤。Ⅰ级是很轻微的拉伤，肌肉仅受到轻微的牵拉而没有断裂（显微镜下才能看到部分撕裂），肌肉肌腱没有延长，力量正常；Ⅱ级是中等程度的拉伤，肌腱、腱骨移行处或肌肉—肌腱移行处纤维有部分断裂，整个肌肉—肌腱—骨联合体的长度延长且力量减弱；Ⅲ级拉伤很少见，是指肌肉或肌腱的完全断裂。

■■■ 常见症状及体征

- 受伤时大腿内侧或腹股沟可突然出现弹响或撕裂声。
- 大腿内侧或腹股沟疼痛、压痛、红肿、皮温升高，活动髋关节时加重，髋关节内收无力。
- 伤后 48 小时腹股沟及大腿内侧出现瘀斑。
- 肌肉完全断裂时大腿内侧失去饱满感，局部可出现凹陷。
- 腹股沟和大腿内侧肌肉痉挛。
- 核磁检查有助于诊断。

■■■ 病因

- 长期劳损、突然增加运动强度或多次反复踢击时大腿内收肌群过度劳损（在肌力不平衡或肌力较小时更容易受伤）。
- 反复进行单一动作导致劳损，如反复踢击。
- 大腿内侧受到直接暴力击打（较为少见）。

■■■ 高危因素

- 需要反复踢击的运动，如英式足球、足球、军事训练。需要双腿用力并拢的运动，如体操、马术。

- 需要突然提速奔跑的运动，如冰球、田径项目。
- 身体条件较差（力量和柔韧性）。
- 既往有大腿外伤史。

■■■ 预防措施

- 训练或比赛前充分热身及拉伸。
- 保持良好的身体状态：
  - 髋关节和大腿柔韧性
  - 肌肉力量和耐力
  - 良好的心血管储备
- 正确的技术动作。
- 下肢受伤后，在得到良好的治疗及完全康复后才能再次参加训练及比赛。

■■■ 预后

通常在得到正确的治疗、康复及充分的休息后2~6周可以痊愈。

■■■ 并发症

- 没有得到正确的治疗、康复及充分的休息，可能导致病程延长。
- 过早地恢复运动可能导致症状复发或再次受伤。
- 没得到正确及时的治疗，肌肉的部分撕裂可能会发展为完全撕裂，或由于患肢跛行、无力而引起其他损伤。
- 患肢长期功能受限。

■■■ 常规疗法

最基本的治疗包括使用药物和冰敷以减轻疼痛、进行拉伸及力量训练、避免再从事会引起疼痛的运动。如果撕裂很严重或出现跛行，伤后24~72小时需要扶拐，直到局部疼痛及炎症明显缓解。骨盆部位的撕脱骨折通常很少需要手术治疗，如经过3个月的保守治疗后患者腹股沟处仍疼痛不适，则可考虑手术治疗，但手术效果常不是很满意。

■■■ 热敷及冰敷

- 急性或慢性病例都可用冰敷减轻疼痛和炎症，每2~3小时冰敷10~15分钟，若运动后症状加重则可以马上冰敷。
- 在进行拉伸及力量训练前可以对局部采用热敷。

■■■ 出现下列情况请及时就医

- 治疗 2 周后症状未得到改善或反而加重。
- 出现新的、难以解释的症状。

■■■ 运动康复训练

类别	内容	频次
活动范围训练	1. **大腿拉伸·内收肌群 弓步** 2. **大腿拉伸·髋关节内收肌群 芭蕾** 3. **髋关节·髋关节内收肌群** 4. **大腿拉伸·腘绳肌内收肌群 V 坐姿**	每组 6~8 次，每天 3 组
力量训练	1. **髋关节·内收肌群** 2. **髋关节·双侧内收肌群**	每组 8~10 次，每天 3 组

注：活动范围训练参阅本章第三节，力量训练参阅本章第四节。

2. 股四头肌拉伤

■■■ 描述

股四头肌拉伤时在大腿前方沿股四头肌走行会出现炎症及疼痛。股四头肌由四块起自髋部跨越膝关节后止于小腿的肌肉组成，在伸直膝关节、屈曲髋关节及跑步、跳跃时起着非常重要的作用。股四头肌拉伤分为 3 级，通常为肌肉肌腱联合体的 I 或 II 级撕裂伤。I 级撕裂伤是指肌肉肌腱联合体受到轻微的牵拉（显微镜下可以看到部分撕裂），联合体长度没有变化，力量正常；II 级撕裂伤是指肌肉肌腱联合体的中度裂伤，在联合体或腱—骨移行处可有肌腱的部分断裂，联合体长度有部分延长，且力量减弱；III 级撕裂伤则是指肌肉肌腱联合体的完全断裂。

■■■ 常见症状及体征

- 大腿前方股四头肌处疼痛、压痛、红肿、皮温升高。
- 剧烈运动时或运动后疼痛明显加重。
- 大腿肌肉痉挛。
- 跑步、跳跃或抗阻力伸膝时疼痛、无力。
- 触及或移动肌肉肌腱时局部可出现捻发音。
- 伤后 48 小时大腿处出现瘀斑。
- 肌肉完全断裂时局部失去坚韧感，可触及凹陷。

■■■ **病因**

- 由于下肢的过度劳损或突然增加运动强度引起。
- 突然直接地暴力打击大腿前方或膝关节区域。

■■■ **高危因素**

- 需要快速起跑的运动（短跑、跑步、短拍壁球、壁球、羽毛球）。
- 需要跳跃的运动（篮球、排球）。
- 需要身体激烈接触对抗的运动，如足球、英式足球。
- 身体疲劳（力量和柔韧性）。
- 训练或比赛前热身不够。
- 既往有股四头肌或膝关节外伤史。

■■■ **预防措施**

- 训练及比赛前充分的热身及拉伸。
- 保持良好的身体状态：
  - 髋部和大腿的柔韧性
  - 肌肉力量及耐力
  - 良好的心血管储备
- 运动时穿戴合适的护具。

■■■ **预后**

经过正确的治疗，通常 6 周可以痊愈。

■■■ **并发症**

- 没有得到正确的治疗或休息康复的时间不够，可能导致病程延长。
- 慢性发炎的肌腱，运动时可持续疼痛并且有可能发展为局部长期的疼痛不适。
- 过早恢复运动可能导致症状复发。
- 局部容易再次受伤。

■■■ **常规疗法**

最基本的治疗包括使用药物、冰敷以消肿止痛，进行力量及拉伸训练，调整运动方式避免激起不适。弹性绷带包扎或袖套可以消除肿胀并减轻症状。如果拉伤很严重，伴有跛行，伤后 24~72 小时可以扶拐，直到疼痛及炎症反应消失。只有当患者的肌肉从骨头上撕裂或慢性长期疼痛经过至少 3 个月正规保守治疗无效后才考虑手术治疗。尽管肌腱的完全断裂需要手术治疗，但断端对位缝合常效果欠佳。单纯的肌肉断裂由于问题多不严重，一般不需要手术治疗。

■■■ 热敷及冰敷

• 冰敷可以减轻疼痛和炎症，每 2~3 小时冰敷 10~15 分钟，若运动后症状加重则可以马上冰敷。

• 在进行拉伸及力量训练前可以对局部采用热敷。

■■■ 出现下列情况请及时就医

• 治疗 2~4 周症状未得到改善或反而加重。

• 出现新的、难以解释的症状。

■■■ 运动康复训练

类别	内容	频次
活动范围训练	**5. 大腿拉伸·俯卧位股四头肌** **6. 髋关节·髋关节屈肌群 弓箭步**	每组 6~8 次， 每天 3 组
力量训练	**3. 大腿·股四头肌 等长收缩** **4. 大腿·股四头肌 短弧训练** **5. 大腿·股四头肌 等张力训练** **6. 大腿·股四头肌 踏步训练** **7. 大腿·股四头肌 背靠墙训练**	每组 8~10 次， 每天 3 组

注：活动范围训练参阅本章第三节，力量训练参阅本章第四节。

3. 股四头肌腱撕裂

■■■ 描述

股四头肌肌腱撕裂是指股四头肌肌腱的部分或完全断裂。股四头肌是重要的伸膝装置，在髌骨上方移行为腱性组织后附着在髌骨上，这部分腱性组织就是股四头肌肌腱，主要功能是伸直膝关节并在屈膝和下蹲动作中对抗屈膝肌群以减缓屈膝动作。股四头肌主动收缩及屈膝时都会在股四头肌肌腱上施加应力负荷，肌腱撕裂时股四头肌与髌骨之间的连续性中断，会造成股四头肌功能受损。

■■■ 常见症状及体征

• 受伤时膝关节或髌骨上方出现弹响或撕裂声。

- 股四头肌肌腱或膝关节周围疼痛、压痛、红肿或皮温升高。
- 用力伸直膝关节或屈曲膝关节时疼痛。
- 坐位伸直膝关节时疼痛、无力或完全不能伸直。
- 触摸或移动肌腱时出现捻发音。
- 伤后 48 小时大腿下段或膝关节出现瘀斑。
- 肌腱断裂处缺乏坚韧感，局部凹陷（由于肌腱断裂后两断端收缩分离所致）。
- 核磁和 B 超检查对确诊有所帮助。

■■■ 病因

- 肌肉突然强力收缩，如跳跃、跨栏或短跑起跑时。
- 膝关节处遭受直接暴力打击。

■■■ 高危因素

- 需要股四头肌突然强力收缩的运动，如跳跃、快速起跑、跑步，或有激烈身体对抗接触的运动。
- 身体疲劳（力量及柔韧性）。
- 既往有股四头肌肌腱外伤史。
- 没有得到正确治疗的股四头肌肌腱炎。
- 股四头肌肌腱内曾注射过类固醇。

■■■ 预防措施

- 训练及比赛前充分的热身及拉伸。
- 训练及比赛间隙充分的休息和康复。
- 保持良好的身体状态：
  - 大腿及膝关节柔韧性
  - 股四头肌力量及耐力
  - 良好的心血管储备
- 训练或比赛前使用绷带包扎、捆绑或黏性绷带包扎。

■■■ 预后

正确治疗后通常可以治愈，重新参加运动需要 6~9 个月，竞技水平可能会有一定程度的下降。

■■■ 并发症

- 股四头肌肌力下降，特别是伤后没有得到正确治疗时。

- 肌腱再次断裂。
- 长期肌肉无力，功能受限。
- 手术的风险包括感染，神经损伤（麻木、无力或瘫痪），出血，膝关节僵硬，无力。
- 长期坐位，由坐位站起，跪、下蹲，上下楼梯，上下坡等情况下，膝关节疼痛。行走时膝关节落空感或交锁。

■■■ 常规疗法

早期的治疗包括应用药物及冰敷以消肿止痛、进行拉伸及力量训练、调整动作。部分股四头肌肌腱撕裂可以进行拉伸及力量训练，暂时避免会激起症状的运动并同时结合理疗，必要时使用夹板、石膏或拐杖。如果是完全断裂，则由于断端回缩后难以自行愈合，故必须手术治疗。手术时需将两断端对位缝合或将肌腱缝合固定在髌骨上，术后用长腿石膏托或夹板固定，患肢制动期间需进行理疗以恢复膝关节活动范围及肌力。

■■■ 冰敷

冰敷可以减轻疼痛和炎症，每 2~3 小时冰敷 10~15 分钟。

■■■ 出现下列情况请及时就医

- 经过治疗后仍疼痛剧烈。
- 石膏托固定后极不舒服。
- 术后出现下列情况：发热、疼痛加剧、局部红肿、切口有渗液及出现增加。
- 出现新的、难以解释的症状。

■■■ 运动康复训练

类别	内容	频次
活动范围训练	5. 大腿拉伸·俯卧位股四头肌 7. 大腿·平卧屈膝关节 8. 膝关节·膝关节被动屈伸 9. 膝关节·重力下膝关节屈曲	每组 6~8 次，每天 3 组
力量训练	3. 大腿·股四头肌 等长收缩 4. 大腿·股四头肌 短弧训练 5. 大腿·股四头肌 等张力训练 6. 大腿·股四头肌 踏步训练 7. 大腿·股四头肌 背靠墙训练	每组 8~10 次，每天 3 组

注：活动范围训练参阅本章第三节，力量训练参阅本章第四节。

4. 股薄肌综合症

■■■ 描述

股薄肌综合症是指骨盆前方股薄肌附着处的炎症及疼痛。股薄肌以肌腱的形式固定在骨盆上，主要功能是内收髋关节。病变多位于附着于骨盆的肌腱部位，多为肌腱炎或肌腱拉伤。运动时缓慢隐匿起病，逐渐出现症状，随着运动的进行症状逐渐加重，疼痛持续并影响活动。

■■■ 常见症状及体征

• 骨盆前方肿胀、压痛、疼痛不适或酸痛，并可放射至腹股沟或大腿内侧。

• 单足站立旋转时疼痛加重，如踢球、短跑、跳跃、上楼梯、跑步时突然转向。外展大腿或抗阻力内收大腿时疼痛。

• 跛行。

• 屈髋或伸膝无力。

■■■ 病因

• 长期劳损。

• 突然增加运动强度。

• 肌力不平衡或无力。

• 肌肉突然用力收缩。

■■■ 高危因素

• 英式足球或足球的反复踢击动作。

• 需要反复跳跃的运动。

• 长跑、跨栏、冰球或举重。

• 需要腿部用力内收的运动，如体操和马术。

• 身体条件较差（肌力和柔韧性）。

• 既往有耻骨骨炎病史。

• 既往骨盆有扭伤或外伤史。

• 髋关节活动受限或僵硬，既往有髋关节外伤史。

■■■ 预防措施

• 训练及比赛前充分热身及拉伸。

- 保持良好的身体状态：
  - 髋部和大腿的柔韧性
  - 肌肉力量及耐力
  - 良好的心血管储备
- 应用正确的技术动作。

■■■ 预后

通过正确的保守治疗及充分的休息，通常 2~6 周可以痊愈。

■■■ 并发症

- 没得到正确的治疗或休息时间不够，可能导致病程延长。
- 过早地恢复运动导致症状复发或再次受伤。
- 没得到正确治疗可能导致肌腱完全断裂或由于患肢无力、跛行而引起其他部位的损伤。
- 长期功能受限。

■■■ 常规疗法

最基本的治疗包括使用药物、冰敷以消肿止痛，进行力量及拉伸训练，调整运动方式避免激起不适。局部注射类固醇可以减轻炎症及临床症状。待所有症状消失后才能逐渐恢复运动。通常情况下不需要手术治疗。如经过至少 6 个月的保守治疗后症状没有改善且运动员不愿意放弃运动，可考虑手术治疗。手术时可以切除慢性发炎组织及疤痕或松解股薄肌肌腱。

■■■ 热敷及冰敷

- 急性或慢性病例都可以用冰敷减轻疼痛和炎症，每 2~3 小时冰敷 10~15 分钟，若运动后症状加重则可以马上冰敷。
- 在进行拉伸及力量训练前可以对局部采用热敷。

■■■ 出现下列情况请及时就医

- 治疗 2~6 周疼痛、压痛和肿胀未得到改善或反而加重。
- 出现新的、难以解释的症状。

■■■ **运动康复训练**

类别	内容	频次
活动范围训练	1. **大腿拉伸·内收肌群** 弓步 2. **大腿拉伸·髋关节内收肌群** 芭蕾 3. **髋关节·髋关节内收肌群** 6. **髋关节·髋关节屈肌群** 弓箭步	每组 6~8 次, 每天 3 组
力量训练	1. **髋关节·**内收肌群 2. **髋关节·**双侧内收肌群	每组 8~10 次, 每天 3 组

注:活动范围训练参阅本章第三节,力量训练参阅本章第四节。

5. 半膜肌损伤

■■■ **描述**

半膜肌损伤主要表现为膝关节后内侧半膜肌肌腱处的炎症和疼痛,半膜肌肌腱是指位于从髋部走向膝部的腘绳肌中的半膜肌在膝关节周围的附着部分。它对于伸髋关节及屈曲膝关节非常重要,在跑步和跳跃时有非常重要的作用。半膜肌腱炎可以单独发生也可以同时合并有膝关节其他部位的损伤。半膜肌的表面均有一层腱性组织覆盖,意味着肌肉的每一部位都可能遭受损伤,因为几乎整条肌肉都是肌肉—肌腱移行的。由于该解剖结构的特性,导致半膜肌损伤比较多发。

半膜肌损伤分为 3 级,通常为肌腱的 I 、II 级撕裂伤。I 级撕裂伤是指肌腱受到轻微的牵拉(显微镜下可以看到肌腱部分撕裂),但没有明显肉眼可见的断裂,也没有肌腱的延长,力量是正常的;II 级撕裂伤是指肌腱的中度裂伤,在腱周膜下或腱—骨移行处可有肌腱的部分断裂,肌肉—肌腱—骨复合体的长度通常会延长且力量减弱;III 级撕裂伤则是指肌腱的完全断裂。

■■■ **常见症状及体征**

• 典型的病史是在做爆发的运动时突然出现大腿后侧的疼痛,同时可能会听到撕裂声。

• 伤后数天皮肤可能会出现瘀斑。

• 有时可以在肌肉行程处摸到缺损。

• 大量活动时或活动后疼痛加重。

• 跑步或抗阻力屈膝时疼痛。

• 活动或触摸肌腱时可感到局部有捻发音。

• 核磁及超声成像对确诊有所帮助。

■■■ 病因

- 突然大幅度地增加运动量和运动强度可导致肌腱拉伤、下肢的长期慢性过量负荷导致的局部劳损，多见于从事主要依靠耐力的运动员。
- 其他膝关节损伤时（如关节软骨损伤、半月板损伤）造成的合并伤。

■■■ 高危因素

- 需要很好耐力的运动（长跑、铁人三项、竞走）或需要弯曲髋的项目，如举重、爬山等运动。跳远、三级跳、羽毛球、网球、手球、排球及滑雪运动员中也较为多见。
- 身体疲劳（力量及柔韧性）。
- 训练或比赛前热身不够充分。
- 平足或下肢对线不良（当双足站立时双侧髌骨向内侧倾斜）。

■■■ 预防措施

- 训练或比赛前做好充分热身及拉伸。
- 在训练或比赛间隙充分休息和康复。
- 保持良好的身体状态：
  - 踝关节和下肢柔韧性
  - 肌力力量及耐力
  - 良好的心血管储备
- 正规的动作。
- 平足患者可以穿戴足跟垫。

■■■ 预后

正确保守治疗加上足够的休息，通常 6 周后可以痊愈。

■■■ 并发症

- 如果没有得到正确及时的治疗或足够的休息，则病程可能延长。
- 肌腱慢性炎症，导致活动时就出现疼痛或发展为持续性的疼痛。
- 过早恢复运动、过度劳损、局部遭受直接打击或运动技术动作不正确，都可能导致症状复发。

■■■ 常规疗法

早期伤后的 3~5 天应休息并抬高患肢，局部冰敷，加压包扎。5 天后应当逐步开始功能训练，视疼痛减轻的程度来调整进度。大多数的患者2~4周后可以恢复体育活动，具体时间视乎伤情的严重程度。有时伤势会转为慢性，特别是腘绳肌靠近近端的损伤，可能需要几个月时间来恢复。平足患者可以穿戴足跟垫以减轻肌腱压力。运动时可在膝部戴护具或肌贴保护、保温以减轻症状。偶尔可在肌腱骨附着处注射类固醇。通常没有必要行手术切除发炎的腱周组织或退变的肌腱本身，只有在至少行保守治疗6个月无效后才可考虑手术治疗。在行手术处理肌腱前应该先手术处理会引起肌腱炎的其他膝关节问题。

■■■ 热敷及冰敷

• 冰敷可以减轻疼痛和炎症，每2~3小时冰敷10~15分钟，若运动后症状加重则可以马上冰敷。
• 在进行拉伸及力量训练前可以对局部采用热敷。

■■■ 出现下列情况请及时就医

• 治疗2周症状未得到改善或反而加重。
• 出现新的、难以解释的症状。

■■■ 运动康复训练

类别	内容	频次
活动范围训练	4. 大腿拉伸·腘绳肌内收肌群V坐姿 10. 大腿拉伸·腘绳肌 11. 大腿拉伸·腘绳肌 门廊训练 12. 大腿拉伸·腘绳肌，芭蕾	每组6~8次，每天3组
力量训练	8. 大腿·腘绳肌 等长收缩 9. 大腿·腘绳肌 等张收缩	每组8~10次，每天3组

注：活动范围训练参阅本章第三节，力量训练参阅本章第四节。

6. 腘绳肌腱损伤

■■■ 描述

腘绳肌损伤时，在大腿后侧腘绳肌走行处会出现炎症及疼痛，该损伤是大腿部位的常见损伤。腘绳肌由三条肌肉组成，起自髋关节或大腿后侧，似绳子一样行经膝关节后侧止于小腿。这组肌肉对于屈曲膝关节、伸髋关节、稳定膝关节都起着非常重要的作用，尤其在跑步和跳跃时。
腘绳肌损伤分为3级，通常是Ⅰ到Ⅱ级撕裂伤。Ⅰ级撕裂伤是指肌肉受到轻微的牵拉（显微镜下可以看到部分撕裂），肌肉肌腱联合体的长度没有变化，肌肉力量是正常的；Ⅱ级撕裂伤是指肌肉的中度裂伤，肌肉、肌腱或腱—骨移行处可有肌腱的部分断裂，联合体的长度有部分延长，且力量减弱；Ⅲ级撕裂伤则是指肌肉的完全断裂。

■■■ 常见症状及体征

- 大腿后侧腘绳肌走行处疼痛、压痛、红肿、皮温升高。
- 激烈运动时或运动后疼痛加重。
- 受伤时患处可出现撕裂声。
- 大腿后侧肌肉痉挛。
- 跑步、跳跃或抗阻力屈膝时疼痛、无力。
- 触摸或移动肌腱时局部有捻发音。
- 伤后 48 小时大腿出现瘀斑。
- 肌肉完全断裂时局部失去坚韧感并可触及凹陷。

■■■ 病因

- 过度劳损时拉伤或突然大幅度增加运动强度时拉伤。
- 大腿或膝关节后侧腘绳肌处遭受直接暴力打击。

■■■ 高危因素

- 需要突然起跑的运动（短跑、赛跑或其他径赛项目），短拍壁球或羽毛球。
- 需要跳跃的运动（篮球、排球）。
- 需要踢击的运动、滑水。
- 有激烈身体接触对抗的运动（足球和英式足球）。
- 身体疲劳（力量及柔韧性），肌力不平衡。
- 训练或比赛前热身不够充分。
- 既往有大腿、膝关节、骨盆外伤史。
- 运动时技术动作不正确。
- 运动时姿势不正确。

■■■ 预防措施

- 训练及比赛前充分的热身及拉伸。
- 保持良好的身体状态：
  ○ 良好的心血管储备
  ○ 髋部及大腿柔韧性
  ○ 肌力力量及耐力

- 运用正确的技术动作及姿势。
- 适当穿着护具。

■■■ 预后

经过正确的治疗后，通常 2~6 周可以痊愈。

■■■ 并发症

- 治疗不正确或休息不够导致病程延长。
- 慢性发炎的肌腱在运动时持续疼痛并有可能发展为长期的疼痛不适。
- 过早恢复运动导致症状复发。
- 增加再次受伤的可能性（约 25%）。

■■■ 常规疗法

最基本的治疗包括使用药物、冰敷以消肿止痛，进行力量及拉伸训练（特别是加强膝关节周围肌肉的力量训练），调整运动方式避免引起不适。弹性绷带包扎或袖套可以消肿、保温并减轻症状。如果拉伤很严重并跛行，伤后 24~72 小时可以扶拐直到疼痛及炎症反应消失。肌腱从骨上完全撕脱时需要手术治疗，但手术直接端端对合缝合撕裂的肌肉往往效果欠佳。

■■■ 热敷及冰敷

- 冰敷可以减轻疼痛和炎症，每 2~3 小时冰敷 10~15 分钟，若运动后症状加重则可以马上冰敷。
- 在进行拉伸及力量训练前可以对局部采用热敷。

■■■ 出现下列情况请及时就医

- 治疗 2 周后症状未得到改善或反而加重。
- 出现新的、难以解释的症状。

■■■ 运动康复训练

类别	内容	频次
活动范围训练	4. 大腿拉伸·腘绳肌内收肌群 V 坐姿 10. 大腿拉伸·腘绳肌 11. 大腿拉伸·腘绳肌 门廊训练 12. 大腿拉伸·腘绳肌，芭蕾	每组 6~8 次， 每天 3 组

类别	内容	频次
力量训练	**8. 大腿·腘绳肌** 等长收缩 **9. 大腿·腘绳肌** 等张收缩 **10. 髋关节·伸髋**	每组 8~10 次, 每天 3 组

注:活动范围训练参阅本章第三节,力量训练参阅本章第四节。

7. 腘绳肌腱综合症

■■■ 描述

腘绳肌综合症是一种较为少见的影响髋部神经的病症,表现为髋部疼痛及大腿后侧甚至延伸到足底的感觉迟钝或丧失。主要由位于髋部的腘绳肌之间或腘绳肌与骨盆之间韧带样结构的纤维组织对坐骨神经的卡压引起。腘绳肌由三条肌肉组成,起自髋关节或大腿后侧,行经膝关节后侧止于小腿。这组肌肉对于屈曲膝关节、伸髋关节、稳定膝关节都起着非常重要的作用,尤其在跑步或跳跃时。坐骨神经通常行经骨盆和这些肌肉附近,进入大腿后则走行在这些肌肉后方。

■■■ 常见症状及体征

- 沿大腿后侧至膝关节后方,甚至到足底的针刺、麻木或烧灼感。
- 臀部压痛。
- 髋关节、腹股沟、臀中部、大腿后侧或膝关节后侧疼痛、烧灼或酸痛不适。
- 小腿沉重或疲劳感。
- 坐、快跑、踢击或尝试牵拉拉伸腘绳肌时疼痛加重。
- 平躺时疼痛减轻。

■■■ 病因

髋部腘绳肌之间或腘绳肌与骨盆之间的韧带样纤维组织对坐骨神经的卡压。

■■■ 高危因素

- 需要跳跃、短跑、跨栏或反复蹲坐的运动,尤多见于英式足球及足球运动员。
- 反复多次的腘绳肌拉伤。
- 身体条件较差(力量及柔韧性)。

■■■ 预防措施

- 训练或比赛前充分的热身及拉伸。
- 保持良好的身体状态：
  - ○ 髋关节柔韧性
  - ○ 肌肉力量及耐力
  - ○ 良好的心血管储备

■■■ 预后

经过 2~6 周的正确治疗后多可痊愈，有时可自行缓解，少数情况下需要手术治疗。

■■■ 并发症

- 膝关节、小腿、足部永久性麻木。
- 膝关节、小腿、足部长期疼痛。
- 下肢无力逐渐加重。
- 功能受限难以再参加比赛。

■■■ 常规疗法

最基本的治疗包括避免再从事会引起症状的运动、充分的休息、腘绳肌的拉伸训练以及口服非甾体类消炎药物减轻局部炎症及疼痛，局部还可以应用超声或其他治疗，进一步的治疗可咨询理疗师或运动训练师。在神经受压部位注射类固醇及麻药混合物可以减轻神经的炎症及卡压。如果保守治疗不成功，就需要手术切开致压的纤维带以解除神经压迫。大多数病例不需要手术治疗，但对于一些严重的病例手术往往可以收到立竿见影的效果。

■■■ 热敷及冰敷

- 冰敷可以减轻疼痛和炎症，每 2~3 小时冰敷 10~15 分钟，若运动后症状加重则可以马上冰敷。
- 在进行拉伸及力量训练前可以对局部采用热敷。

■■■ 出现下列情况请及时就医

- 治疗 2 周后症状未得到改善或反而加重。
- 出现新的、难以解释的症状。

■■■ 运动康复训练

类别	内容	频次
活动范围训练	**4.** 大腿拉伸·腘绳肌内收肌群 V 坐姿 **10.** 大腿拉伸·腘绳肌 **11.** 大腿拉伸·腘绳肌 门廊训练 **12.** 大腿拉伸·腘绳肌, 芭蕾 **13.** 大腿拉伸·神经根牵拉	每组 6~8 次, 每天 3 组

注：活动范围训练参阅本章第三节。

8. 腘肌腱炎

■■■ 描述

腘肌腱炎主要表现为膝关节后侧外上方腘肌腱行程及附着点处的炎症及疼痛。腘肌起自小腿后侧上方，斜行向外侧走行后以肌腱形式止于膝关节外上方，它在拮抗伸膝及旋转小腿、行走及下坡跑时起着非常重要的作用。腘肌腱炎有 3 级，通常伴有肌腱的 I 或 II 级撕裂伤。I 级撕裂伤是指肌腱受到轻微的牵拉（显微镜下可以看到部分撕裂），肌腱长度没有变化，力量正常；II 级撕裂伤是指肌腱的中度裂伤，肌腱腱膜下或腱—骨移行处可有肌腱的部分断裂，肌肉—肌腱—骨联合体的长度有部分延长且力量减弱；III 级撕裂伤则是指肌腱的完全断裂，较为少见且多伴有严重的膝关节外伤。

■■■ 常见症状及体征

• 膝关节外侧或后上外侧腘肌腱处疼痛、压痛。

• 膝关节轻度屈曲站立时疼痛加重，在行走、跑步时当患侧足部抬离地面的一瞬间疼痛加重。

• 旋转小腿时疼痛加重。

• 奔跑一定距离后开始疼痛。

• 触摸或移动肌腱时可感到局部有捻发音（特别是在训练后马上检查更为明显）。

■■■ 病因

腘肌肌肉、肌腱的过度劳损，特别是当运动员在山上或斜坡上训练跑步时。

■■■ 高危因素

• 需要大量下坡行走或跑步的运动，如背包旅行、跨境长跑、长跑等。在倾斜的堤岸或路堤上奔跑。

- 身体疲劳（力量及柔韧性）。
- 训练或比赛前热身不够充分。
- 扁平足。

■■■ 预防措施

- 训练及比赛前充分的热身及拉伸。
- 训练及比赛间隙充分的休息和康复。
- 保持良好的身体状态：
  - 膝部及大腿柔韧性
  - 肌力力量及耐力
- 运用正确训练方法，包括缩短跑步距离、减小步幅并选择较平的地面进行训练。
- 扁平足患者可以适当使用矫形垫。

■■■ 预后

经过正确的保守治疗及休息后，通常 6 周可以痊愈，部分患者在治疗 10~14 天后就会明显好转。

■■■ 并发症

- 治疗不正确或没有得到足够的休息，可能导致病程延长。
- 慢性发炎的肌腱在运动时会持续疼痛并有可能发展为长期的疼痛不适。
- 过早恢复运动、过度劳损、局部遭受直接外力或技术动作不正确导致症状复发。

■■■ 常规疗法

最基本的治疗包括使用药物、冰敷以减轻疼痛，进行股四头肌及腘绳肌力量及拉伸训练，调整运动方式避免引起不适。扁平足患者可以使用矫形垫以减轻肌腱应力负荷。膝关节袖套或绷带包扎有利于局部保温并减轻症状。修正训练方法，包括改为上坡跑和在与原训练地势相反的地面上奔跑都有助于减轻腘肌的应力负荷。对于症状持续时间较长的患者，可以在发炎的肌腱周围注射类固醇。只有在至少经过 6 个月保守治疗无效后，才可考虑手术切除发炎的腱周膜及退变的肌腱组织。

■■■ 热敷及冰敷

- 冰敷可以减轻疼痛和炎症，每 2~3 小时冰敷 10~15 分钟，若运动后症状加重则可以马上冰敷。
- 在进行拉伸及力量训练前可以对局部采用热敷。

■■■ 出现下列情况请及时就医

- 治疗 2 周后症状未得到改善或反而加重。
- 出现新的、难以解释的症状。

■■■ 运动康复训练

类别	内容	频次
活动范围训练	**5. 大腿拉伸·俯卧位股四头肌** **10. 大腿拉伸·腘绳肌** **11. 大腿拉伸·腘绳肌 门廊训练** **12. 大腿拉伸·腘绳肌, 芭蕾** **14. 小腿拉伸·腓肠肌 比目鱼肌** **15. 小腿重力拉伸·腓肠肌 比目鱼肌**	每组 6~8 次, 每天 3 组
力量训练	**8. 大腿·腘绳肌 等长收缩** **9. 大腿·腘绳肌 等张收缩**	每组 8~10 次, 每天 3 组

注: 活动范围训练参阅本章第三节, 力量训练参阅本章第四节。

9. 隐神经卡压

■■■ 描述

隐神经卡压是指隐神经在大腿内侧中下段由深层浅出时受到周围韧带样组织或其他组织结构的压迫, 导致神经功能失调而引起的膝关节、小腿上段内侧, 有时甚至延伸到足部内侧的疼痛及感觉丧失。

■■■ 常见症状及体征

- 膝关节、小腿内侧, 有时延伸到足部内侧的麻木、针刺及烧灼感。
- 膝关节内侧疼痛不适, 并伴有烧灼感, 易疲劳及沉重感。
- 通常在跑步、跳跃或长距离行走时疼痛, 夜间也常会疼痛。
- 膝关节内侧上方约 12 厘米左右处压痛。

■■■ 病因

韧带样组织或其他组织结构对隐神经在大腿内侧中下段由深层浅出处形成卡压。

■■■ 高危因素

- 有身体接触的运动可能直接对神经造成损伤。
- 跑步、跳跃或长距离行走等运动。

- 佩戴不合适的大腿衬垫等对神经造成直接卡压。
- 身体条件较差（力量和柔韧性）。
- 大腿肌肉过于强壮。

■■■ 预防措施

- 训练及比赛前充分的热身及拉伸。
- 保持良好的身体状态：
  ○ 大腿和膝关节柔韧性
  ○ 肌肉力量和耐力
  ○ 良好的心血管储备
- 穿着合适的运动装备。

■■■ 预后

经过正确的治疗通常可以痊愈，有时会自愈。少数情况下需要手术治疗。

■■■ 并发症

- 导致膝关节、小腿上段内侧或足部内侧皮肤感觉不可逆性麻木。
- 导致膝关节、小腿上段内侧或足部内侧持续疼痛不适。

■■■ 常规疗法

最基本的治疗包括暂时避免再从事会引起症状的运动，使用药物和冰敷消肿止痛，加强大腿肌肉的力量和拉伸训练。局部注射类固醇或局麻药物可以减轻神经受压及炎症。慢性病例常需要在理疗师或运动训练师的指导下进行治疗。如保守治疗效果欠佳，则需要考虑手术松解受压神经，手术可以在门诊进行，多数患者效果良好。

■■■ 热敷及冰敷

- 急慢性病例都可以用冰敷来减轻疼痛和炎症，每2~3小时冰敷10~15分钟，若运动后症状加重则可以马上冰敷。
- 根据医师、理疗师或运动训练师的指导，在进行拉伸及力量训练前可以对局部采用热敷。

■■■ 出现下列情况请及时就医

- 治疗2周后症状未改善甚至加重。
- 出现新的、难以解释的症状（应用药物后可能出现的副作用）。

■■■ 运动康复训练

类别	内容	频次
活动范围训练	1. 大腿拉伸·内收肌群 弓步 2. 大腿拉伸·髋关节内收肌群 芭蕾 4. 大腿拉伸·腘绳肌内收肌群 V 坐姿 6 髋关节·髋关节屈肌群 弓箭步	每组 6~8 次, 每天 3 组

注：活动范围训练参阅本章第三节。

第三节　大腿活动范围训练

1. 大腿拉伸·内收肌群 弓步

起始姿势：站立，双足分开，半蹲。

动作要领：身体倾斜，将身体重心放在屈曲的健侧腿上，用力牵拉患侧腿的内收肌群。维持这个姿势 20~30 秒。

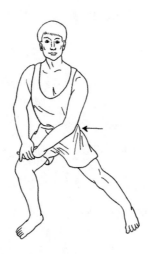

2. 大腿拉伸·髋关节内收肌群 芭蕾

起始姿势：站立，患肢放在桌面或坚固的台面上。

动作要领：逐渐地弯曲健侧膝关节，下压牵拉患侧大腿内侧肌肉。维持这个姿势 20~30 秒。

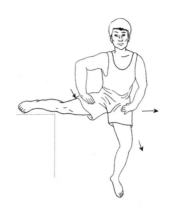

3. 髋关节·髋关节内收肌群

起始姿势：坐位，双侧足底贴紧，足跟尽量靠近身体。将双手分别放在双侧膝部并用力向下压。

动作要领：感觉到腹股沟部位受到牵拉。维持这个姿势20~30秒。

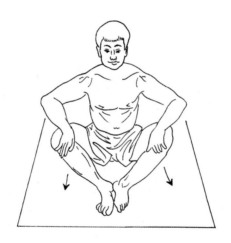

4. 大腿拉伸·腘绳肌内收肌群 V 坐姿

起始姿势：坐位，双腿尽量分开，膝关节伸直。

动作要领：挺胸，倾斜上半身，双手伸直沿下肢滑向远端，尽力触摸足趾（图中A位置）。维持这个姿势20~30秒，放松，回到原位。挺胸，倾斜上半身，双手伸直并拢尽力向前方触摸地面（图中B位置）。维持这个姿势20~30秒，放松，回到原位。转向另一侧，保持挺胸，倾斜上半身，双手伸直沿下肢滑向远端尽力触摸足趾（图中C位置）。维持这个姿势20~30秒，放松，回到原位。

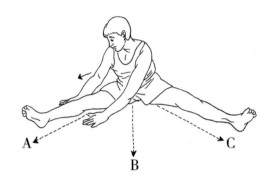

5. 大腿拉伸·俯卧位股四头肌

起始姿势：俯卧位。屈膝，用力握住踝关节、足部或足趾。如果你觉得这样做太困难，可以在踝部绑一根带子或毛巾，然后用力握住。

动作要领：保持双侧膝关节并拢，将足跟用力向臀部牵拉直至大腿前方肌肉受到牵拉。维持这个姿势 20~30 秒。

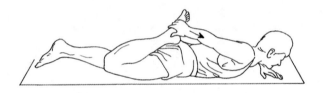

6. 髋关节·髋关节屈肌群 弓箭步

起始姿势：弓箭步。将双手分别放在双侧膝部并用力向下压。

动作要领：保持髋部用力向前，腰部伸直不要弯曲，保持胸部挺直。维持这个姿势 20~30 秒。

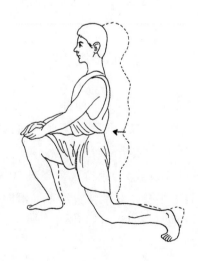

7. 大腿·平卧屈膝关节

起始姿势：仰卧位，伸直膝关节。

动作要领：缓慢地将足跟向臀部滑动，尽量屈曲膝关节，直到膝关节前侧受到牵拉。维持这个姿势 20~30 秒。

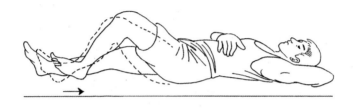

8. 膝关节·膝关节被动屈伸

起始姿势：坐在桌边。用健肢来帮助患肢做膝关节的伸直及屈曲训练。

动作要领：屈曲—双下肢交叉，健侧肢体的足跟置于患肢踝关节前方，用力向后方压患肢以增加患侧膝关节屈曲。维持这个姿势 20~30 秒。伸直—双下肢交叉，健侧肢体的踝关节置于患肢足跟后方，用力向前方抬举患肢以促使患侧膝关节伸直。维持这个姿势 20~30 秒。

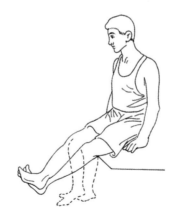

9. 膝关节·重力下膝关节屈曲

起始姿势：平卧于门廊边，健侧下肢伸出门框外。保持足趾轻触墙面。

动作要领：借着重力的作用将足趾轻轻向下方滑动，借助于肢体的重力下垂作用来屈曲膝关节，轻柔地牵拉膝关节。维持这个姿势 20~30 秒。

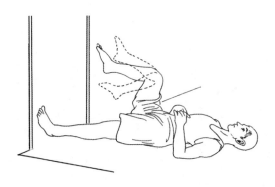

10. 大腿拉伸·腘绳肌

起始姿势：平卧，屈髋、屈膝，双手托住大腿后方。屈髋、屈膝 90 度，大腿指向天花板。

动作要领：保持大腿指向天花板，尽力伸直膝关节，保持另一条腿紧贴床面。维持这个姿势 20~30 秒。

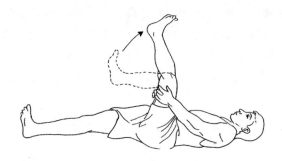

11. 大腿拉伸·腘绳肌 门廊训练

起始姿势：平卧于门廊边，保持膝关节伸直将患肢紧贴墙面。

动作要领：臀部应该尽可能地贴近墙面，健侧腿则保持紧贴地面，患肢大腿后侧受到明显的牵拉。维持这个姿势 20~30 秒。

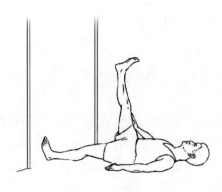

12. 大腿拉伸·腘绳肌，芭蕾

起始姿势：站立位，将患侧小腿置于桌子或其他稳定的台面上，将双手重叠置于小腿外侧。

动作要领：沿着小腿外侧向远端滑动双手，挺胸，保持背部平直，身体正直向前倾，不要耸肩，趾尖向上，感觉到大腿后侧受到牵拉。维持这个姿势 20~30 秒。

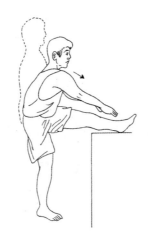

13. 大腿拉伸·神经根牵拉

起始姿势：坐在一张足够高的椅子或桌面上，双足悬空，尽量弯腰低头。

动作要领：放松足部，缓慢逐渐伸直膝关节，直至感觉到膝关节后侧或小腿后侧受到牵拉，维持 10 秒后放松并屈曲膝关节。如果能完全伸直膝关节且膝关节或小腿后侧没有明显的牵拉感，就逐渐背伸踝关节及足趾，维持 10 秒后放松。

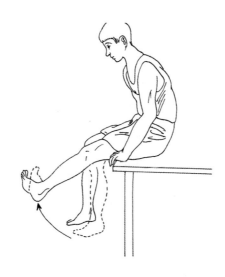

14. 小腿拉伸·腓肠肌 比目鱼肌

起始姿势：站立，离墙一臂远，患肢置于身体后方。患肢足尖向内、足跟向外。

动作要领：保持腰部挺直，身体向墙倾斜，手臂可以弯曲，患肢足跟不能离开地面。首先膝关节保持伸直，然后轻微屈曲，始终保持患肢足跟不能离地。姿势维持20~30秒。

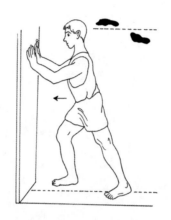

15. 小腿重力拉伸·腓肠肌 比目鱼肌

起始姿势：前足站立于台阶上，足跟部悬空。

动作要领：扶住椅背或台阶扶手以保持平衡。利用身体重量来拉伸小腿肌肉。首先保持膝关节伸直位训练，然后轻微屈曲膝关节继续训练。姿势维持20~30秒。

这个训练会在足及踝关节上施加较大的应力负荷，必须待医师、理疗师或运动训练师做彻底的检查评估后才能进行。

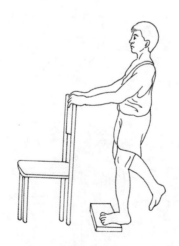

第四节　大腿力量训练

1. 髋关节·内收肌群

起始姿势：侧卧，患侧在下。健侧足底放平以保持平衡。

动作要领：保持膝关节伸直抬高患肢，维持这个姿势20~30秒。缓慢放下患肢。

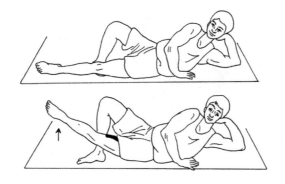

2. 髋关节·双侧内收肌群

起始姿势：坐位，在双腿间放置一排球或篮球。

动作要领：双侧大腿用力向中间挤压，维持这个姿势20~30秒。缓慢放松。

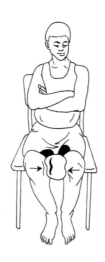

3. 大腿·股四头肌 等长收缩

起始姿势：坐位或卧位，膝关节伸直。

动作要领：用力收缩股四头肌，膝关节伸直位，患肢抬高，将髌骨向髋关节的方向提拉。维持这个姿势 20~30 秒。缓慢放松。

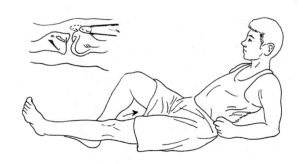

4. 大腿·股四头肌 短弧训练

起始姿势：坐位或卧位，膝关节伸直。在膝下放置一个 10 厘米高的毛巾卷，使膝关节部分屈曲。

动作要领：用力收缩股四头肌，将足跟抬离床面。维持这个姿势 20~30 秒。缓慢放松。

在征得医师、理疗师或运动训练师的同意后可在踝关节处适当负重以增强肌力训练的效果。

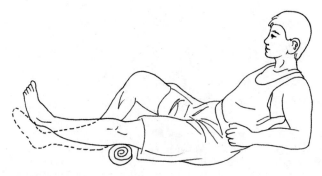

5. 大腿·股四头肌 等张力训练

起始姿势：尽可能地用力收缩股四头肌，保持膝关节平直。

动作要领：用力收缩股四头肌，抬高患肢。将患肢足跟抬离床面约 5~10 厘米。将足跟抬离床面。维持这个姿势 20~30 秒。将患肢放回床面，但股四头肌还要持续用力，一直保持紧张度，维持 20~30 秒后缓慢放松。

本训练要求必须尽可能地坚持较长时间，不仅仅是抬高患肢就可以了。

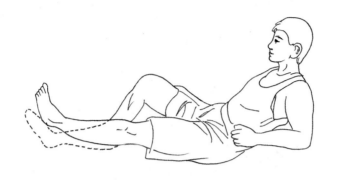

6. 大腿·股四头肌 踏步训练

起始姿势：在地面放置一个 20~25 厘米厚的脚踏。将患侧足部放在脚踏上，注意保持髌骨与足尖或第二足趾成一直线。必要时可以扶住扶手、椅背或墙面以保持平衡。

动作要领：健足缓慢地踏上脚踏后再退下，健足跟触地后再次踏上脚踏，**在训练时要注意保持髌骨与足尖或第二足趾成一直线**。一次动作循环时间不要少于 6 秒。

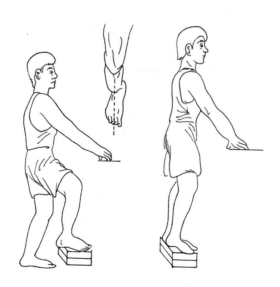

7. 大腿·股四头肌 背靠墙训练

起始姿势：背靠墙站立，双足分开与肩同宽，足部距离墙面约 45~60 厘米，保持髌骨与足尖或第二足趾成一直线。

动作要领：缓慢顺着墙面下滑至膝关节成 90 度角。每次姿势维持 20～30 秒。

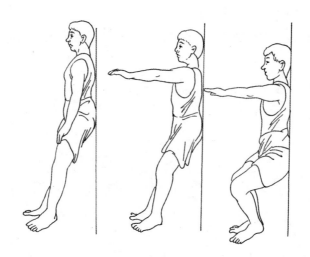

8. 大腿·腘绳肌 等长收缩

起始姿势：仰卧位，屈膝至 70 度。

动作要领：足跟用力蹬地面或床面。每次姿势维持 20～30 秒。

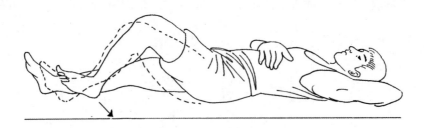

9. 大腿·腘绳肌 等张收缩

起始姿势：俯卧位，下肢伸直。

动作要领：缓慢屈膝 90 度，并维持这个姿势 20～30 秒。

在征得医师、理疗师或运动训练师的同意后可在踝关节处适当负重以增强肌力训练的效果。

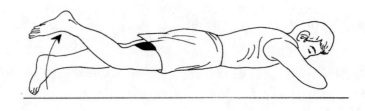

10. 髋关节·伸髋

起始姿势：俯卧位，下肢伸直。

动作要领：保持患肢膝关节伸直，髋部用力后伸，尽量抬高下肢，维持这个姿势20~30秒。缓慢放下患肢。

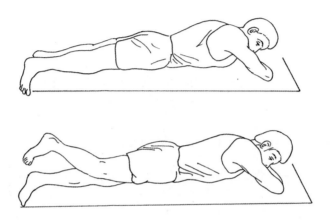

膝关节

第一节　膝关节解剖与功能

膝关节由股骨内、外侧髁和胫骨内、外侧髁以及髌骨构成，为人体最大且构造最复杂、损伤机会亦较多的关节。

膝关节囊较薄而松弛，关节囊的周围有韧带加固。前方的叫髌韧带，是股四头肌肌腱的延续（髌骨为该肌腱内的籽骨），从髌骨下端延伸至胫骨粗隆，在髌韧带的两侧有髌内、外侧支持带，并与膝关节囊相编织；后方有腘斜韧带加强，由半膜肌的腱纤维部分编入关节囊所形成；内侧有胫（内）侧副韧带，为扁带状，起自内收肌结节，向下放散编织于关节囊纤维层；外侧为腓（外）侧副韧带，是独立于关节囊外的圆形纤维束，起自股骨外上髁，止于腓骨小头。关节内所有的结构都被覆着一层滑膜。在髌上缘，滑膜向上方呈囊状膨出约 4 厘米，称为髌上囊。

在膝关节内，生有由纤维软骨构成的半月板。半月板的外缘较厚，与关节囊紧密愈着，内缘薄而游离；上面略凹陷，对向股骨髁，下面平坦，朝向胫骨髁。内侧半月板大而较薄，呈 "C" 形，前端狭窄而后份较宽。前端起于胫骨髁间前窝的前份，位于前交叉韧带的前方，后端附着于髁间后窝，位于外侧半月板与后交叉韧带附着点之间，边缘与关节囊纤维层及胫侧副韧带紧密愈着。外侧半月板较小，呈环形，中部宽阔，前、后部均较狭窄。前端附着于髁间前窝，位于前交叉韧带的后外侧，后端止于髁间后窝，位于内侧半月板后端的前方，外缘附着于关节囊。半月板具有一定的弹性，能缓冲重力，起着保护关节面的作用。此外，半月板还具有一定的活动性，屈膝时，半月板向后移，伸膝时则向前移。在强力骤然运动时，易造成损伤，甚至撕裂。

膝关节内有两条交叉韧带。前交叉韧带附着于胫骨髁间前窝，斜向后外上方，止于股骨外侧髁内面的后份，有限制胫骨前移的作用。后交叉韧带位于前交叉韧带的后内侧，较前交叉韧带短，起自胫骨髁间后窝及外侧半月板的后端，斜向前上内方，附于股骨内侧髁外面的前份，具有限制胫骨后移的作用。

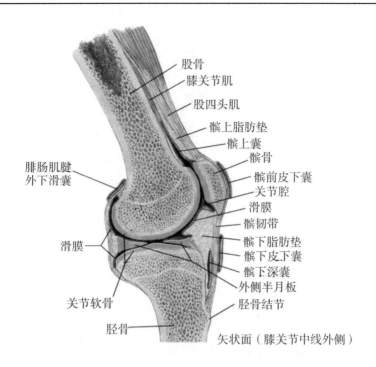

股骨
膝关节肌
股四头肌
髌上脂肪垫
髌上囊
髌骨
髌前皮下囊
关节腔
滑膜
髌韧带
髌下脂肪垫
髌下皮下囊
髌下深囊
外侧半月板
胫骨结节

腓肠肌腱
外下滑囊
滑膜
关节软骨
胫骨

矢状面（膝关节中线外侧）

右膝关节：屈曲位前面观

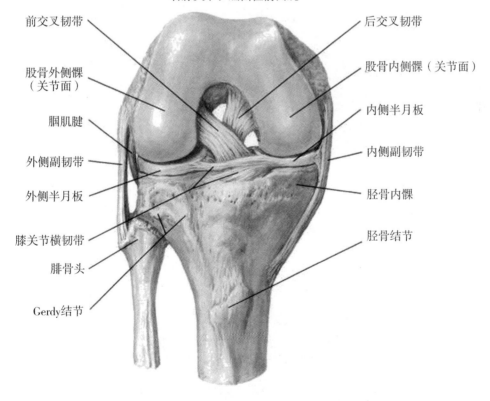

前交叉韧带
股骨外侧髁
（关节面）
腘肌腱
外侧副韧带
外侧半月板
膝关节横韧带
腓骨头
Gerdy结节

后交叉韧带
股骨内侧髁（关节面）
内侧半月板
内侧副韧带
胫骨内髁
胫骨结节

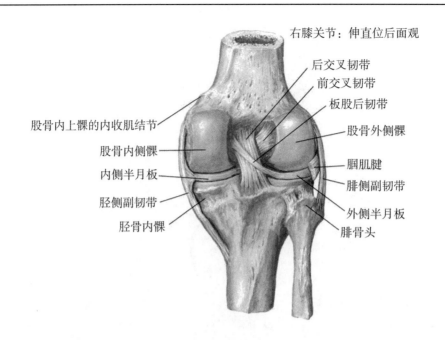

右膝关节：伸直位后面观

后交叉韧带
前交叉韧带
板股后韧带
股骨外侧髁
腘肌腱
腓侧副韧带
外侧半月板
腓骨头

股骨内上髁的内收肌结节
股骨内侧髁
内侧半月板
胫侧副韧带
胫骨内髁

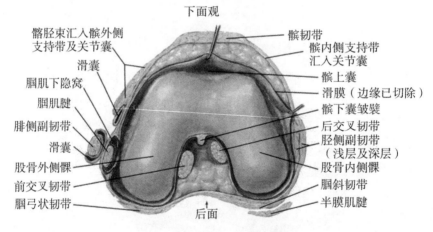

下面观

髂胫束汇入髌外侧
支持带及关节囊
滑囊
腘肌下隐窝
腘肌腱
腓侧副韧带
滑囊
股骨外侧髁
前交叉韧带
腘弓状韧带

髌韧带
髌内侧支持带
汇入关节囊
髌上囊
滑膜（边缘已切除）
髌下囊皱襞
后交叉韧带
胫侧副韧带
（浅层及深层）
股骨内侧髁
腘斜韧带
半膜肌腱

后面

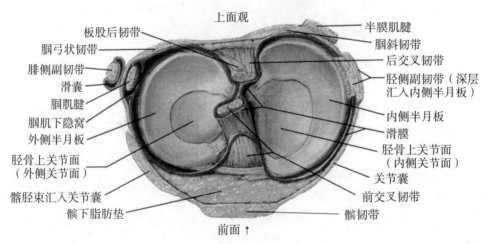

上面观

板股后韧带
腘弓状韧带
腓侧副韧带
滑囊
腘肌腱
腘肌下隐窝
外侧半月板
胫骨上关节面
（外侧关节面）
髂胫束汇入关节囊
髌下脂肪垫

半膜肌腱
腘斜韧带
后交叉韧带
胫侧副韧带（深层
汇入内侧半月板）
内侧半月板
滑膜
胫骨上关节面
（内侧关节面）
关节囊
前交叉韧带
髌韧带

前面

膝关节的正常活动范围

膝关节的主要活动方式为屈、伸活动，在半屈膝时还可以做旋转运动。膝关节屈伸范围最大，屈膝活动范围有 0~150 度，过伸活动范围为 0~10 度。旋转活动当膝关节于屈曲 90 度位时，可达 30~50 度。

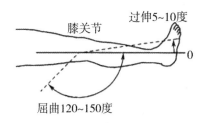

第二节　膝关节运动创伤及康复

1. 髌骨软化（髌骨外侧压力过载症）

■■■ 描述

髌骨软化症（髌骨外侧压力过载症）主要表现为髌骨所受压力过大而引起的膝关节疼痛，虽然外伤可以诱发，但其发作通常与外伤无关。髌骨坐落在股骨滑车沟中，关节面呈 V 字形，四周由股四头肌腱包绕，由周围肌肉及支持带维持其在股骨滑车沟中的位置。

■■■ 常见症状及体征

- 膝前髌骨后广泛的疼痛，有时疼痛也可以位于膝关节后方或髌骨远、近端。
- 久坐站起、上下楼、下蹲或穿着高跟鞋都会加重疼痛。
- 跳跃时膝关节疼痛。
- 疼痛多呈酸痛，但有时也会呈尖锐的疼痛。
- 有时膝关节会无力、打软腿。
- 局部肿胀轻微或没有肿胀，不会出现交锁。

■■■ 病因

虽然外伤可以诱发，但其发作通常与外伤无关。股四头肌无力可以导致髌骨滑动轨迹异常，这种情况也见于下肢力线异常时。这种滑动异常会导致应力过多地集中于髌骨的外侧半（正常情况下应力应该均匀地分散在 70% 的髌骨关节面上），随着时间的推移，外侧支持带会出现短缩，这样就会使内侧支持带受到过多的牵拉。当屈膝或收缩股四头肌时会加重疼痛。

■■■ 高危因素

- 大腿后侧腘绳肌、前方股四头肌或小腿后侧的腓肠肌紧张，股四头肌力量不足。
- 在训练或比赛前没有进行足够的热身。
- 长期从事需要跑、跳以及下蹲的运动。
- 下肢力线不良、股骨滑车发育不良、扁平足。
- 髌骨遭受直接暴力损伤。

■■■ 预防措施

- 训练及比赛前进行足够的热身及拉伸训练。
- 保守良好的身体状态：大腿、膝关节及小腿要有良好的柔韧性，并进行肌肉力量及耐力训练。
- 适当佩戴矫正支具。

■■■ 预后

经过正确的处理通常可以治愈，不再从事会激起疼痛的运动则可以很快康复，但是继续运动通常并不会造成不可逆的损伤。

■■■ 可能出现的并发症

- 症状经常反复发作引起下肢无力导致运动员竞技水平下降。
- 髌股关节炎。

■■■ 常规疗法

早期的治疗包括应用药物及冰敷以消肿止痛、进行拉伸及力量训练、调整动作。运动后冰敷会有所帮助。佩戴膝套以纠正髌骨运动轨迹，配套矫形器对扁平足有所帮助。经过保守治疗后如症状仍持续可考虑手术治疗，可以切开或在关节镜下切断松解外侧支持带，必要时可同时紧缩内侧支持带。有时可考虑采用胫骨结节内移截骨术。

■■■ 热敷及冰敷

- 急性或慢性患者可用冰敷减轻疼痛和炎症，每 2~3 小时冰敷 10~15 分钟，若运动后症状加重则可以马上冰敷。
- 在进行拉伸及力量训练前可以对局部采用热敷。

■■■ 运动康复训练

类别	内容	频次
活动范围训练	**1. 髌骨**·内压髌骨 **2. 大腿拉伸**·腘绳肌，芭蕾 **3. 大腿拉伸**·俯卧位股四头肌 **4. 大腿拉伸**·拉伸髂胫束	每组 6~8 次， 每天 3 组
力量训练	**1. 大腿**·股四头肌 等长收缩 **2. 大腿**·股四头肌 短弧训练 **3. 大腿**·股四头肌 等张力训练 **4. 大腿**·股四头肌 踏步训练 **5. 大腿**·股四头肌 背靠墙训练 **6. 大腿**·股四头肌 重力训练 **7. 大腿**·股四头肌内侧头 **8. 大腿**·屈曲位股四头肌 等长收缩	每组 8~10 次， 每天 3 组

注：活动范围训练参阅本章第四节，力量训练参阅本章第五节。

2. 髌骨脱位、半脱位

■■■ 描述

髌骨脱位或半脱位会对髌骨与股骨形成的髌股关节造成一定的影响。髌骨的关节面呈 V 形凸起，与呈 V 形凹陷的股骨关节面（滑车）构成髌股关节。髌骨脱位是指髌骨离开了正常的所在位置，不再位于股骨滑车中。髌骨半脱位是指髌骨没有位于股骨滑车正中，髌骨的关节面与股骨的滑车关节面虽然还有一定的接触，但并不在最佳的吻合状态。这种情况多见于青少年及年轻人。

■■■ 常见症状和体征

• 当尝试移动膝关节时局部出现剧烈的疼痛，有时会出现膝关节的落空感。
• 膝关节周围肿胀，压痛，瘀斑。
• 由于脱位后造成局部血管、神经受到卡压、切割或压迫而造成患肢远端的麻木或无力。
• 髌骨通常向膝关节外侧脱位，造成局部明显的畸形。当膝关节伸直时有时可以自动复位导致局部看不到明显的畸形，但两者造成的损伤则还是一样的。
• 髌骨向外侧脱位后由于股骨内髁的突起而显得膝关节内侧肿大明显。

■■■ 病因

• 膝关节处遭受直接的暴力打击。

- 身体突然转向而作用于下肢的旋转或轴向应力。
- 突然强力的肌肉收缩。
- 先天发育异常，如股骨滑车沟过浅或形态发育异常。

■■■ 高危因素

- 有较多身体接触的运动（足球、英式足球），以及需要跑、跳的运动（篮球、排球）或需要鞋底防滑的运动项目。
- 骨盆过宽、膝外翻、滑车沟过浅或发育异常。
- 既往有过膝关节扭伤或髌骨脱位。
- 身体条件较差（力量及柔韧性）。

■■■ 预防措施

- 在运动及比赛前进行积极的热身及拉伸练习。
- 保持最佳的身体状态，包括：
  - 大腿、小腿及膝关节的力量
  - 柔韧性及耐力
  - 心血管储备
- 在参加需要跑、跳及身体接触的运动（篮球、排球）时，可在膝部佩戴保护器具，如弹性绷带、胶带、固定带、膝关节垫等，也可以在膝部佩戴膝套，这种膝套在内侧可配有胶带向内侧牵拉髌骨，外侧有高帮可防止髌骨向外侧脱位，并且髌骨处有开口，允许髌骨一定程度地自由活动。
- 根据运动的种类及场地条件选择适当的防滑条或鞋钉。

■■■ 预后

经过及时的复位及适当治疗后，完全康复至少需要 6 周。

■■■ 可能出现的并发症

- 脱位或复位时造成髌骨骨折或关节软骨损伤。
- 附近神经及大血管损伤（罕见）。
- 如过早恢复运动则可能造成延迟愈合或复发性脱位。
- 膝关节内大量出血。
- 由于治疗不及时或不彻底，或未得到彻底的康复而造成髌骨反复的疼痛或错位。
- 由于治疗延误或反复的损伤而引起膝关节不稳定或膝关节炎。

■■■ 常规疗法

通常可以手法复位，及时复位后可冰敷患处并服用药物减轻疼痛，如需取出关节内骨、软骨碎块或避免再次脱位时可考虑采用手术治疗。抬高患肢有助于减轻肿胀。关节内积血较多时可穿刺抽出。为促进组织愈合可采用夹板、石膏或支具固定制动膝关节，但固定时间不应超过 6 周。在制动后，为避免关节僵硬及肌肉萎缩需尽早地进行拉伸及肌力训练，这可以自己进行也可以在理疗师或运动训练师的指导下进行。

■■■ 热敷和冰敷

• 对于急性或慢性患者冰敷可以用来减轻疼痛和炎症，可以每 2~3 小时冰敷 10~15 分钟，若运动后症状加重则可以马上冰敷。

• 根据医师、理疗师或运动训练师的指导，在进行拉伸及力量训练前可以对局部采用热敷。

■■■ 出现下列情况请及时就医

• 治疗后疼痛、压痛及肿胀情况反而加重。

• 感觉到足部疼痛、麻木或冰凉。

• 足趾甲变蓝、发暗、发黑。

• 手术后出现下列情况则预示着局部可能出现感染：发烧、疼痛加重、局部红肿、出血增加或分泌物增多。

• 出现新的、难以解释的症状（应用药物后可能出现的副作用）。

■■■ 运动康复训练

第一阶段（伤后 1~3 周）

类别	内容	频次
活动范围训练	**5. 大腿**·平卧屈膝关节 **6. 大腿拉伸**·神经根牵拉 **7. 膝关节**·重力下膝关节屈曲	每组 6~8 次， 每天 3 组
力量训练	**1. 大腿**·股四头肌 等长收缩 **3. 大腿**·股四头肌 等张力训练 **9. 髋关节**·伸髋 **10. 髋关节**·髋关节外展肌群 1 **11. 髋关节**·内收肌群	每组 8~10 次， 每天 3 组

注：活动范围训练参阅本章第四节，力量训练参阅本章第五节。

第二阶段（伤后 4 周）

类别	内容	频次
活动范围训练	1. 髌骨·内压髌骨 3. 大腿拉伸·俯卧位股四头肌 4. 大腿拉伸·拉伸髂胫束 8. 大腿拉伸·腘绳肌 9. 大腿拉伸·腘绳肌 门廊训练	每组 6~8 次， 每天 3 组
力量训练	2. 大腿·股四头肌 短弧训练 4. 大腿·股四头肌 踏步训练 5. 大腿·股四头肌 背靠墙训练 8. 大腿·屈曲位股四头肌 等长收缩 12. 髋关节·髋关节伸肌群+腰背肌群	每组 8~10 次， 每天 3 组

注：活动范围训练参阅本章第四节，力量训练参阅本章第五节。

3. 髌前滑囊炎

■■■ 描述

滑囊外形似水囊，其主要作用是减轻软组织与骨头之间的摩擦。髌前滑囊位于髌骨与前方的软组织之间，可以减轻它们之间的摩擦，使皮肤可以在髌前自由滑动。当髌前滑囊发炎时，会在局部出现炎症及疼痛。

■■■ 常见的症状和体征

- 在髌前滑囊处出现疼痛、压痛、红肿及皮温升高。
- 局部活动受限，疼痛可放射至周围组织。
- 活动膝关节时可出现剧烈疼痛。
- 滑囊处可出现捻发音。
- 滑囊出现无痛性肿胀。
- 发热（出现感染时）。

■■■ 病因

- 直接暴力打击、反复地下跪或膝关节屈曲。
- 过度用力地反复进行非常规的膝关节训练。

■■■ 高危因素

- 从事需要膝部着地或负重的运动，如排球、足球。
- 反复高强度的训练（特别是跑步下山或跑下斜坡）、突然大幅度增加或改变运动量。
- 运动前热身或拉伸不够充分。
- 技术动作不正确。
- 在人造草地上运动。

■■■ 预防措施

- 避免受伤及肌肉过度疲劳。
- 运动前进行充分的热身和拉伸。
- 保守良好的身体状态：
  - 膝关节柔韧性
  - 肌肉力量及耐力
  - 心血管储备
- 应用正确的技术动作、训练时佩戴适当的护具。

■■■ 预后

经过正确的保守治疗和适当的休息，通常可以在 2 周后痊愈。

■■■ 可能出现的并发症

- 治疗不及时或休息不够，可导致病程延长。
- 病情转为慢性并反复发作。
- 关节僵硬、活动受限。
- 滑囊感染。
- 滑囊慢性炎症或形成疤痕。

■■■ 常规疗法

早期的治疗包括应用药物及冰敷以消肿止痛、进行拉伸及力量训练（特别是股四头肌及腘绳肌）、调整动作。当炎症消退后，对那些还需要反复膝部着地或负重的运动员可以佩戴膝部保护垫以保护滑囊。弹性绷带可以促进消肿。如果症状持续或复发，可以考虑穿刺抽出积液或使用少量类固醇。保守治疗后仍反复发作或感染得不到控制，就可手术切除滑囊。

■■■ 热敷和冰敷

• 急性或慢性患者可以冰敷减轻疼痛和炎症，每 2~3 小时冰敷 10~15 分钟，若运动后症状加重则可以马上冰敷。

• 进行拉伸及力量训练前可以对局部采用热敷。

■■■ 出现下列情况请及时就医

• 经过 2 周的治疗症状未得到改善或反而加重。

• 出现感染征兆，包括发热 38 度、局部疼痛加剧、红肿、皮温升高、滑囊流出脓性分泌物。

• 出现新的、难以解释的症状。

■■■ 运动康复训练

类别	内容	频次
活动范围训练	2. 大腿拉伸·腘绳肌，芭蕾 3. 大腿拉伸·俯卧位股四头肌 10. 大腿拉伸·腘绳肌 内收肌群 V 坐姿	每组 6~8 次， 每天 3 组
力量训练	1. 大腿·股四头肌 等长收缩 2. 大腿·股四头肌 短弧训练 3. 大腿·股四头肌 等张力训练 4. 大腿·股四头肌 踏步训练	每组 8~10 次， 每天 3 组

注：活动范围训练参阅本章第四节，力量训练参阅本章第五节。

4. 髌腱炎

■■■ 描述

髌腱炎主要表现为髌腱处的炎症和疼痛。髌腱是股四头肌附着于髌骨与胫骨结节之间的腱性部分，它对于维持膝关节的屈、伸功能非常重要，是伸膝装置的重要组成部分。髌腱炎有Ⅲ级，通常伴有髌腱的Ⅰ、Ⅱ级撕裂伤。Ⅰ级撕裂伤是指髌腱受到轻微的牵拉（显微镜下可以看到髌腱部分撕裂），但没有明显肉眼可见的断裂，也没有肌腱的延长，力量正常；Ⅱ级撕裂伤是指髌腱的中度裂伤，在腱周膜下或腱–骨移行处可有肌腱的部分断裂，髌腱的长度通常没有变化但力量减弱；Ⅲ级撕裂伤则是指髌腱的完全断裂。

■■■ 常见的症状和体征

- 髌腱疼痛、压痛、红肿，通常位于髌骨下极或胫骨结节处。
- 用力伸直膝关节时局部疼痛，有时会伴有力量减弱（特别是跳跃、从坐位或蹲位站起或下蹲、下跪时）。
- 髌腱处可有捻发音。

■■■ 病因

- 突然转换体位或突然增加训练强度时扭伤。股四头肌或髌腱长期的慢性劳损。
- 髌骨或髌腱受到直接打击。

■■■ 高危因素

- 从事需要股四头肌突然用力收缩的运动（跳跃、起跑、踢球）。
- 跑步，特别是跑步下山或下坡。
- 身体条件较差（力量和柔韧度，股四头肌力量较弱或腘绳肌过于紧张）。
- 平足。

■■■ 预防措施

- 训练或比赛前充分的热身及拉伸。
- 训练或比赛间隙保持足够的休息和康复。
- 保持良好的身体状态：
  - 心血管储备
  - 大腿和膝部力量
  - 柔韧性及耐力
- 为预防复发，在康复后可以用支具、胶带或弹性绷带保护数周。
- 佩戴矫正支具。

■■■ 预后

经过正确的保守治疗、休息及康复后，通常6周可以痊愈。

■■■ 可能出现的并发症

- 如果没有得到正确及时的治疗或足够的休息，康复时间可能延长。
- 过早恢复运动、超量训练、局部受到直接打击或技术动作不正确，病情可能复发。

- 如造成髌腱断裂则需要手术治疗。

■■■ 常规治疗

早期的治疗包括应用药物及冰敷以消肿止痛、加强股四头肌及腘绳肌的拉伸及力量训练、动作调整。可用石膏托固定制动膝关节 10~14 天以利炎症消退。如患者股四头肌力量较弱或有跛行，可用拐杖保护 1 周左右。佩戴矫正器或髌腱支具可减轻髌腱负荷。如经过严格的保守治疗及康复训练后症状不见好转则可考虑手术切除炎性退变的腱性组织。

■■■ 热敷及冰敷

- 冰敷可以减轻疼痛和炎症，每 2~3 小时冰敷 10~15 分钟，若运动后症状加重可以马上冰敷。
- 进行拉伸及力量训练前可以对局部采用热敷。

■■■ 出现下列情况请及时就医

- 治疗 2 周症状未得到改善或反而加重。
- 出现新的、难以解释的症状。

■■■ 运动康复训练

类别	内容	频次
活动范围训练	**2. 大腿拉伸·腘绳肌，芭蕾** **3. 大腿拉伸·俯卧位股四头肌** **8. 大腿拉伸·腘绳肌** **11. 大腿拉伸·内收肌群 弓步**	每组 6~8 次，每天 3 组
力量训练	**1. 大腿·股四头肌 等长收缩** **2. 大腿·股四头肌 短弧训练** **3. 大腿·股四头肌 等张力训练** **6. 大腿·股四头肌 重力训练**	每组 8~10 次，每天 3 组

注：活动范围训练参阅本章第四节，力量训练参阅本章第五节。

5. 髌腱末端病

■■■ 描述

Sinding-Larsen-Johansson 综合征（髌腱末端病）是指髌骨下极髌腱附着点的慢性炎症，多见于青少年。在完成屈膝下蹲等需要股四头肌强力收缩的运动时，会在髌骨下极处产生较大的应力负荷，反复多次或过量的训练会引起局部损伤而出现炎症反应，导致局部肿胀、疼痛、活动受限，这是一种自限性的疾病，是一种青少年型的髌腱炎（跳跃膝）。

■■■ 常见的症状和体征

• 髌骨下极处轻微突起，局部肿胀，皮温高。

• 活动后出现局部疼痛，特别是抗阻力伸膝时（如上楼梯、跳跃、深蹲及举重等）或青少年在进行大负荷的训练后。

• 一些病情严重的患者，即使轻微地活动也会引起局部疼痛。

■■■ 病因

Sinding-Larsen-Johansson 综合症（髌腱末端病）主要是由于单次、突然的或反复多次位于髌骨下极的损伤而引起的炎症反应，髌骨下极内可出现骨碎片或髌腱内出现骨化。

■■■ 高危因素

• 过多的跑、跳或慢走。

• 超重。

• 10~16 岁的男孩。

• 骨骼生长过快。

• 身体素质较差（力量和柔韧性）。

■■■ 预防措施

• 训练及比赛前进行足够的热身及拉伸训练。

• 保守良好的身体状态：
  ◦ 大腿、膝关节力量
  ◦ 柔韧性及耐力
  ◦ 维持正常体重
  ◦ 心血管储备

• 适度训练，避免过量。

• 应用正确的技术动作。

■■■ 预后

减少活动量后轻微的病例通常就可以痊愈。中到重度的患者则需要大幅度地减少运动量，甚至需停训长达 9 个月。

■■■ 可能出现的并发症

- 骨感染。
- 成年后症状反复发作，髌骨下极处存在长期引起疼痛的小骨块。
- 髌骨下极处肿胀突起。

■■■ 常规疗法

早期的治疗包括应用药物及冰敷以消肿止痛、进行拉伸及力量训练、调整动作。避免跑、跳、跪、下蹲、爬楼梯等动作。急性期的患者可在家中进行训练。慢性疼痛的患者多需要在理疗师或运动训练师的指导下行进一步的训练。有时需用石膏托、夹板或弹力支具制动 6~8 周。髌骨带（系在髌骨与胫骨结节之间的髌腱上）有助于减轻症状。如保守治疗失败可考虑手术治疗，在骨骼发育成熟后如发现髌下的小骨块引起疼痛则需手术切除。

■■■ 热敷和冰敷

- 冰敷可以用来减轻疼痛和炎症，可以每 2~3 小时冰敷 10~15 分钟，若运动后症状加重则可以马上冰敷。
- 在进行拉伸及力量训练前可以对局部采用热敷。

■■■ 出现下列情况请及时就医

- 治疗 4 周症状未得到改善或反而加重。
- 出现新的、难以解释的症状。

■■■ 运动康复训练

类别	内容	频次
活动范围训练	**2. 大腿拉伸·腘绳肌，芭蕾** **3. 大腿拉伸·俯卧位股四头肌** **8. 大腿拉伸·腘绳肌** **9. 大腿拉伸·腘绳肌 门廊训练**	每组 6~8 次， 每天 3 组
力量训练	**1. 大腿·股四头肌 等长收缩** **2. 大腿·股四头肌 短弧训练** **3. 大腿·股四头肌 等张力训练** **8. 大腿·屈曲位股四头肌 等长收缩**	每组 8~10 次， 每天 3 组

注：活动范围训练参阅本章第四节，力量训练参阅本章第五节。

6. 髌下脂体综合症 (哈弗综合症)

■■■ 描述

脂肪垫位于髌骨下方，其主要作用是保护髌韧带，避免其在膝关节活动时受到胫骨的刺激和卡压。当脂肪垫受到损伤或卡压于胫骨与股骨之间时，会引起局部炎症及肿胀，从而引起临床症状。

■■■ 常见症状和体征

• 髌骨下方疼痛，运动或用力伸直膝关节时疼痛加重。
• 偶尔出现髌骨周围肿胀。
• 髌腱两侧肿胀及压痛。

■■■ 病因

膝关节遭受直接暴力打击或运动时用力屈、伸膝关节造成脂肪垫的反复损伤，逐渐被挤迫、卡压于股骨及胫骨之间。

■■■ 高危因素

• 需要膝关节反复强力屈、伸的运动（踢球及跳跃）。
• 膝关节反复受伤。
• 膝关节容易受到直接损伤的运动（排球、足球、英式足球）或需要采用跪位的运动。

■■■ 预防措施

• 保持良好的身体状态：
  ◦ 膝关节柔韧性
  ◦ 肌肉力量及耐力
• 佩戴适当护垫保护。
• 完全康复后才能重返赛场。

■■■ 预后

经过正确的治疗后，通常可以完全康复。

■■■ 可能出现的并发症

- 脂肪垫慢性炎症导致症状反复发作。
- 症状严重导致运动员竞技水平下降。
- 过早恢复运动可能导致症状长期得不到改善。
- 手术风险：感染、出血、神经损伤、术后持续疼痛、脂肪垫卡压、髌腱断裂。

■■■ 常规疗法

早期的治疗包括应用药物及冰敷以消肿止痛、进行拉伸及力量训练、调整动作。如炎症持续导致脂肪垫反复卡压，可在医师的指导下局部适当注射类固醇。使用足跟垫避免膝关节完全伸直可以减轻脂肪垫的卡压。只有对那些经过保守治疗后症状仍长期反复发作的患者才需考虑手术治疗，通常在关节镜下切除炎性组织及疤痕即可。

■■■ 热敷和冰敷

- 冰敷可以减轻疼痛和炎症，每 2~3 小时冰敷 10~15 分钟，若运动后症状加重则可以马上冰敷。
- 进行拉伸及力量训练前可以对局部采用热敷。

■■■ 出现下列情况请及时就医

- 治疗 2 周症状未得到改善或反而加重。
- 术后出现下列情况：
  - 感觉到足、踝部疼痛、麻木或冰凉
  - 足趾甲变蓝、发暗、发黑
  - 手术区域疼痛加重、红肿明显、切口引流及出血增多
  - 出现感染迹象（头痛、肌肉酸痛、头晕或发烧）
  - 出现新的、难以解释的症状

■■■ 运动康复训练

类别	内容	频次
活动范围训练	2. 大腿拉伸·腘绳肌，芭蕾 3. 大腿拉伸·俯卧位股四头肌 5. 大腿·平卧屈膝关节 8. 大腿拉伸·腘绳肌	每组 6~8 次， 每天 3 组

类别	内容	频次
力量训练	**2.** 大腿·股四头肌 短弧训练 **3.** 大腿·股四头肌 等张力训练 **4.** 大腿·股四头肌 踏步训练 **5.** 大腿·股四头肌 背靠墙训练	每组 8~10 次， 每天 3 组

注：活动范围训练参阅本章第四节，力量训练参阅本章第五节。

7. 滑膜皱襞综合征

■■■ 描述

滑膜皱壁是指滑膜组织皱褶形成的条索样结构，来源于胚胎发育时期留下的残余组织。在胚胎发育时期这些条索样组织分化成叶状进入关节。在大约 60% 的成年人中，这些条索样组织没能完全分化，依然保存在关节中，但绝对多数不会引起临床症状。在膝关节内可以存在多种不同的滑膜皱壁。这些皱壁有时会发炎增厚，引起临床症状，最常累及的是髌骨内侧滑膜皱壁。

■■■ 常见症状及体征

• 膝关节前方内侧疼痛，特别是当蹲、跪、久坐和从坐位站起时。
• 膝关节交锁、弹响。
• 髌骨下方疼痛和压痛。
• 在关节表面边缘上有时会触摸到变成硬索状的滑膜皱襞。

■■■ 病因

膝关节外伤，直接暴力或者膝关节反复地屈伸致滑膜皱壁增厚失去弹性，导致皱壁被夹在膝关节内股骨内侧髁上或髌骨内侧，由于皱壁内分布有神经末梢，当其被夹住或牵拉时则会引起疼痛。

■■■ 高危因素

• 需要膝关节反复用力屈伸的运动（踢球和跳跃）。
• 膝关节反复外伤。
• 膝关节容易遭受到直接伤害的运动（排球、英式足球、足球）。
• 需要维持较长时间跪位的运动。

■■■ 预防措施

- 佩戴合适的护垫有助于减轻损伤。
- 膝关节伤后需完全康复才能继续参加运动。

■■■ 预后

通过正确的治疗通常可以完全康复。

■■■ 可能出现的并发症

- 组织慢性发炎导致症状反复发作，最终病情转为慢性。
- 功能受限严重导致运动员竞技水平下降。
- 过早的恢复运动导致延迟愈合或症状长期不缓解。
- 手术的风险：感染、出血、神经损伤、持续疼痛、脂肪垫卡压和髌韧带断裂。

■■■ 常规疗法

最基本的治疗包括药物、冰敷以减轻止痛，加强股四头肌及腘绳肌力量及拉伸训练；调整运动方式避免激起不适。有时医师会建议注射类固醇以减轻滑膜皱壁炎症，也可以使用弓形支具。通常并不需要手术治疗，只有在那些通过保守治疗后症状仍不改善的患者才考虑手术治疗，可在门诊关节镜下完成皱壁切除术。

■■■ 热敷及冰敷

- 急性或慢性病例都可以用冰敷来减轻疼痛和炎症，每2~3小时冰敷10~15分钟，若运动后症状加重则可以马上冰敷。
- 在进行拉伸及力量训练前可以对局部采用热敷。

■■■ 出现下列情况请及时就医

- 治疗2周后症状未得到改善或反而加重。
- 手术后出现下列情况：
  - 踝、足部感觉疼痛、麻木或冰凉
  - 足趾甲发蓝、发灰或色泽暗淡
  - 手术区域疼痛加重、红肿、渗液及出血增多
  - 出现感染迹象：头痛、肌肉酸痛、头晕或发热
- 出现新的、难以解释的症状。

■■■ 运动康复训练

类别	内容	频次
活动范围训练	**2. 大腿拉伸**·腘绳肌, 芭蕾 **3. 大腿拉伸**·俯卧位股四头肌 **4. 大腿拉伸**·拉伸髂胫束 **8. 大腿拉伸**·腘绳肌 **9. 大腿拉伸**·腘绳肌 门廊训练	每组 6~8 次, 每天 3 组
力量训练	**1. 大腿**·股四头肌 等长收缩 **2. 大腿**·股四头肌 短弧训练 **3. 大腿**·股四头肌 等张力训练 **4. 大腿**·股四头肌 踏步训练 **8. 大腿**·屈曲位股四头肌 等长收缩	每组 8~10 次, 每天 3 组

注：活动范围训练参阅本章第四节，力量训练参阅本章第五节。

8. 前交叉韧带损伤

■■■ 描述

前交叉韧带是膝关节 4 条韧带之一，结构非常复杂，其主要作用是防止胫骨相对于股骨的向前移动，由一条位于关节内，连接股骨和胫骨且走向有一定规律的束带样结缔组织构成，分为前内侧束、后外侧束及中间束，周围被滑膜包绕，有良好的血运供应，内部包含有神经末梢并有本体感觉。其中间部份最窄，向上下呈扇形展开，分别止于股骨外侧髁内侧面的后方及胫骨髁间棘前外侧的陷窝中，前内侧束在膝关节屈曲时紧张，在伸直则放松。后外侧束则在膝关节伸直时紧张，在屈曲时则放松。中间束则在整个膝关节的屈伸活动中均保持紧张。

前交叉韧带完全撕裂后不能自行愈合，仅能通过疤痕组织和膝关节其他结构形成粘连。约半数前交叉韧带损伤的患者同时伴有半月板损伤。

■■■ 常见症状及体征

• 受伤时可听到或感觉到韧带弹响和撕裂声。

• 伤后患肢功能受限，难以参加运动。

• 伤后 6 到 8 小时膝关节开始出现明显肿胀，严重时伤后 30 分钟膝关节即肿胀明显。

• 膝关节伸直受限。

• 膝关节打软腿或错动感，特别是尝试旋转、快速转向或跳跃时。

• 膝关节肿胀，反复打软腿。

- 如伴发有半月板损伤则可能会出现关节交锁。

■■■ 病因

- 外力作用强度超过韧带的承受能力。
- 直接接触，膝关节被绞踩或间接暴力致伤（高处落下着地时姿势不正确或鞋被地面踩住）。

■■■ 高危因素

- 需要旋转、跳跃、即停即起、突然转向的运动（篮球、足球、排球），有激烈身体接触对抗的运动（足球、橄榄球等）。
- 身体条件较差（如力量和柔韧性差）。
- 运动器具不合适。

■■■ 预防措施

- 需要旋转、跳跃、即停即起、突然转向的运动（篮球、足球、排球）及有激烈身体接触对抗的运动（足球、篮球）运动员大腿、小腿肌肉力量耐力训练。
- 女性足球运动员协调性训练。

■■■ 预后

前交叉韧带损伤后不能自行愈合，但通过正确的康复锻炼后大多数患者可以恢复正常日常生活。对于那些还需要完成旋转、即停即起、跳跃和从高处落下着地的运动员，核磁显示 II 度损伤以上，则建议考虑手术治疗。

■■■ 并发症

- 症状复发，如膝关节打软腿、不稳定和肿胀。
- 如同时伴有半月板损伤可能会出现交锁和肿胀。
- 膝关节其它结构的损伤，包括关节软骨损伤，导致后期出现骨性关节炎。
- 膝关节其它韧带损伤。
- 膝关节僵硬。

■■■ 常规疗法

最基本的治疗包括使用药物和冰敷以消肿止痛，扶拐行走直至跛行消失（患肢能完全负重）。进行关节活动范围、伸展及力量锻，如同时伴有其它韧带的损伤则通常需要配戴支具。对于今后不再从事需要膝关节旋转、突然转向、跳跃和从高处落下着地的运动员常不需要手术治疗，加强康复锻炼即可。只需要慢跑、骑自行车或游泳的患者及前叉韧带Ⅰ、Ⅱ度损伤运动员也多不需要手术。膝关节的康复锻炼主要针对减轻关节肿胀、恢复关节活动范围、恢复肌力、功能训练及宣教进行，避免再参加需要剧烈运动。对于那些查体及核磁显示前交叉韧带完全断裂，今后还要再参加较剧烈运动的人员则需手术治疗。

■■■ 热敷及冰敷

- 冰敷可以减轻疼痛和炎症，每2到3小时冰敷10到15分钟，若运动后症状加重则可以马上冰敷。
- 在进行伸展及力量锻炼前可以对局部采用热敷。

■■■ 如出现下列情况请及时就医

- 经过6周的治疗症状没有改善甚至加重。
- 出现新的、难以解释的症状。

■■■ 运动康复训练

类别	内容	频次
活动范围训练	5 大腿 • 平卧屈膝关节、7 膝关节 • 重力下膝关节屈曲、12 膝关节 • 膝关节被动屈曲及伸直、13 膝关节 • 俯卧位膝关节伸直、14 膝关节 • 膝关节重力伸直	每组 6~8 次，每天 3 组。
力量训练	1 大腿 • 股四头肌 等长收缩、3 大腿 • 股四头肌等张力训练、10 髋关节 • 髋关节外展肌群 1、5 髋关节 • 髋关节伸肌群 等张训练	每组 8~10 次，每天 3 组。

活动范围训练参阅本章第四节　力量训练见参阅本章第五节

9. 后交叉韧带损伤

■■■ 描述

后交叉韧带是膝关节4条主要韧带中最粗最结实的韧带。是一条绳索样的韧带组织，中间部分最窄，向两端呈扇形展开，近端附着点略宽于远端附着点，起于胫骨上端后侧，向上，向前内侧走行并止于股骨内髁的外侧面，由粗大的前束及较细小的后束构成。前束在屈曲时紧张而在伸直时松弛。后束则在屈曲时松弛而在伸直时紧张，主要功能是维持股骨与胫骨之间正常的关系，防止胫骨后移、防止膝关节过伸、限制内旋、限制过屈和防止内外翻。当后交叉韧带撕裂后，它可能在相对延长的位置上愈合或通过疤痕组织与周围的其他结构黏连在一起。

■■■ 常见症状及体征

• 受伤时可听到局部有撕裂声，伤后不能继续运动，伤后 6~8 小时患膝肿胀明显。
• 患膝不能伸直。
• 跛行、行走时膝关节有落空感或踉腿，特别是伤后头几个月更为明显。
• 如伴有半月板损伤，偶尔会有膝关节交锁。
• 膝关节周围广泛疼痛，特别是膝关节前方髌骨后侧或膝关节深后侧位于髌骨上、下方的疼痛。
• 久坐、从坐位站起会加重疼痛；上下坡或上下楼梯、蹲或跪、穿着高跟鞋或跳跃时均会加重疼痛。
• 通常是局部酸痛，但有时也会是锐痛。
• 倒退跑或倒踩自行车踏板会很困难。
• 核磁检查有助于诊断。

■■■ 病因

当外力作用大于后交叉韧带的承受力，就会导致韧带的断裂。受伤时可以由身体接触引起，如打橄榄球时被对手擒抱住膝盖（特别是突然被动强力屈膝时）或高处落下时膝部着地。有时也会在没有身体接触的情况下受伤（过度强力伸膝时）。

■■■ 高危因素

• 需要身体激烈接触对抗的运动，在运动时可能会被动屈膝或过度强力伸膝（足球、排球、篮球、英式足球、橄榄球）。
• 身体条件较差（力量及柔韧性）。

■■■ 预防措施

局部的预防措施目前尚不明了，但注意以下几点会有所帮助。
• 保持良好的身体状态：
  ◦ 大腿、膝关节及小腿的柔韧性
  ◦ 肌力力量及耐力
  ◦ 良好的心血管储备
• 运动正确的技术动作。

■■■ 预后

目前对于后交叉韧带断裂的具体预后结果尚不完全清楚。通常经过 3~8 个月的保守治疗及正确的康复后可以达到比较满意的功能恢复，运动员有可能重返赛场。但有可能在伤后 20 年发展为膝关节骨性关节炎，目前还不清楚手术治疗能否改变这种病程进展。

■■■ 可能出现的并发症

- 症状反复发作，膝关节广泛的酸痛不适，久坐后加重；从坐位站起、上下楼梯或上下山、蹲或跪、穿着高跟鞋、跳跃时均会加重疼痛。
- 膝关节落空感、不稳定、肿胀。
- 半月板损伤、出现膝关节交锁及肿胀。
- 膝关节炎。
- 膝关节其他韧带损伤。
- 膝关节僵硬。

■■■ 常规疗法

最基本的治疗包括使用药物、冰敷以止痛，减轻膝关节肿胀。扶拐行走直至没有跛行（患肢可以完全负重）。进行活动范围、拉伸及力量训练，如同时合并有其他韧带损伤则需要使用膝关节支具。

后交叉韧带的结构非常复杂，目前还不能完全进行手术复制重建。故对于大多数单纯的后交叉韧带断裂并不建议手术，而是首选康复治疗。康复主要包括减轻膝关节肿胀、恢复关节活动范围、恢复股四头肌肌力、进行功能训练、支具固定及教育指导。对于严重的后交叉韧带损伤，特别是合并有膝关节其他韧带损伤时，我们建议手术重建。对于慢性后交叉韧带损伤的患者，如果伤后 6~12 个月仍有症状，我们也建议手术治疗。手术重建很少能完全恢复膝关节韧带的紧张度。如果韧带损伤伴有附着点的撕脱骨折，移位明显且骨折块够大，则可手术固定骨折块，可以用螺丝钉、钢针、固定钉或局部缝合固定。

■■■ 热敷及冰敷

- 急性或慢性病例都可以用冰敷来减轻疼痛和炎症，每 2~3 小时冰敷 10~15 分钟，若运动后症状加重则可以马上冰敷。
- 在进行拉伸及力量训练前可以对局部采用热敷。

■■■ 出现下列情况请及时就医

- 治疗 6 周后症状未得到改善或反而加重。
- 出现新的、难以解释的症状。

■■■ 运动康复训练

第一阶段（伤后1~2周）

类别	内容	频次
活动范围训练	5. 大腿·平卧屈膝关节 8. 大腿拉伸·腘绳肌 12. 膝关节·膝关节被动屈曲及伸直 7. 膝关节·重力下膝关节屈曲 13. 膝关节·俯卧位膝关节伸直	每组6~8次， 每天3组
力量训练	1. 大腿·股四头肌 等长收缩 2. 大腿·股四头肌 短弧训练 3. 大腿·股四头肌 等张力训练	每组8~10次， 每天3组

注：活动范围训练参阅本章第四节，力量训练参阅本章第五节。

第二阶段（伤后3周）

类别	内容	频次
活动范围训练	2. 大腿拉伸·腘绳肌，芭蕾 3. 大腿拉伸·俯卧位股四头肌 9. 大腿拉伸·腘绳肌 门廊训练	每组6~8次， 每天3组
力量训练	4. 大腿·股四头肌 踏步训练 5. 大腿·股四头肌 背靠墙训练 6. 大腿·股四头肌 重力训练 7. 大腿·股四头肌内侧头 13. 大腿·腘绳肌 等张收缩	每组8~10次， 每天3组

注：活动范围训练参阅本章第四节，力量训练参阅本章第五节。

10. 半月板撕裂

■■■ 描述

内、外侧半月板是呈C字形的楔状纤维软骨，位于胫骨平台和股骨髁之间。相比之下，外侧半月板更近似于O形。半月板的作用类似于一个位于股骨髁与胫骨平台之间的调节器，它可以分散减轻两骨间的压力、营养关节软骨面并协助稳定膝关节。结构有点类似一块海绵，随着年龄的增长会逐渐脱水并丧失弹性。每块半月板都可能会撕裂且非常常见，1/3多的运动员受伤都涉及半月板，内侧半月板损伤更为常见。

■■■ 常见症状及体征

内侧半月板损伤
- 在膝关节用力过程中或用力后会出现膝关节内侧的疼痛。
- 半月板撕裂的部分固定于关节内某处时会出现交锁，影响关节屈伸。当关节屈伸到某一特定位置时会出现短暂的交锁。
- 关节过伸、过屈、外旋小腿时，会引起内侧膝关节间隙处的疼痛。
- 有时关节内会出现积液，特别是在运动后。
- 核磁检查有助于诊断。

外侧半月板损伤
- 在膝关节活动时在外侧关节间隙出现疼痛，一些病例的疼痛会呈持续性。
- 发生交锁。
- 膝关节过伸、过屈或于屈曲位 70~90 度时内旋足部或小腿会出现外侧关节间隙的疼痛。
- 有时关节内会出现积液，特别是在运动后。
- 核磁检查有助于诊断。

■■■ 病因

- 膝关节遭受直接暴力；跪、蹲或运动时突然转向导致膝关节受到扭转、剪切或轴向应力负荷。
- 无外明显外伤史，由于年龄增大局部退变引起。

■■■ 高危因素

- 有激烈身体接触对抗的运动足球、篮球和棒球以及其他需要膝关节做旋转的各种运动。篮球运动时使用高帮球鞋，限制了踝关节的活动，故在做突然转向时应力会过多地集中于膝关节，导致膝关节容易受伤。
- 既往有膝关节外伤史。
- 合并膝关节损伤，特别是韧带损伤。
- 肌肉、韧带力量及柔韧性较差。

■■■ 预防措施

- 在运动及比赛前进行积极热身及拉伸。
- 保持最佳的身体状态，包括：
  - 大腿、小腿及膝关节的力量
  - 柔韧性及耐力

- 在参加需要跑、跳及身体接触的运动（篮球、排球）时，可使用弹性绷带、胶带等固定带保护，也可以佩戴护膝。
- 根据运动的种类及场地条件选择适当的鞋钉。

■■■ 预后

部分半月板损伤症状可逐渐消失，部分难以愈合但可能并不会导致临床症状。手术治疗对于半月板损伤具有明确疗效，通常术后 6 周可以痊愈。

■■■ 可能出现的并发症

- 症状经常复发，导致病情转为慢性。及时有效地处理可以降低复发的频率。
- 膝关节反复受伤，特别是当伤后或术后过早地恢复运动时。
- 没得到正确及时的治疗则撕裂范围可能扩大。
- 膝关节骨性关节炎。

■■■ 常规疗法

最基本的治疗包括口服药物、局部冰敷消肿止痛。有时需要扶拐至能够正常行走。配戴支具或是石膏托制动保护膝关节。如保守治疗效果不好，可选择关节镜下手术治疗。尽管部分半月板损伤可以修补缝合（约 20%），但大多数通常需要部分或全部切除撕裂的半月板。术后或一定时间的制动后，必须对膝关节及周围肌肉进行拉伸及力量训练。

■■■ 热敷及冰敷

- 冰敷可以减轻疼痛和炎症，每 2~3 小时冰敷 10~15 分钟，若运动后症状加重则可以马上冰敷。
- 在进行拉伸及力量训练前可以对局部采用热敷。

■■■ 功能康复训练

第一阶段（伤后 1~3 周）

类别	内容	频次
活动范围训练	**5. 大腿**·平卧屈膝关节 **7. 膝关节**·重力下膝关节屈曲 **12. 膝关节**·膝关节被动屈曲及伸直 **14. 膝关节拉伸**·膝关节重力伸直	每组 6~8 次，每天 3 组

类别	内容	频次
力量训练	**1.** **大腿·股四头肌** 等长收缩 **2.** **大腿·股四头肌** 短弧训练 **3.** **大腿·股四头肌** 等张力训练 **6.** **大腿·股四头肌** 重力训练 **8.** **大腿·屈曲位股四头肌** 等长收缩 **13.** **大腿·腘绳肌** 等张收缩	每组 8~10 次， 每天 3 组

注：活动范围训练参阅本章第四节，力量训练参阅本章第五节。

第二阶段（伤后 4 周）

类别	内容	频次
活动范围训练	**3.** **大腿拉伸·俯卧位股四头肌** **3.** **膝关节·俯卧位膝关节伸直**	每组 6~8 次， 每天 3 组
力量训练	**1.** **大腿·股四头肌** 等长收缩 **4.** **大腿·股四头肌** 踏步训练 **5.** **大腿·股四头肌** 背靠墙训练 **13.** **大腿·腘绳肌** 等张收缩 **18.** **下肢力量训练**	每组 8~10 次， 每天 3 组

注：活动范围训练参阅本章第四节，力量训练参阅本章第五节

11. 外侧盘状半月板

■■■ 描述

半月板是坐落在胫骨上端膝关节内的软骨样结构。每个膝关节内有两块半月板，分别是内侧半月板和外侧半月板。半月板相当于位于圆形股骨远端与平坦胫骨近端的适配调节器。它的主要作用包括：分散股骨远端与胫骨近端的压力；帮助营养关节软骨；稳定关节。盘状半月板是一种半月板的先天性发育异常，多发生于外侧半月板，它不是呈半月形而是更近似于椭圆或圆盘状，有时它可以呈现正常的外形，但与周围组织的联系却不正常。没有受伤的盘状半月板和受伤撕裂的盘状半月板都可以引起临床症状。

■■■ 常见症状及体征

• 有时没有任何临床症状。

• 膝关节活动时出现弹响或咔哒声。

• 患肢站立负重时出现疼痛，关节间隙出现压痛。

• 伤后即时或过一两天后出现肿胀。

- 膝关节出现交锁（关节不能完全伸直）。
- 膝关节打软腿或出现交锁扭曲。

■■■ 病因

具体原因尚不清楚，但通常认为是一种先天性的发育异常，这种情况的人群中有10%会出现双侧盘状半月板。

■■■ 高危因素

- 有激烈身体接触的运动（足球、英式足球），或需要鞋有良好抓地力及突然转向的运动（壁球、篮球）。
- 既往有膝关节外伤史。
- 合并有膝关节外伤，特别是韧带损伤。
- 身体条件较差（力量和柔韧性）。

■■■ 预防措施

- 训练或比赛前进行充分的热身及拉伸。
- 保持良好的身体状态：
  - 良好的心血管储备
  - 膝关节力量
  - 身体柔韧性和耐力
- 参加有激烈身体接触对抗或需要反复跳跃的运动时，应该局部包扎或佩戴膝关节支具。
- 正确穿戴合适的运动装备和护具。

■■■ 预后

一些半月板损伤可以自行愈合，一些不会愈合但也不会引起临床症状。对于半月板损伤唯一有明确治疗效果的方法是手术治疗，术后6周可能完全愈合。如果没有引起临床症状，就不需要考虑手术治疗。

■■■ 可能出现的并发症

- 症状反复发作成为慢性，第一次治疗时正确及时地处理有助于降低复发率。
- 膝关节反复受伤，特别是伤后或术后过早地恢复运动。
- 如没有得到治疗可能会导致撕裂范围扩大。
- 多年后出现膝关节骨性关节炎。

- 手术并发症：包括感染、出血、神经损伤、患处持续疼痛、打软腿、关节交锁、需要再次手术治疗或膝关节僵硬。

■■■ 常规疗法

如果只是意外发现盘状半月板而没有症状，就不需任何处理。伤后可以采用药物和冰敷消肿止痛。扶拐行走直至跛行消失（患肢可以完全负重）。可以自行在家进行活动范围、拉伸及力量训练，只需定期征求理疗师或运动训练师的意见即可。有时医师可能会建议局部行支具、护具或扶拐保护。必要时建议找关节镜外科医师行手术治疗，术中可切除或修补撕裂的半月板。术后或局部制动后，必须行关节的拉伸及周围肌肉力量训练，可在理疗师的帮助下进行。

■■■ 热敷及冰敷

- 慢性或急性病例都可以用冰敷来减轻疼痛和炎症，每 2~3 小时冰敷 10~15 分钟，若运动后症状加重则可以马上冰敷。
- 根据医师、理疗师或运动训练师的指导，在进行拉伸及力量训练前可以对局部采用热敷。

■■■ 出现下列情况请及时就医

- 经过 2 周的治疗症状没有改善甚至加重。
- 出现新的、难以解释的症状（应用药物后可能出现的副作用）。

■■■ 运动康复训练

类别	内容	频次
活动范围训练	**7. 膝关节·重力下膝关节屈曲** **8. 大腿拉伸·腘绳肌** **13. 膝关节·俯卧位膝关节伸直**	每组 6~8 次， 每天 3 组
力量训练	**1. 大腿·股四头肌 等长收缩** **2. 大腿·股四头肌 短弧训练** **3. 大腿·股四头肌 等张力训练**	每组 8~10 次， 每天 3 组

注：活动范围训练参阅本章第四节，力量训练参阅本章第五节。

12. 内侧副韧带滑囊炎

■■■ 描述

滑囊是位于骨与软组织之间的水囊样结构，主要作用是减轻骨与软组织之间的摩擦。胫侧副韧带位于膝关节内侧，连接股骨下端内侧及胫骨上端内侧，内侧滑囊位于胫骨胫侧副韧带与膝关节之间，主要作用是保证胫侧副韧带在骨质及软骨表面上的正常滑动。胫骨副韧带滑囊炎时会引起局部炎症及疼痛，但通常不伴有膝关节的其他损伤。

■■■ 常见症状及体征

- 膝关节内侧滑囊处疼痛、压痛、肿胀。
- 尝试完全伸直膝关节时疼痛加重。
- 触摸或活动韧带时局部出现捻发音。

■■■ 病因

- 目前病因尚不十分明确，但多见于跑步、网球、游泳、自行车等运动。

■■■ 高危因素

- 从事跑步、网球、游泳、自行车等运动。

■■■ 预防措施

- 目前尚无明确的预防措施。

■■■ 预后

经过正确的保守治疗及休息后，通常6周可以痊愈。

■■■ 可能出现的并发症

- 如果没得到正确及时的治疗或足够的休息，就可能导致病程延长。
- 滑囊慢性炎症，局部长期疼痛不适。
- 过早地恢复运动、过度劳累、局部遭受直接打击或运动技术动作不正确导致病情复发。

■■■ 常规疗法

基本的治疗包括使用药物及冰敷减轻疼痛、进行拉伸及肌力训练、调整技术动作避免再次引起疼痛。这些都可以在家中进行，不时可就进一步评估及治疗征询理疗师或运动训练师的意见。运动时使用膝关节袖套或包扎有助于局部保温并减轻症状，可考虑局部注射类固醇及利多卡因。如经过严格的保守治疗6个月后病情仍无好转，就可考虑手术切除滑囊。

■■■ 热敷及冰敷

• 急性或慢性患者都可以用冰敷来减轻疼痛和炎症，每 2~3 小时冰敷 10~15 分钟，若运动后症状加重则可以马上冰敷。

• 根据医师、理疗师或运动训练师的指导，在进行拉伸及力量训练前可以对局部采用热敷。

■■■ 运动康复训练

类别	内容	频次
活动范围训练	**2. 大腿拉伸·**腘绳肌，芭蕾 **3. 大腿拉伸·**俯卧位股四头肌 **8. 大腿拉伸·**腘绳肌 **10. 大腿拉伸·**腘绳肌 内收肌群 V 坐姿 **11. 大腿拉伸·**内收肌群 弓步	每组 6~8 次，每天 3 组
力量训练	**1. 大腿·**股四头肌 等长收缩 **2. 大腿·**股四头肌 短弧训练 **3. 大腿·**股四头肌 等张力训练 **5. 大腿·**股四头肌 背靠墙训练	每组 8~10 次，每天 3 组

注：活动范围训练参阅本章第四节，力量训练参阅本章第五节。

13. 内侧副韧带损伤

■■■ 描述

内侧副韧带是膝关节四条主要韧带之一，由三部分组成，分别是浅层内侧副韧带、深层内侧副韧带及后斜韧带，位于膝关节内侧股骨远端与胫骨近端之间，主要功能是防止膝关节外翻及外旋，对于维持膝关节的正常位置起着非常重要的作用。内侧副韧带损伤在运动损伤中较为常见。伤后通常可以较好地愈合，但有时会在韧带受到延长的情况下愈合，造成后期韧带松弛。根据撕裂严重程度的不同，可将其分为Ⅲ度。Ⅰ度撕裂时韧带没有被延长，只是局部有疼痛，功能正常；Ⅱ度撕裂时韧带被延长，但还有功能；Ⅲ度撕裂时韧带完全断裂，功能丧失。

■■■ 常见症状及体征

• 膝关节内侧疼痛，受伤处通常都有压痛、最常见的压痛部位是股骨内侧髁。

• 受伤时局部出现弹响、撕裂声，行走时系膝关节有落空感。

• 伤后 24 小时患处肿胀、瘀斑。

- 伤情不是很严重时仍然可以继续训练或比赛。
- 膝关节僵硬。
- 跛行，行走时患膝常不得不取半屈曲位。

■■■ 病因

当外力作用超过韧带的承受能力时就会引起内侧副韧带损伤，多数是膝关节外侧遭受直接暴力打击造成关节突然强力外翻或膝关节外翻扭伤引起。

■■■ 高危因素

- 有激烈身体接触对抗的运动（足球、曲棍球），需要突然急停、转向的运动（英式足球、篮球）。
- 身体条件较差（力量和柔韧性）。
- 运动器械不合适。

■■■ 预防措施

- 训练和比赛前充分地热身及拉伸。
- 保持良好的身体状态：
  ○ 大腿、膝关节及小腿柔韧性
  ○ 肌肉力量和耐力
  ○ 良好的心血管储备
- 运动时佩戴合适的护具。
- 功能支具可以有效地避免受伤。

■■■ 预后

经过正确的治疗内侧副韧带损伤大多可以自行愈合，少部分损伤严重的患者需要手术治疗。

■■■ 可能出现的并发症

- 症状反复发作，如打软腿、膝关节不稳和肿胀。
- 半月板损伤，导致关节交锁及肿胀。
- 关节软骨损伤引起膝关节炎。
- 关节其他韧带损伤。
- 关节僵硬。

■■■ 常规疗法

最基本的治疗包括使用药物和冰敷消肿止痛，扶拐行走直至没有跛行。佩戴膝关节铰链支具可以在恢复膝关节活动的同时保护内侧副韧带。在家进行膝关节活动范围、拉伸及力量训练，内侧副韧带损伤后的康复应重点围绕减轻关节肿胀、恢复膝关节活动范围、恢复肌肉力量、短期应用支具固定等几个方面。严重的内侧副韧带撕裂或合并有膝关节其他韧带损伤的患者可以考虑手术治疗。

■■■ 热敷及冰敷

- 冰敷可以减轻疼痛和炎症，每 2~3 小时冰敷 10~15 分钟，若运动后症状加重则可以马上冰敷。
- 在进行拉伸及力量训练前，可以对局部采用热敷。

■■■ 出现下列情况请及时就医

- 治疗 4~6 周症状未得到改善或反而加重。
- 出现新的、难以解释的症状。

■■■ 运动康复训练

第一阶段（伤后 1~3 周）

类别	内容	频次
活动范围训练	5. 大腿·平卧屈膝关节 7. 膝关节·重力下膝关节屈曲 12. 膝关节·膝关节被动屈曲及伸直 14. 膝关节拉伸·膝关节重力伸直	每组 6~8 次， 每天 3 组
力量训练	1. 大腿·股四头肌 等长收缩 2. 大腿·股四头肌 短弧训练 3. 大腿·股四头肌 等张力训练 13. 大腿·腘绳肌 等张收缩 14. 大腿·腘绳肌 等长收缩	每组 8~10 次， 每天 3 组

注：活动范围训练参阅本章第四节，力量训练参阅本章第五节。

第二阶段（伤后 4 周）

类别	内容	频次
活动范围训练	3. 大腿拉伸·俯卧位股四头肌 3. 膝关节·俯卧位膝关节伸直	每组 6~8 次， 每天 3 组

类别	内容	频次
力量训练	**2. 大腿·股四头肌 短弧训练** **4. 大腿·股四头肌 踏步训练** **5. 大腿·股四头肌 背靠墙训练** **13. 大腿·腘绳肌 等张收缩** **18. 下肢力量训练**	每组 8~10 次， 每天 3 组

注：活动范围训练参阅本章第四节，力量训练参阅本章第五节。

14. 外侧副韧带损伤

■■■ 描述

外侧副韧带是膝关节 4 条主要韧带之一，对维持膝关节外侧的稳定起着非常重要的作用，其主要作用是防止膝内翻。在膝关节韧带损伤中最为少见，很少单独损伤，多同时伴有其他韧带的损伤。当其撕裂后可以自行愈合，但多会造成韧带延长松弛。外侧副韧带的撕裂分为Ⅲ级。Ⅰ级撕裂时韧带没有延长，但局部疼痛；Ⅱ级撕裂时韧带会部分延长但功能基本正常；Ⅲ级撕裂时韧带完全断裂，丧失功能。

■■■ 常见症状及体征

- 膝关节外侧疼痛、压痛。
- 受伤时可感觉到局部出现弹响、撕裂声或明显的被牵拉感。
- 伤后 24 小时局部出现瘀斑。
- 膝关节僵硬。
- 跛行，行走时膝关节常保持在屈曲位。
- 核磁检查有助于诊断。

■■■ 病因

受伤机制多是在膝关节过伸情况下同时遭受到内翻暴力，当外力作用超过外侧副韧带的承受能力时，就会造成其撕裂或完全断裂。当站立位，膝关节伸直，内侧遭受直接暴力打击时，也会造成外侧副韧带撕裂。但因为有对侧膝关节的保护，故这种关节内侧遭受直接外力作用的情况很少见。

■■■ 高危因素

- 有激烈身体对抗接触的运动（足球、橄榄球），需要即停即起、突然转向的运动（英式足球、棒球）。

- 身体条件较差（力量和柔韧性）。
- 使用运动装备不正确。

■■■ 预防措施

- 训练及比赛前充分的热身及拉伸。
- 保持良好的身体状态：
  - 大腿、小腿及膝关节柔韧性
  - 肌肉力量和耐力
  - 良好的心血管储备
- 正确穿戴合适的护具。
- 佩戴功能性夹板有一定的保护作用。

■■■ 预后

经过正确及时的治疗外侧副韧带损伤多可以自愈，有时单独的外侧副韧带损伤需要手术治疗。

■■■ 可能出现的并发症

- 膝关节打软腿、不稳定、肿胀等症状反复发作。
- 半月板损伤，出现膝关节交锁及肿胀。
- 关节软骨损伤导致膝关节骨关节炎。
- 膝关节其他韧带损伤。
- 神经损伤导致小腿外侧、足和踝关节麻木、无力或瘫痪，踝关节、拇趾背伸无力。
- 膝关节僵硬。

■■■ 常规疗法

最基本的治疗包括使用药物和冰敷消肿止痛，扶拐行走直至患肢可以完全负重。佩戴膝关节铰链支具可以在保护外侧副韧带的同时满足膝关节屈伸训练的需要。进行关节活动范围、拉伸及力量训练，主要针对减轻关节肿胀、恢复关节活动范围、恢复肌肉控制力和力量以及缩短制动时间进行康复训练。严重的韧带撕裂、同时合并有其他韧带损伤或韧带附着点处有撕脱骨折的患者应该考虑手术治疗。

■■■ 热敷及冰敷

- 冰敷可以减轻疼痛和炎症，每2~3小时冰敷10~15分钟，若运动后症状加重则可以马上冰敷。

- 在进行拉伸及力量训练前可以对局部采用热敷。

■■■ 出现下列情况请及时就医

- 经过 4~6 周的治疗症状没有改善甚至加重。
- 出现新的、难以解释的症状。

■■■ 运动康复训练

第一阶段（伤后 1~3 周）

类别	内容	频次
活动范围训练	5. 大腿·平卧屈膝关节 7. 膝关节·重力下膝关节屈曲 12. 膝关节·膝关节被动屈曲及伸直 14. 膝关节拉伸·膝关节重力伸直	每组 6~8 次， 每天 3 组
力量训练	1. 大腿·股四头肌 等长收缩 2. 大腿·股四头肌 短弧训练 3. 大腿·股四头肌 等张力训练 13. 大腿·腘绳肌 等张收缩 14. 大腿·腘绳肌 等长收缩	每组 8~10 次， 每天 3 组

注：活动范围训练参阅本章第四节，力量训练参阅本章第五节。

第二阶段（伤后 4 周）

类别	内容	频次
活动范围训练	3. 大腿拉伸·俯卧位股四头肌 3. 膝关节·俯卧位膝关节伸直	每组 6~8 次， 每天 3 组
力量训练	2. 大腿·股四头肌 短弧训练 4. 大腿·股四头肌 踏步训练 5. 大腿·股四头肌 背靠墙训练 13. 大腿·腘绳肌 等张收缩	每组 8~10 次， 每天 3 组

注：活动范围训练参阅本章第四节，力量训练参阅本章第五节。

第三节　膝关节手术后康复

1. 髌骨骨折术后康复

■■■ 描述

髌骨骨折可以呈横形、纵形或星形粉碎，这种损伤常由于跌倒时膝前着地所致，如骨折块有移位则需要手术治疗。术后固定约 4 周，如骨块没有移位，通常石膏托固定。纵形骨折如没有移位，就只需局部包扎。在适当处理后应指导患者进行股四头肌等长收缩练习，根据骨折类型的不同，愈合时间通常需要 6~8 周。多数髌骨骨折都同时伴有周围韧带的扭伤或断裂以及附着于髌骨周围的支持带撕裂。

■■■ 常见症状及体征

- 受伤时膝关节剧痛。
- 膝关节肿胀、触痛。
- 尝试活动膝关节时局部疼痛。
- 受伤屈曲的膝关节难以自行伸直。
- 膝关节出血或出现皮下瘀斑。
- 当骨折处完全断裂并且骨碎块出现明显移位时则局部出现明显的畸形。
- X 片有助于诊断。

■■■ 病因

- 当外力打击的力量超过骨的承受能力时则出现骨折，通常见髌骨遭受直接暴力打击。
- 由突然过度的扭曲或屈曲等间接暴力引起。

■■■ 高危因素

- 有激烈身体对抗接触的运动，如足球、曲棍球、篮球。
- 摩托车运动。

■■■ 预防措施

- 运动和比赛积极正确的热身及伸展活动。
- 保持良好的身体状态，包括：力量、柔韧性、耐力及心血管储备。

- 佩戴合适的护具。

■■■ 预后

通过正确的治疗髌骨骨折通常可以获得痊愈。

■■■ 可能出现的并发症

- 骨不愈合、延迟愈合、畸形愈合。
- 膝关节炎。
- 膝关节容易再次受到损伤。
- 由于髌骨关节面的平整没能得到很好的恢复，在骨折愈合后导致髌骨关节粗糙，在上下楼梯、跑步或跳跃时出现髌股关节处的疼痛。
- 膝关节僵硬。
- 髌骨不稳定。

■■■ 常规疗法

早期的治疗包括抬高患肢以及冰敷来消肿止痛。石膏或支具固定患肢，特别是当骨折处对线良好，局部无明显移位时。而当骨折处移位明显或关节面不平整时，就需要考虑手术治疗。在恢复关节面平整后，通常采用钢丝或克氏针钉固定骨折，制动后需要尽快对受伤关节及关节周围的肌肉进行伸展及力量训练。

■■■ 出现下列情况请及时就医

- 治疗 2 周后症状没得到改善或反而加重。
- 在制动或手术后出现下列情况：骨折处上或下端出现肿胀，严重持续的疼痛。
- 出现新的、难以解释的症状。

■■■ 运动康复训练

类别	内容	频次
活动范围训练	5. 大腿·平卧屈膝关节 7. 膝关节·重力下膝关节屈曲 12. 膝关节·膝关节被动屈曲及伸直 13. 膝关节·俯卧位膝关节伸直 14. 膝关节拉伸·膝关节重力伸直	每组 6~8 次，每天 3 组

续表

类别	内容	频次
力量训练	1. **大腿·**股四头肌 等长收缩 2. **大腿·**股四头肌 短弧训练 3. **大腿·**股四头肌 等张力训练 6. **大腿·**股四头肌 重力训练 13. **大腿·**腘绳肌 等张收缩 14. **大腿·**腘绳肌 等长收缩 15. **髋关节·**膝胸位髋关节 外展训练 16. **髋关节·**髋关节伸肌群 等张训练 17. **小腿·**腓肠肌 等张训练	每组 8~10 次， 每天 3 组

注：活动范围训练参阅本章第四节，力量训练参阅本章第五节。

2. 髌骨脱位术后康复

■■■ 指征（手术适应症、手术时机及目的）

• 如关节内遗留软骨碎块，则必须手术取出。通常在初次髌骨脱位后不需要手术治疗来预防再次脱位。

• 习惯性髌骨脱位、髌骨错位、膝关节不稳定或经过 3~6 个月正规康复治疗后仍存在髌骨疼痛的患者才需要手术治疗。

• 少数情况下在髌骨首次脱位后即可以采用手术治疗，特别是对于那些从事对膝关节有较高功能要求的运动员。

• 在膝关节屈伸功能及肌力完全恢复（通常在伤后 3 周）前通常不建议手术治疗，除非关节内存在有游离体。

• 手术的目的是恢复髌骨正常的滑行轨迹，使对膝关节有较高功能要求的运动员能够重返赛场。

• 根据不同的手术方法及康复的进程，术后通常需要 3~9 个月运动员才能重返赛场。

■■■ 手术禁忌症

• 髌骨的滑行轨迹正常。

• 患者的依从性不够，难以完成术后必需的训练及康复过程。

• 骨骼未发育成熟（这不是绝对的手术禁忌症）。

■■■ 手术风险及并发症

• 膝关节肿胀或长期疼痛。

• 修复处撕裂导致髌骨再次脱位。

- 髌骨向内侧脱位或半脱位。
- 膝关节僵硬或无力。
- 反射性交感神经萎缩（引起剧烈疼痛）。

■■■ 手术方法

- 多种不同的手法方法可以用来治疗髌骨习惯性脱位，可以在髌骨上或髌骨周围的软组织上进行手术，也可以在髌骨下方的骨质上进行手术。
- 软组织手术包括手术松解髌骨外侧紧张的软组织结构（外侧支持带），紧缩髌骨内侧的结构内侧支持带或股内侧肌斜头。其他的手术包括重建肌腱或韧带的附着点来防止髌骨脱位（常用于正处于生长期的儿童）。髌骨下骨质的手术可以采用胫骨结节截骨术，将截下的胫骨结节骨块移向内侧并固定，这样可以调整股四头肌的作用力线使得其在同一直线上，从而减少髌骨向外侧脱位的趋势。
- 髌骨外侧支持带松解可由门诊在关节镜下完成。
- 胫骨结节截骨内移术后建议用支具或石膏托固定膝关节 2~8 周，如果局部没有明显激若，螺丝钉可以不用取出。

■■■ 术后治疗

- 保持切口清洁干燥，术后 10~14 天拆线。
- 术后 1~2 周内每 2~3 小时冰敷膝关节 20 分钟。
- 可以根据医嘱服用止痛药物。
- 术后可能需要支具或石膏托保护患肢。
- 髌骨稳定术后康复主要是为了减轻局部肿胀，尽快恢复膝关节活动范围及恢复大、小腿肌力。

■■■ 重返赛场

当局部疼痛消失、膝关节活动范围、肌力完全恢复后，就可以重返赛场。胫骨结节内移术后则必须等到截骨处完全愈合。矫正力线术后通常需要 4~6 个月才能重新开始比赛。

■■■ 运动康复训练

第一阶段（术后 1~3 周）

类别	内容	频次
活动范围训练	**5. 大腿**·平卧屈膝关节 **7. 膝关节**·重力下膝关节屈曲 **12. 膝关节**·膝关节被动屈曲及伸直	每组 6~8 次，每天 3 组

类别	内容	频次
力量训练	**1. 大腿·股四头肌** 等长收缩 **3. 大腿·股四头肌** 等张力训练 **9. 髋关节·**伸髋 **10. 髋关节·**髋关节外展肌群	每组 8~10 次， 每天 3 组

注：活动范围训练参阅本章第四节，力量训练参阅本章第五节。

第二阶段（术后 4 周）

类别	内容	频次
活动范围训练	**3. 大腿拉伸·**俯卧位股四头肌 **9. 大腿拉伸·**腘绳肌 门廊训练 **4. 大腿拉伸·**拉伸髂胫束 **8. 大腿拉伸·**腘绳肌	每组 6~8 次， 每天 3 组
力量训练	**2. 大腿·股四头肌** 短弧训练 **4. 大腿·股四头肌** 踏步训练 **5. 大腿·股四头肌** 背靠墙训练	每组 8~10 次， 每天 3 组
力量训练	**8. 大腿·**屈曲位股四头肌等长收缩 **16. 髋关节·**髋关节伸肌群等张训练	每组 8~10 次， 每天 3 组

注：活动范围训练参阅本章第四节，力量训练参阅本章第五节。

3. 髌腱撕裂术后康复

■■■ 描述

髌腱撕裂/断裂是指髌腱的部分撕裂或完全断裂。髌腱起于髌骨，向下方走行后附着于胫骨结节，是伸膝装置的重要组成部分，其部分撕裂或完全断裂均会对伸膝动作造成严重的影响。

■■■ 常见症状及体征

- 受伤时髌骨处或髌下感到撕裂或弹响。
- 髌腱周围疼痛、压痛、红肿、皮温升高。
- 用力伸、屈膝时出现疼痛。
- 不能主动伸直膝关节。
- 触摸髌腱时局部可出现捻发音。
- 膝关节及髌腱周围出现瘀斑。
- 髌腱断端处可触及凹陷。

■■■ 病因

- 突然的股四头肌强力收缩，如跳跃、跨栏、短跑起跑时。
- 局部遭受直接打击。

■■■ 高危因素

- 从事需要股四头肌快速、强力收缩的运动，如跑、跳、短跑起跑以及其他需要激烈身体接触对抗的运动。
  - 身体条件较差（力量及柔韧性）。
  - 既往髌腱有外伤史。
  - 未经治疗的髌腱炎。
  - 髌腱曾经注射过类固醇。

■■■ 预防措施

- 训练及比赛前充分的热身及伸展。
- 训练及比赛间隙充分的休息及康复。
- 保持良好的身体状态：
  - 血管储备
  - 大腿及膝关节力量
  - 柔韧性及耐力
- 在训练及比赛前可以适当应用绑带或弹力绷带包扎。

■■■ 预后

经过正确的治疗后通常可以痊愈。恢复运动则大概需要 6~9 个月。

■■■ 可能出现的并发症

- 股四头肌力量减弱（特别是伤后没有得到正确及时的治疗时）。
- 髌腱再次断裂。
- 长期的功能受限。
- 手术的风险：包括感染、神经损伤、出血、膝关节僵直、膝关节无力。久坐时膝关节疼痛，从坐位站起、跪位、下蹲，上下山或楼梯时疼痛。膝关节错位或交锁。

■■■ 常规疗法

最基本的治疗包括：避免患肢负重、冰敷、弹力绷带加压包扎、抬高患肢。由于股四头肌收缩导致髌腱断端互相分离，难以愈合，故必须进行手术治疗。手术时需将两断端对位缝合，术后长腿石膏托或支具固定一段时间，这时可采用物理治疗来恢复膝关节的活动及力量。

■■■ 冰敷

冰敷可以用来减轻疼痛和炎症，每2~3小时冰敷10~15分钟。

■■■ 出现下列情况请及时就医

- 经过治疗后仍疼痛剧烈。
- 石膏托固定后极不舒服。
- 术后出现下列情况：发热、疼痛加剧、局部红肿、切口渗液及出现增加。

■■■ 运动康复训练

类别	内容	频次
活动范围训练	**5. 大腿·平卧屈膝关节** **12. 膝关节·膝关节被动屈曲及伸直**	每组6~8次， 每天3组
力量训练	**1. 大腿·股四头肌 等长收缩** **3. 大腿·股四头肌 等张力训练** **9. 髋关节·伸髋** **10. 髋关节·髋关节外展肌群** **11. 髋关节·内收肌群**	每组8~10次， 每天3组

注：活动范围训练参阅本章第四节，力量训练参阅本章第五节。

4. 前交叉韧带损伤术后康复

■■■ 指征（手术适应症、手术时机及目的）

- 运动员所从事的运动需要反复的旋转、即停即起、跳跃、从高处落下着地。
- 膝关节反复打软腿或不稳定，经过正规的康复治疗3~6个月后仍无好转。
- 前交叉韧带损伤同时伴有可修复的半月板损伤。
- 前交叉韧带损伤同时伴有同一关节的其他韧带损伤。

在膝关节活动范围及大腿肌肉控制力完全恢复前（伤后常需要3周或更长时间恢复）通常不建议手术。由于前交叉韧带撕裂后愈合能力较差，即使端端对位缝合后也难以愈合，故在手术治疗时通常选择重建而不是缝合。

手术目的是恢复前交叉韧带功能，使运动员能够再继续从事需要膝关节旋转、即停即起、突然转向及从高处落下着地的运动。手术后韧带移植物有个逐渐退变的过程

（常在术后 6 周时最为薄弱），之后逐渐重建，恢复力量和强度，这个过程通常需要 1 年半左右。

■■■ 手术禁忌症

• 对那些不从事需要膝关节旋转、即停即起、突然转向和从高处落下运动的患者来说，通常不需要手术治疗。

• 那些仅需要参加慢跑、自行车、游泳的患者不需要手术治疗。

• 对那些没有能力或不能配合完成术后训练和康复的患者来说，不能采用手术治疗。

• 既往或现在有膝关节感染的患者不能手术治疗，但这并不是手术的绝对禁忌症，经过治疗，在确认关节感染得到控制的情况下可以考虑手术。

• 在患者没有完全发育成熟的情况下通常不建议手术。

• 患者存在严重的膝关节骨性关节炎时不能手术。

■■■ 手术风险及并发症

• 感染、出血、膝关节、小腿或足部的神经损伤。

• 韧带移植物被拉长或断裂，再次造成膝关节不稳定。

• 膝关节僵硬。

• 髌韧带撕裂或髌骨骨折（都很少见）。

• 固定移植物的螺丝钉引起疼痛。

• 大腿或小腿深静脉血栓，有可能脱落后随血流进入肺部或脑部造成肺栓塞、脑栓塞。

■■■ 手术方法

手术在关节镜下进行，患者手术当天或第二天即可回家。用移植物重建前交叉韧带，移植物有多种选择，主要包括：髌韧带中 1/3，可取自同侧或对侧；腘绳肌腱；股四头肌腱；同种异体肌腱（取自尸体的髌腱或跟腱）。每种移植物都各有优缺点，具体选用哪一种，可以在和手术医师沟通后决定。

移植肌腱时，需要切除股骨髁间窝处的部分骨质，以利于医师确定韧带走向，并适当减轻重建物所承受压力。术中需同时检查关节内的其他结构，包括半月板及关节软骨。在股骨及胫骨原前交叉韧带附着点处钻通骨道以移植重建物，可以用螺丝钉、加强缝合或界面螺钉等固定重建物，固定物不需要取出。

■■■ 术后治疗

• 手术仅是整个治疗的一部分，能取得多大的成功在很大程度上取决于患者和理疗师，如患者术后能在理疗师的指导下严格按照计划训练及康复，就基本能取得非常满意的效果。

- 术后 10~14 天需保持切口干燥清洁。
- 术后 1~2 周可每 2~3 小时冰敷 20 分钟。
- 在医师的指导下适当使用止痛药物。
- 术后维持膝关节支具固定。
- 前交叉韧带重建术的主要目的包括：减轻膝关节肿胀；恢复膝关节活动范围；恢复大腿及小腿肌肉力量。术后康复时需要与手术医师、理疗师一同制订康复及训练计划，循序渐进地增加康复训练的强度。

■■■ 重返赛场

当膝关节活动范围、肌力、耐力及功能完全恢复，局部疼痛消失后就可以重新参加比赛，通常需要 4~6 个月。

■■■ 出现下列情况请及时就医

- 踝关节和足部感觉疼痛、麻木、冰凉。
- 足趾甲发蓝、发灰或色泽暗淡。
- 手术区域疼痛加重、红肿、渗液及出血增多。
- 出现感染迹象：头痛、肌肉酸痛、头晕或发热不适。
- 出现新的、难以解释的症状（应用药物后可能出现的副作用）。

■■■ 运动康复训练

第一阶段（术后 2~5 周）

类别	内容	频次
活动范围训练	5. 大腿·平卧屈膝关节 7. 膝关节·重力下膝关节屈曲 12. 膝关节·膝关节被动屈曲及伸直 13. 膝关节·俯卧位膝关节伸直 14. 膝关节拉伸·膝关节重力伸直 15. 髌骨·髌骨活动范围	每组 6~8 次，每天 3 组
力量训练	2. 大腿·股四头肌 短弧训练 3. 大腿·股四头肌 等张力训练 6. 大腿·股四头肌 重力训练 8. 大腿·屈曲位股四头肌 等长收缩 9. 髋关节·伸髋 10. 髋关节·髋关节外展肌群 13. 大腿·腘绳肌 等张收缩 14. 大腿·腘绳肌 等长收缩 17. 小腿·腓肠肌 等张训练	每组 8~10 次，每天 3 组

注：活动范围训练参阅本章第四节，力量训练参阅本章第五节。

第二阶段（术后6周）

类别	内容	频次
活动范围训练	3. 大腿拉伸·俯卧位股四头肌 8. 大腿拉伸·腘绳肌 16. 膝关节·膝关节活动范围	每组6~8次， 每天3组
力量训练	4. 大腿·股四头肌 踏步训练 5. 大腿·股四头肌 背靠墙训练 11. 髋关节·内收肌群 12. 髋关节·髋关节伸肌群+腰背肌群 18. 下肢力量训练	每组8~10次， 每天3组

注：活动范围训练参阅本章第四节，力量训练参阅本章第五节。

5. 半月板撕裂术后康复

■■■ 手术适应症（手术对象，手术时间及手术目的）

• 如患者半月板撕裂后出现交锁、局部反复肿胀、膝关节打软腿（行走或活动时出现落空感）等临床症状或经保守治疗失败，需考虑手术治疗。膝关节半月板处存在疼痛的患者也可以考虑手术治疗。患者半月板如出现"提篮样"损伤，即半月板撕裂后形成外形类似于提篮子的手柄样的损伤，可随膝关节活动而活动、有时会卡在股骨髁与胫骨平台的关节面之间，导致膝关节活动受限或完全不能活动，经适当活动解除卡压后膝关节才可恢复活动，可致膝关节活动受限，或在膝关节活动时出现交锁，这时也需要考虑手术治疗。

• 手术可以择期进行，但当膝关节出现交锁时则需要尽快手术治疗。伤后即刻手术与伤后数月才进行手术修补缝合半月板成功率并没有明显区别。

• 半月板只有外侧滑膜缘的10%~30%存在血液供应。血供是半月板愈合的必要条件，因此，只有大约20%的半月板损伤可以行手术修补，而大部分的半月板损伤由于缺乏血供、修补后难以愈合，需行半月板切除术（部分或全部切除）。

• 半月板损伤通常不能自行愈合，除非损伤处位于存在血液供应的外侧滑膜缘，因此大部分的损伤都不能自行愈合。另外，切除后的半月板组织也不能再生。

• 如果前交叉韧带完整，大约80%的半月板修补手术就能够成功；如果前交叉韧带撕裂未能得到重建，半月板修补手术的成功率就只有40%。因此，当可修复的半月板损伤合并有前交叉韧带撕裂时，大多数医生都会在修补半月板的同时重建前交叉韧带。患者的年龄则对半月板的愈合没太大的影响。

• 因为半月板可以分散膝关节的压力负荷，故半月板缺失后会使得关节的压力负荷增大，造成早期的膝关节骨性关节炎。因此，手术的目的是尽可能多地保留更多的半月板组织以缓解和减轻膝关节症状。这就要求在手术时尽量修补半月板，实在难以修补时也应该尽量少地切除半月板。

• 行半月板成形术时需切除部分或全部撕裂的半月板，它可以防止撕裂范围继续扩大及撕裂游离的半月板移位，导致反复发生膝关节交锁。

■■■ 手术并发症

• 感染。
• 出血。
• 神经损伤。
• 症状复发（打软腿、交锁、肿胀），半月板部分切除术后残余部分撕裂，修补后的半月板再次撕裂或不愈合。
• 关节僵硬。
• 持续疼痛。
• 股四头肌肌力减弱。

■■■ 手术过程

关节镜下行半月板撕裂手术治疗是目前的标准治疗方式，在全麻、腰麻或局部麻醉下进行。在关节镜专用器械下对不可修补的半月板行切除成形术，对于那些新鲜撕裂、可行手术修补的患者可直接缝合或用锚钉技术固定。

■■■ 术后治疗

• 术后保持切口干洁。
• 术后 1~2 周尽量抬高下肢以利静脉回流。
• 在医师指导下适当服用止痛药物。
• 冰敷消肿。
• 尽管术后通常需要扶拐行走至无跛行为止，但术后如局部疼痛能够忍受则患者可以逐步完全负重。
• 半月板修补后的患者，根据医师的指导可以在佩戴支具的情况下，根据病情的进展由部分负重逐步过渡到完全负重。
• 术后康复训练对恢复患肢的活动及力量非常重要。

■■■ 重返赛场

• 根据不同种类的运动及运动员在队中的职责及位置不同，术后重返赛场的时间各有不同。
• 半月板切除术后通常可以在术后 6 周（少部分可以在术后 1~2 周）恢复运动，

半月板修补术后则通常需要 6~9 个月才可恢复运动。

- 一定要在膝关节活动范围及肌力完全恢复后才可重返赛场参加比赛。

■■■ 功能康复训练

第一阶段（术后 1~2 周）

类别	内容	频次
活动范围训练	5. **大腿·**平卧屈膝关节 9. **大腿拉伸·**腘绳肌 门廊训练 12. **膝关节·**膝关节被动屈曲及伸直 14. **膝关节拉伸·**膝关节重力伸直	每组 6~8 次， 每天 3 组
力量训练	1. **大腿·**股四头肌 等长收缩 2. **大腿·**股四头肌 短弧训练 3. **大腿·**股四头肌 等张力训练 6. **大腿·**股四头肌 重力训练 8. **大腿·**屈曲位股四头肌 等长收缩 13. **大腿·**腘绳肌 等张收缩	每组 8~10 次， 每天 3 组

注：活动范围训练参阅本章第四节，力量训练参阅本章第五节。

第二阶段（术后 3 周）

类别	内容	频次
活动范围训练	3. **大腿拉伸·**俯卧位股四头肌 13. **膝关节·**俯卧位膝关节伸直	每组 6~8 次， 每天 3 组
力量训练	2. **大腿·**股四头肌 短弧训练 4. **大腿·**股四头肌 踏步训练 5. **大腿·**股四头肌 背靠墙训练 13. **大腿·**腘绳肌 等张收缩	每组 8~10 次， 每天 3 组

注：活动范围训练参阅本章第四节，力量训练参阅本章第五节。

6. 胫骨平台骨折术后康复

■■■ 描述

胫骨平台骨折是指胫骨上端波及关节面的完全或不完全骨折，此类骨折比较常见，主要是由于局部位于皮下，周围缺乏软组织包绕，且平台处骨质主要为松质骨，故在遭受外力时很容易出现骨折。由于这类骨折以往多是由于胫骨上端遭到汽车保险杠的撞击所致，故又叫作"保险杠骨折"。

■■■ 常见症状及体征

- 受伤时患肢疼痛剧烈。
- 膝关节、小腿肿胀、压痛。
- 小腿出血瘀斑。
- 患肢不能负重。
- 如骨折完全断裂且移位明显则局部可见畸形。
- 如果血液循环受到损害则小腿和足感觉麻木、冰凉。

■■■ 病因

- 致伤外力超过骨质的承受能力。
- 通常见于局部遭受直接暴力打击。
- 由扭转或屈曲等间接暴力引起。

■■■ 高危因素

- 有激烈身体接触对抗的运动。
- 摩托车运动。
- 骨质异常（包括骨质疏松）、骨肿瘤。
- 代谢失调、激素分泌异常、营养不良或失调（嗜食症或厌食症）。
- 身体条件较差（力量和柔韧性）。

■■■ 预防措施

- 训练及比赛前充分地热身及伸展。
- 保持良好的身体状态：
  - 大腿、膝关节和小腿力量
  - 柔韧性及耐力
  - 良好的心血管储备
- 运动时穿着合适的护具。

■■■ 预后

经过正确的治疗后，通常可以痊愈。

■■■ 并发症

- 骨不愈合。

- 骨畸形愈合。
- 骨筋膜间隔综合征（由于小腿内压力过高，导致血运障碍，引起小腿和足的神经及肌肉损伤）。
- 患肢短缩。
- 儿童患者骨生成停滞。
- 手术的风险：包括感染、出血、神经损伤及需要再次手术。
- 开放骨折感染。
- 膝关节不稳定或膝关节炎。
- 如过早地恢复运动导致病程延长。
- 患肢容易再次受伤。
- 膝关节僵硬。

■■■ 常规疗法

基本的治疗包括使用药物、局部冰敷以及抬高患肢消肿止痛，石膏或夹板固定制动，特别是对骨折无明显移位、对线良好、关节面平整的患者。如骨折处移位、关节面不平整，就需要手术复位、恢复对线及关节面平整，钢板或螺丝钉固定。由于骨折后会引起骨质塌陷，复位后局部会出现骨缺损，故部分患者术中需要植骨，可采用自体髂骨取骨植骨或异体骨植骨。手术可以开放进行，部分病例可在关节镜监视行复位固定以更好地恢复关节面平整。膝关节制动后，可在理疗师或运动训练师的指导、帮助下，积极进行患肢力量及伸展训练。

■■■ 冰敷

冰敷可以减轻疼痛和炎症，每 2~3 小时冰敷 10~15 分钟，若运动后症状加重则可以马上冰敷。

■■■ 出现下列情况请及时就医

- 治疗 2 周后症状没有改善或加重。
- 足部感觉疼痛、麻木或冰凉。
- 患肢制动或手术后出现下列情况：
  - 骨折远、近端肿胀
  - 持续剧烈疼痛
  - 骨折远端皮肤特别是甲床发蓝、发灰或骨折远端麻木、感觉丧失
- 出现新的、难以解释的症状。

■■■ 运动康复训练

类别	内容	频次
活动范围训练	**3. 大腿拉伸·俯卧位股四头肌** **5. 大腿·平卧屈膝关节** **7. 膝关节·重力下膝关节屈曲** **8. 大腿拉伸·腘绳肌** **9. 大腿拉伸·腘绳肌 门廊训练** **12. 膝关节·膝关节被动屈曲及伸直** **13. 膝关节·俯卧位膝关节伸直** **14. 膝关节拉伸·膝关节重力伸直**	每组 6~8 次， 每天 3 组
力量训练	**1. 大腿·股四头肌等长收缩** **2. 大腿·股四头肌 短弧训练** **3. 大腿·股四头肌等张力训练** **6. 大腿·股四头肌重力训练** **10. 髋关节·髋关节外展肌群 1** **12. 髋关节·髋关节伸肌群+腰背肌群** **13. 大腿·腘绳肌 等张收缩** **14. 大腿·腘绳肌 等长收缩**	每组 8~10 次， 每天 3 组

注：活动范围训练参阅本章第四节，力量训练参阅本章第五节。

第四节　膝关节活动范围训练

1. 髌骨·内压髌骨

起始姿势：坐位，足部放平，屈膝 75~90 度。将手的大鱼际肌压在髌骨的内上方。

动作要领：将髌骨内侧半压向股骨，尝试将髌骨的外侧半抬高，牵拉、拉伸髌骨外侧支持带，感觉到髌骨外侧的软组织受到轻微的牵拉。维持这个姿势 20~30 秒。

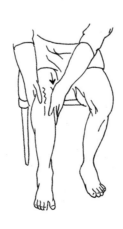

2. 大腿拉伸·腘绳肌 芭蕾

起始姿势：站立位，将患侧小腿置于桌子或其他稳定的台面上，将双手重叠置于小腿外侧。

动作要领：沿着小腿外侧向远端滑动双手，挺胸，保持背部平直，身体正直向前倾，不要耸肩，趾尖向上。感觉到大腿后侧受到牵拉。维持这个姿势20~30秒。

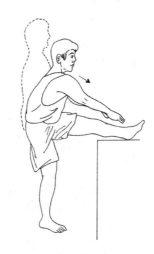

3. 大腿拉伸·俯卧位股四头肌

起始姿势：俯卧位。屈膝，用力握住踝关节、足部或足趾。如果你觉得这样做太困难，可以在踝部绑一根带子或毛巾，然后用力握住。

动作要领：保持双侧膝关节并拢，将足跟用力向臀部牵拉直至大腿前方肌肉受到牵拉。维持这个姿势20~30秒。

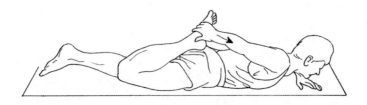

4. 大腿拉伸·拉伸髂胫束

起始姿势：侧卧，患侧在上。

动作要领：用力握住踝关节，将足跟向臀部牵拉，屈曲髋关节，膝关节指向前方

（图 A）。保持足跟紧贴臀部，向外侧旋转髋关节使大腿离开身体，注意保持大腿与身体成一直线（图 B）。保持腰部伸直，足跟紧贴臀部，用力将大腿向身体下后方牵拉（图 C）。将另外一条腿的足跟放在训练侧的膝关节上方，并用力向下方压，感觉到训练侧髌骨外上方的大腿组织受到明显的牵拉（图 D）。维持这个姿势 20~30 秒。

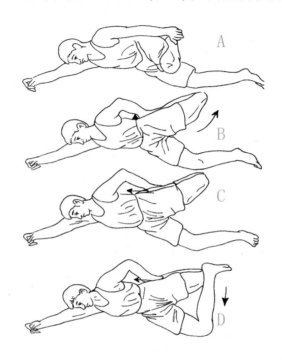

5. 大腿·平卧屈膝关节

起始姿势：仰卧位，伸直膝关节。

动作要领：缓慢地将足跟向臀部滑动，尽量地屈曲膝关节，直到膝关节前侧受到牵拉。维持这个姿势 20~30 秒。

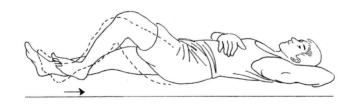

6. 大腿拉伸·神经根牵拉

起始姿势：坐在一张足够高的椅子或桌面上，双足悬空，尽量弯腰低头。

动作要领：放松足部、缓慢逐渐伸直膝关节，直至感觉到膝关节后侧或小腿后侧受到牵拉，维持 10 秒后，放松并屈曲膝关节。如果能完全伸直膝关节，且膝关节或小腿后侧没有明显的牵拉感，就逐渐背伸踝关节及足趾，维持 10 秒后放松。

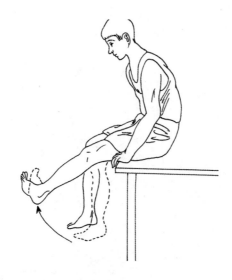

7. 膝关节·重力下膝关节屈曲

起始姿势：平卧于门廊边，健侧下肢伸出门框外。保持足趾轻触墙面。

动作要领：借着重力的作用将足趾轻轻向下方滑动，借助于肢体的重力下垂作用来屈曲膝关节，轻柔地牵拉膝关节。维持这个姿势 20~30 秒。

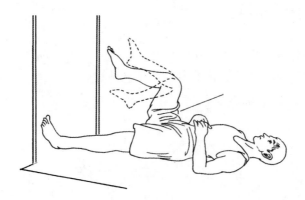

8. 大腿拉伸·腘绳肌

起始姿势：平卧，屈髋、屈膝，双手托住大腿后方。屈髋、屈膝 90 度，大腿指向天花板。

动作要领：保持大腿指向天花板，尽力伸直膝关节，保持另一条腿紧贴床面。维持这个姿势 20~30 秒。

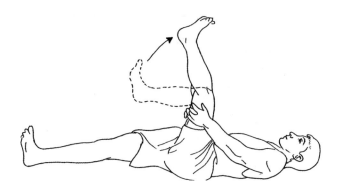

9. 大腿拉伸·腘绳肌 门廊训练

起始姿势：平卧于门廊边，保持膝关节伸直将患肢紧贴墙面。

动作要领：臀部应该尽可能贴近墙面，健侧腿则保持紧贴地面，患肢大腿后侧受到明显的牵拉。维持这个姿势 20~30 秒。

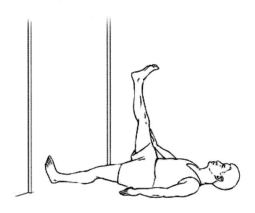

10. 大腿拉伸·腘绳肌 内收肌群 V 坐姿

起始姿势：坐位，双腿尽量分开，膝关节伸直。

动作要领：挺胸，倾斜上半身，双上肢伸直沿下肢滑向远端尽力触摸足趾。（图中 A 位置）维持这个姿势 20~30 秒。放松、回到原位。挺胸，前倾斜上半身，双上肢伸直，双手并拢尽力向前方触摸地面。（图中 B 位置）维持这个姿势 20~30 秒。放松、回到原位。转向另一侧，保持挺胸，倾斜上半身，双上肢伸直沿下肢滑向远端尽力触摸足趾。（图中 C 位置）维持这个姿势 20~30 秒。放松、回到原位。

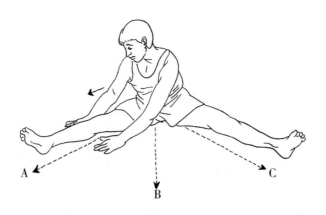

11. 大腿拉伸·内收肌群 弓步

起始姿势：站立，双足分开，半蹲。

动作要领：身体倾斜，将身体重心放在屈曲的健侧腿上，用力牵拉患侧腿的内收肌群。维持这个姿势 20~30 秒。

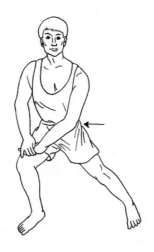

12. 膝关节·膝关节被动屈曲及伸直

起始姿势：坐在桌边或椅边。用健肢来帮助患肢做膝关节的伸直及屈曲训练。

动作要领：**屈曲**—双下肢交叉，健侧肢体的足跟置于患肢的踝关节前方，健侧肢体的足跟用力向后方压患肢，达到增加患侧膝关节屈曲的目的。**伸直**—双下肢交叉，健侧肢体的踝关节置于患肢足跟后方，健侧肢体的踝关节用力向前方抬举患肢，达到增加患侧膝关节伸直的目的。维持屈曲及伸直姿势各 20~30 秒。

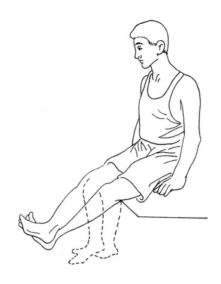

13. 膝关节·俯卧位膝关节伸直

起始姿势：俯卧在床上或结实的桌子上，膝关节应位于床外或桌外。

动作要领：使膝关节在重力的作用下自然伸直。每次维持自然伸直姿势 20~30 秒。

在医师、理疗师或运动训练师的指导下，可在踝关节处放置一定的重物，使膝关节进一步伸直。

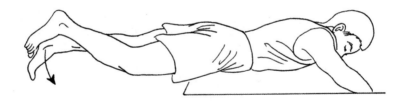

14. 膝关节拉伸·膝关节重力伸直

起始姿势：坐于桌边，患肢足跟放于另外一张桌子上，膝关节悬空。

动作要领：患肢放松，使其在重力的作用下自然伸直。每次维持自然伸直姿势 20~30秒。

在医师、理疗师或运动训练师的同意后，可在髌骨上方放置一定的重物，使膝关节进一步伸直。

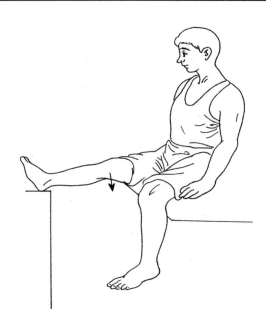

15. 髌骨·髌骨活动范围

起始姿势：坐位，向前方伸直膝关节。用双手大拇指及食指向中间握住髌骨。

动作要领：将髌骨分别向上、下、左、右四个方向滑动。每个方向维持 20~30 秒。

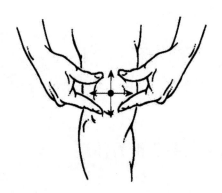

16. 膝关节·膝关节活动范围

起始姿势：选择一舒适的位置坐在自行车训练器上。

动作要领：用健肢蹬踏自行车脚踏板来带动患侧膝关节进行屈伸活动，反复向前、后方蹬踏踏板，带动患膝行伸展及屈伸活动范围训练。**如经过手术医师、理疗师或运动训练师的批准，这个训练可以提前进行，不一定需要等到术后 6 周。**

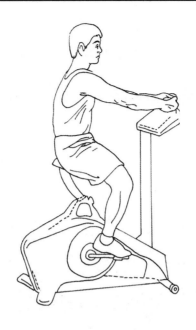

第五节　膝关节力量训练

1. 大腿·股四头肌 等长收缩

起始姿势：坐位或卧位，膝关节伸直。

动作要领：用力收缩股四头肌，膝关节伸直位，患肢抬高，将髌骨向髋关节的方向提拉。维持这个姿势20~30秒。缓慢放松。

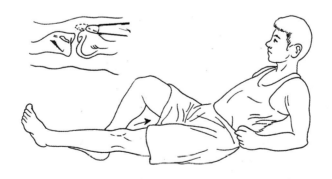

2. 大腿·股四头肌 短弧训练

起始姿势：坐位或卧位，膝关节伸直。在膝下放置一个10厘米高的毛巾卷，使膝关节部分屈曲。

动作要领：用力收缩股四头肌将足跟抬离床面。维持这个姿势 20～30 秒。缓慢放松。

在征得医师、理疗师或运动训练师的同意后，可在踝关节处适当负重，以增强肌力训练的效果。

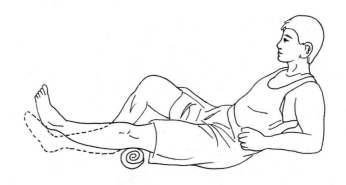

3. 大腿·股四头肌 等张力训练

起始姿势：尽可能用力收缩股四头肌，保持膝关节平直。

动作要领：用力收缩股四头肌抬高患肢。将患肢足跟抬离床面约 5～10 厘米。将足跟抬离床面。维持这个姿势 20～30 秒。将患肢放回床面，但股四头肌还要持续用力，一直保持紧张，维持 20～30 秒后缓慢放松。

本训练要求必须尽可能坚持较长时间，不仅仅是抬高患肢就可以了。

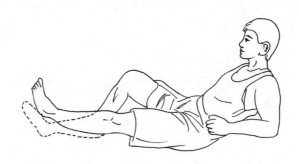

4. 大腿·股四头肌 踏步训练

起始姿势：在地面放置一个 20～25 厘米厚的脚踏。将患侧足部放在脚踏上，注意保持髌骨与足尖或第二足趾成一直线。必要时可以扶住扶手、椅背或墙面，以保持平衡。

动作要领：健足缓慢地踏上脚踏后再退下，健足跟触地后再次踏上脚踏，**在训练**

时要注意保持髌骨与足尖或第二足趾成一直线。一次动作循环时间不要少于6秒。

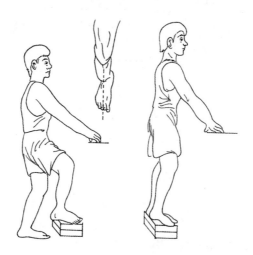

5. 大腿·股四头肌 背靠墙训练

起始姿势：背靠墙站立，双足分开与肩同宽，足部距离墙面约45~60厘米，保持髌骨与足尖或第二足趾成一直线。

动作要领：缓慢顺着墙面滑下至膝关节成90度。每次姿势维持20~30秒。

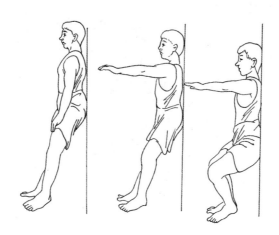

6. 大腿·股四头肌 重力训练

起始姿势：站立，双足分开与肩同宽，保持双下肢同等负重。注意保持髌骨与足尖或第二足趾成一直线。

动作要领：缓慢下蹲后再站直，注意在训练过程中始终维持双下肢同等负重。**屈曲膝关节不要超过90度**。每次姿势维持20~30秒。

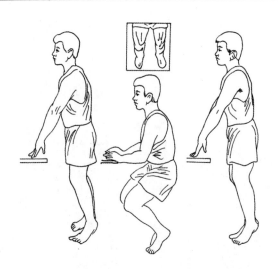

7. 大腿·股四头肌内侧头

起始姿势：站在一脚踏或台阶上，注意保持髌骨与第二足趾在一条直线上。

动作要领：缓慢将对侧足跟放在下一级台阶上，然后再回到原位。屈膝角度不要过大，以免引起疼痛。训练时可短暂停顿以避免引起疼痛。可以扶住台阶扶手以保持平衡。每次姿势维持 20~30 秒。

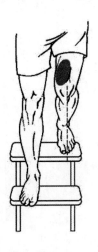

8. 大腿·屈曲位股四头肌 等长收缩

起始姿势：坐位屈膝 75~90 度。用手指触摸到髌骨内上方的股内侧肌斜头。

动作要领：用力蹬地，收缩大腿肌肉。感觉股内侧肌斜头的收缩，它对于维持髌骨的正常位置非常重要。维持肌肉收缩 20~30 秒。

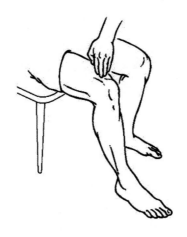

9. 髋关节·伸髋

起始姿势：俯卧位，下肢伸直。

动作要领：保持患肢膝关节伸直，髋部用力后伸，尽量抬高下肢，维持这个姿势 20~30 秒。缓慢放下患肢。

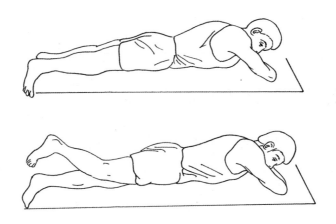

10. 髋关节·髋关节外展肌群 1

起始姿势：侧卧，患侧在上。屈曲健侧膝关节以保持身体平衡，轻微屈曲患侧髋关节。

动作要领：垂直抬高患肢，注意保持身体平衡，不要前倾。维持这个姿势 20~30 秒。缓慢放下患肢。

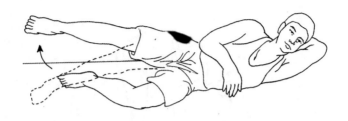

11. 髋关节·内收肌群

起始姿势：侧卧，患侧在下。健侧足底放平以保持平衡。

动作要领：保持膝关节伸直抬高患肢，维持这个姿势 20~30 秒。缓慢放下患肢。

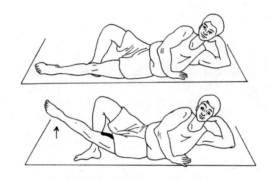

12. 髋关节·髋关节伸肌群+腰背肌群

起始姿势：平卧，一侧膝关节屈曲，足部平放于床面。

动作要领：用力下蹬足部，抬起臀部，保持骨盆水平，不要左右摇晃或旋转。训练时可以双足支撑（难度较小），也可以单足支撑（难度较大）。维持这个姿势 20~30 秒。缓慢回到起始位置。

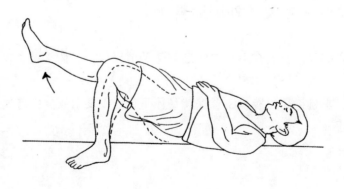

13. 大腿·腘绳肌 等张收缩

起始姿势：俯卧位，下肢伸直。

动作要领：缓慢屈膝 90 度，并维持这个姿势 20~30 秒。

在征得医师、理疗师或运动训练师的同意后可在踝关节处适当负重以增强肌力训练的效果。

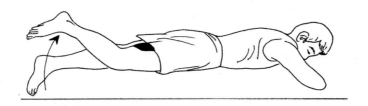

14. 大腿·腘绳肌 等长收缩

起始姿势：仰卧位，屈膝至 70 度。

动作要领：足跟用力蹬地面或床面。每次姿势维持 20~30 秒。

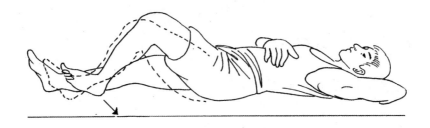

15. 髋关节·膝胸位髋关节外展训练

起始姿势：膝胸位。屈曲健侧膝关节以保持身体平衡，轻微屈曲患侧髋关节。

动作要领：患侧膝关节屈曲，并将患肢向上向外抬高，维持这个姿势 20~30 秒。缓慢放下患肢。

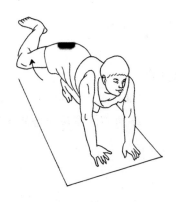

16. 髋关节·髋关节伸肌群 等张训练

起始姿势：平卧位，膝关节屈曲，足部支撑。双手交叉放于腹部或胸前。

动作要领：足部用力下蹬，收缩臀部肌肉，尽可能地将臀部抬高。维持这个姿势20~30秒。缓慢放下。

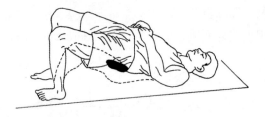

17. 小腿·腓肠肌 等张训练

起始姿势：站立，双足分开与肩同宽，扶住桌子以保持平衡。

动作要领：尽可能抬高足跟，维持这个姿势20~30秒。缓慢放下。如果很容易完成这个动作，就可以改用单足负重。

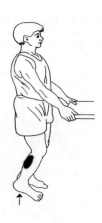

18. 下肢力量训练

　　在征得医师、理疗师或运动训练师的同意后，可进行器械训练，以增强肌力训练的效果。

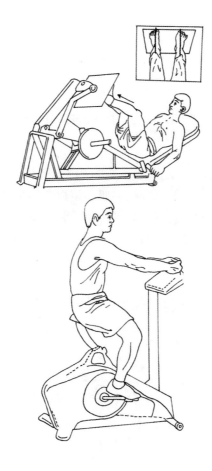

第四章　小　腿

第一节　小腿解剖与功能

　　小腿是人体膝以下、踝以上的部分，主要骨骼为胫骨和腓骨，小腿包含有四个骨间室，分别为小腿前间室：胫前肌、趾长伸肌、足拇长伸肌、第三腓骨肌、胫前血管，腓深神经；小腿外侧间室：腓骨长肌、腓骨短肌、腓浅神经；小腿后深间室：胫后肌、足拇长屈肌、趾长屈肌、胫后血管、腓血管、胫神经；小腿后浅间室：腓肠肌、比目鱼肌、跖肌、腓肠神经。

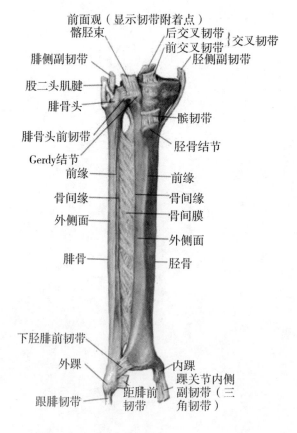

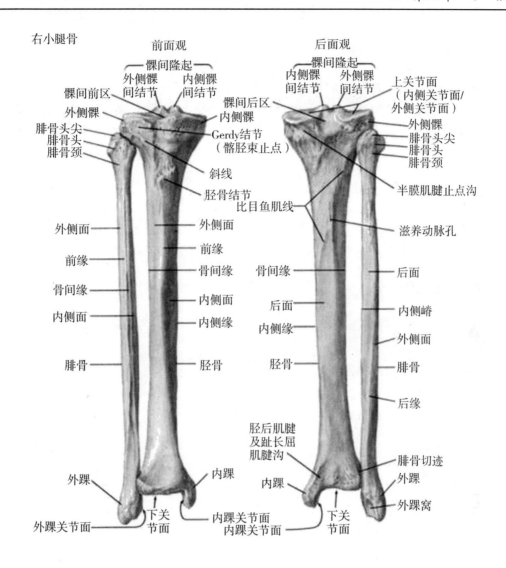

右小腿骨

前面观

髁间隆起
外侧髁间结节 内侧髁间结节
髁间前区
外侧髁
腓骨头尖
腓骨头
腓骨颈
髁间后区
内侧髁
Gerdy结节（髂胫束止点）
斜线
胫骨结节
外侧面
外侧面
前缘
前缘
骨间缘
骨间缘
内侧面
内侧面
内侧缘
腓骨
胫骨
外踝
内踝
外踝关节面
下关节面
内踝关节面
内踝关节面

后面观

髁间隆起
内侧髁间结节 外侧髁间结节
上关节面（内侧关节面/外侧关节面）
外侧髁
腓骨头尖
腓骨头
腓骨颈
半膜肌腱止点沟
比目鱼肌线
滋养动脉孔
骨间缘
后面
后面
内侧嵴
内侧缘
外侧面
胫骨
腓骨
后缘
胫后肌腱及趾长屈肌腱沟
内踝
腓骨切迹
外踝
外踝窝
下关节面

第二节 小腿运动创伤及康复

1. 胫骨结节骨软骨病

■■■ 描述

胫骨结节骨软骨病是指膝关节下方胫骨结节生长板的慢性炎症。胫骨结节是强健有力的髌腱于胫骨的附着点，其生长板处相对脆弱，反复多次的应力负荷或过度训练局部损伤后出现炎症反应，多见于16岁以下的运动员，随着年龄的增长本病多可自愈。

■■■ 常见症状及体征

• 膝关节下方轻微肿胀、压痛、皮温升高。

• 活动时疼痛，特别是抗阻力伸膝时疼痛更加明显（上楼梯、跳跃、深蹲或举重）。青少年参加强度较大的训练或运动后疼痛，病情严重的患者即使轻微的活动也会引起局部疼痛。

■■■ 病因

胫骨结节骨软骨病主要是正处于生长发育期的青少年由于反复多次的应力负荷或明显的外伤导致胫骨结节生长板受损、局部出现炎症反应所致。

■■■ 高危因素

• 过度的跑步、跳跃或慢跑。

• 体重超重。

• 11~18周岁年龄段的男孩。

• 骨骼生成过快。

• 身体条件较差（力量和柔韧性）。

■■■ 预防措施

• 保持合适的体重。

• 训练及比赛前充分的热身及拉伸。

• 保持良好的身体状态：

　○ 肌力力量

　○ 柔韧性及耐力

　○ 良好的心血管储备

• 避免过度训练。

• 应用正确的技术动作。

■■■ 预后

病情较轻的患者通常可以痊愈，但竞技水平可能会轻微下降。中到重度的患者竞技水平会明显下降，有时需要制动4~6个月。

■■■ 可能出现的并发症

• 骨感染。

- 青少年患者病情复发，胫骨结节处异位骨化，反复疼痛。
- 胫骨结节处永久性突起。

■■■ 常规疗法

基本的治疗包括使用药物和冰敷消肿止痛，进行拉伸及力量训练（特别是股四头肌和腘绳肌），并适当调整运动方式。特别要避免再进行跪、跳跃、下蹲、上楼梯及跑步等活动。急性病例可以在家进行训练，慢性病例则最好在理疗师或运动训练师的指导下进行训练及治疗。有时需要用石膏、夹板或膝关节弹性固定器制动患肢6~8周。髌骨带可以减轻症状。对于极少数保守治疗无效、正处于生长期的患者可以考虑手术。骨骼发育成熟的患者，如异位骨化处引起疼痛则需要手术治疗。

■■■ 热敷及冰敷

- 急性或慢性病例都可以用冰敷来减轻疼痛和炎症，每2~3小时冰敷10~15分钟，若运动后症状加重则可以马上冰敷。
- 根据医师、理疗师或运动训练师的指导，在进行拉伸及力量训练前可以对局部采用热敷。

■■■ 出现下列情况请及时就医

- 治疗4周后症状未得到改善或反而加重。
- 发热超过38度。

■■■ 运动康复训练

类别	内容	频次
活动范围训练	1. 大腿拉伸·俯卧位股四头肌 2. 大腿拉伸·腘绳肌 3. 大腿拉伸·腘绳肌 门廊训练 4. 大腿拉伸·腘绳肌，芭蕾	每组6~8次，每天3组
力量训练	1. 大腿·股四头肌 等长收缩 2. 大腿·股四头肌 短弧训练 3. 大腿·股四头肌 等张力训练	每组8~10次，每天3组

注：活动范围训练参阅本章第四节，力量训练参阅本章第五节。

2. 鹅足综合征

■■■ 描述

鹅足是指大腿的三块肌肉位于胫骨上段的肌腱附着处，正位于膝关节的前内下方。

在肌腱的骨头附着处有滑囊位于肌腱与骨骼之间，主要作用是减轻肌腱与骨骼间的摩擦。当发生鹅足综合征时，在滑囊和肌腱处会出现炎症及疼痛。

■■■ 常见症状和体征

• 胫骨上段前内侧约平膝关节间隙下 5~8 厘米鹅足肌腱附着处疼痛、压痛、红肿、皮温升高。
  • 开始训练或运动时轻微疼痛，随着活动量的增加疼痛逐渐加剧。
  • 跑步时或抗阻力屈膝时疼痛。
  • 检查触摸或移动肌腱、滑囊时局部出现捻发音。

■■■ 病因

• 突然大量增加运动强度时扭伤或下肢长期劳损。
• 小腿上段遭受直接暴力。

■■■ 高危因素

• 需要较好耐力的运动（长跑、铁人三项）。
• 刚开始训练时。
• 需要膝关节轴向旋转、剪切（跑步时突然转向）、跳跃、突然减速的运动。
• 训练技术及方法不正确，包括大量的上下山跑、突然大量增加跑步距离以及运动间隙没有得到足够的休息。
  • 训练或比赛前没有进行足够的热身。
  • 膝外翻。
  • 膝关节炎。

■■■ 预防措施

• 训练或比赛前进行足够的热身及拉伸。
• 训练或比赛间隙充分的休息和康复。
• 保持良好的身体状态：
  ◦ 良好的心血管储备
  ◦ 膝关节及大腿良好的柔韧性（特别是腘绳肌）
  ◦ 肌肉力量及耐力
• 应用正确的训练技术及方法，包括适当减少跑步距离和缩小步幅。
• 平足患者可以适当使用矫形器。

■■■ 预后

正确的保守治疗加上充分地休息和康复，通常 6 周可以痊愈。

■■■ 可能出现的并发症

• 如没有得到正确的治疗或足够的休息，病程可能延长。
• 慢性发炎的肌腱和滑囊引起活动时疼痛不适，并有可能会发展为持续性的疼痛。
• 过早的恢复运动、劳损、局部遭受直接打击或技术动作不正确都有可能导致症状反复发作。

■■■ 常规疗法

早期的治疗包括应用药物及冰敷以消肿止痛、进行拉伸及力量训练（特别是腘绳肌）、调整动作。平足患者使用矫形器可以减少肌腱所受应力。膝关节套或绷带包扎可以帮助运动时局部保温并减轻症状，局部注射类固醇。只有在行至少 6 个月保守治疗无效，或症状反复发作且滑囊特别巨大的情况下，才可考虑手术切除滑囊。

■■■ 热敷及冰敷

• 冰敷可以减轻疼痛和炎症，每 2～3 小时冰敷 10～15 分钟，若运动后症状加重则可以马上冰敷。
• 在进行拉伸及力量训练前可以对局部采用热敷。

■■■ 出现下列情况请及时就医

• 治疗 2 周症状未得到改善或反而加重。
• 出现新的、难以解释的症状。

■■■ 运动康复训练

类别	内容	频次
活动范围训练	2. 大腿拉伸·腘绳肌 3. 大腿拉伸·腘绳肌 门廊训练 4. 大腿拉伸·腘绳肌 芭蕾 5. 大腿拉伸·腘绳肌 内收肌群 V 坐姿 6. 大腿拉伸·内收肌群 弓步 7. 大腿拉伸·髋关节内收肌群，芭蕾	每组 6～8 次，每天 3 组
力量训练	4. 大腿·腘绳肌 等张收缩 5. 髋关节·内收肌群	每组 8～10 次，每天 3 组

注：活动范围训练参阅本章第四节，力量训练参阅本章第五节。

3. 疲劳性间隔综合征

■■■ 描述

小腿由深筋膜分隔成四个筋膜间隔，这些间隔内容纳有肌肉、神经、动脉及静脉。由于深筋膜缺乏弹性，当间隔内肿胀时就会导致间隔内压力增高。随着压力的逐渐增高，最终会阻断动、静脉血流使得肌肉和神经受压并失去供血，从而造成肌肉和神经的损伤，引起骨筋膜间隔综合征。

■■■ 常见症状及体征

• 刚开始训练或训练进行到一定时间后出现小腿疼痛不适，停止训练后疼痛逐渐好转（部分患者疼痛会较剧烈并持续数天）。
• 自觉小腿肿胀、紧绷、酸痛，有时疼痛较为剧烈。
• 被动屈趾会引起疼痛。
• 小腿、踝或足部麻木、针刺或烧灼感。
• 踝和足部肌力无力。
• 在休息及活动时分别监测间隔内的压力，在慢性筋膜间隔综合征患者间隔内压力会升高。

■■■ 病因

慢性筋膜间隔综合征的确切原因目前尚不清楚，但多数认为和肌肉体积增大（训练导致肌肉体积增大）引起筋膜间隔内压力增加、筋膜厚韧等有关。

■■■ 高危因素

• 需要进行耐力训练和比赛的运动。
• 身体条件较差（力量和柔韧性）。
• 深筋膜有缺损。
• 跑步技术动作不正确。

■■■ 预防措施

目前尚没有明确的预防措施，在训练和比赛前进行积极的热身及拉伸、保持良好的身体条件、柔韧性及力量会有所帮助。

■■■ 预后

通过正确的治疗后大多可以痊愈，部分患者需要手术。

■■■ 可能出现的并发症

- 症状长期反复发作后成为慢性。
- 小腿、足、踝部神经、肌肉永久损害。
- 竞技表现受到影响，如果不及时治疗处理可能因为疼痛不得不放弃训练及比赛。

■■■ 常规疗法

基本治疗包括使用药物和冰敷止痛，加强小腿、踝、足部拉伸及力量训练，适当休息，调整技术动作及运动方式避免再次引起疼痛。但这些训练及治疗疗效常不确切，部分患者会希望通过改变或调整运动方式来避免引起疼痛。可以通过手术切开筋膜缓解间隔内压力，但通常难以恢复到术前的竞技水平。

■■■ 热敷及冰敷

- 急性或慢性病例都可用冰敷减轻疼痛和炎症，每 2~3 小时冰敷 10~15 分钟，若运动后症状加重则可以马上冰敷。
- 在进行拉伸及力量训练前可以对局部采用热敷。

■■■ 出现下列情况请及时就医

- 经过 2~4 周的治疗后症状没有改善或反而加重。
- 出现新的、难以解释的症状。

■■■ 运动康复训练

类别	内容	频次
活动范围训练	**8. 小腿牵拉·踝关节背伸** **9. 小腿拉伸·腓肠肌 比目鱼肌** **10. 踝关节拉伸·踝关节内翻内旋** **11. 踝关节拉伸·踝关节内翻** **12. 踝关节拉伸·踝关节外翻**	每组 6~8 次， 每天 3 组
力量训练	**疲劳性间隔综合征**发病期应减少力量训练	

注：活动范围训练参阅本章第四节。

4. 胫骨干内侧高压（Shin Splints）

■■■ 描述

胫骨干内侧高压综合征（Spin Splints）是个宽泛的概念，指训练或比赛后出现的胫骨下段内侧疼痛，多是指胫骨内侧高压或胫骨下段内侧骨膜炎。

■■■ 常见症状及体征

• 踝关节上方胫骨下段前内侧疼痛。

• 最初是在训练结束后出现疼痛，后逐渐发展为训练开始时就出现疼痛，经过短暂的热身活动后疼痛可减轻。

• 如果继续训练且没有得到正确的处理，就可能持续疼痛并最终导致运动员不得不中止训练及比赛。

■■■ 病因

胫骨干内侧高压综合征都由反复运动过度劳损导致组织破坏引起，这种破坏超过了组织的自愈能力，使受损组织不能及时有效地修复，逐渐形成骨膜或肌腱骨附着点的慢性炎症而导致局部疼痛。

■■■ 高危因素

• 小腿肌肉力量不足或肌力不平衡。

• 身体条件较差（力量和柔韧性）。

• 训练或比赛前热身及拉伸不充分。

• 需要反复从高处落下着地或奔跑的运动，如马拉松、英式足球、竞走、慢跑等，特别是在不平或坚硬的地面上运动。

• 赛季开始时逐步不充分。

• 跑步技术动作不正确。

• 扁平足。

• 突然改变运动量、距离及强度。

■■■ 预防措施

• 训练或比赛前充分地热身及拉伸。

• 保持良好的身体状态：

　○ 小腿和踝关节柔韧性

　　○ 力量和耐力

　　○ 良好的心血管储备

- 穿着舒适、配有减震垫的运动鞋。
- 配足弓垫。
- 运用正确的技术动作，及时纠正不正确动作。
- 逐渐提高运动强度。
- 在柔软、具有吸能减震的场地上运动奔跑。

■■■ 预后

经过正确的治疗后通常可以痊愈并恢复运动，多需要 2 周到 2 个月或更长时间。

■■■ 可能出现的并发症

- 症状反复发作，成为慢性。
- 如治疗不正确或没有得到足够的时间休息则病程可能延长。
- 如果没得到正确及时的治疗，则患肢可能长期疼痛，影响运动水平甚至迫使运动员不得不放弃运动。

■■■ 常规疗法

　　基本的治疗包括使用药物和冰敷以减轻疼痛，加强小腿、踝关节及足部的拉伸及肌力训练，调整运动方式避免引起疼痛。这些都可以在家中进行，只要在需要进一步训练及治疗时征求理疗师或运动训练师的意见即可。扁平足的患者可以使用足弓垫。有时需要短暂用石膏或夹板制动。疼痛消失后可逐渐恢复运动。少数情况下，手术治疗切除无菌性炎症组织。

■■■ 热敷及冰敷

- 对于急性或慢性患者冰敷可以用来减轻疼痛和炎症，可以每 2~3 小时冰敷 10~15 分钟，若运动后症状加重则可以马上冰敷。
- 根据医师、理疗师或运动训练师的指导，在进行拉伸及力量训练前可以对局部采用热敷。

■■■ 出现下列情况请及时就医

- 治疗 4~6 周后症状无改善甚至加重。
- 出现新的、难以解释的症状（应用药物后可能出现的副作用）。

■■■ 运动康复训练

类别	内容	频次
活动范围训练	9. 小腿拉伸·腓肠肌　比目鱼肌 10. 踝关节拉伸·踝关节内翻内旋 11. 踝关节拉伸·踝关节内翻 12. 踝关节拉伸·踝关节外翻 13. 小腿拉伸·腓肠肌 比目鱼肌 重力拉伸	每组 6~8 次， 每天 3 组
力量训练	4. 大腿·腘绳肌 等张收缩 5. 髋关节·内收肌群 6. 小腿·胫前肌群 踝关节背伸 7. 足部·足趾屈曲 8. 小腿·踝关节内翻	每组 8~10 次， 每天 3 组

注：活动范围训练参阅本章第四节，力量训练参阅本章第五节。

5. 腓肠肌内侧头损伤（网球腿）

■■■ 描述

腓肠肌内侧头损伤是指小腿上段腓肠肌内侧头骨附着处的拉伤，损伤多位于肌肉、肌腱移行处，可以是部分撕裂或完全断裂。

■■■ 常见症状及体征

• 受伤时局部出现撕裂或弹响声，感觉小腿好像受到踢打或枪击一样。

• 小腿中段内侧疼痛、压痛、红肿、皮温升高。

• 踝关节活动时疼痛、无力（前足背伸、屈曲或抗阻力屈踝、用前足站立、背伸踝关节）。

• 小腿、足跟处瘀斑，伤后 48 小时或更长时间足部出现瘀斑。

• 小腿肌肉痉挛。

■■■ 病因

• 突然大量增加运动量或下肢长期劳损时扭伤。

• 小腿后侧遭受直接外力打击。

• 足部、踝关节突然用力背伸，如跳跃、高处落下着地、网球救球、运动时突然向前跌倒。

■■■ 高危因素

• 需要小腿肌肉突然用力收缩的运动，如跳跃（篮球）、跑步上下山、用力起跑或身体前扑（壁球、网球）。

• 需要身体激烈接触对抗的运动，如足球、英式足球、曲棍球。

• 身体疲劳（力量及柔韧性）。

• 既往下肢有外伤史。

■■■ 预防措施

• 训练或比赛前做好充分的热身及拉伸。

• 训练或比赛间隙充分地休息和康复。

• 保持良好的身体状态：

　○ 踝关节及小腿柔韧性

　○ 肌肉力量和耐力

　○ 良好的心血管储备

• 正确的技术动作。

• 下肢外伤后完全康复后才能继续训练和比赛。

■■■ 预后

经过 6 周的保守治疗和充分的休息后通常可以完全康复。

■■■ 可能出现的并发症

• 没得到正确及时的治疗或足够的休息可能导致病程延长。

• 过早的恢复运动、过度劳损、局部遭受直接打击或运用技术动作不正确，可能导致症状反复发作或再次受伤。

• 没得到及时治疗，由于跛行或患肢无力，容易加重损伤，可能发展为腓肠肌内侧头的完全断裂或出现其他损伤。

• 没得到正确及时的康复治疗，腓肠肌内侧头撕裂处形成疤痕或局部短缩而造成永久性跛行。

• 长期残疾。

■■■ 常规疗法

早期的治疗包括应用药物及冰敷以消肿止痛、进行拉伸及力量训练、调整动作。夹板、石膏托或行走靴固定 10~21 天以利肌腱的炎症消退。伤后头 24~72 小时可扶拐。病情较轻或制动后的患者可以使用足跟垫以减轻肌肉负荷，由于手术修补撕裂的肌肉或肌腱效果往往并不如意，故很少手术治疗。

■■■ 热敷及冰敷

• 冰敷可以减轻疼痛和炎症，每 2~3 小时冰敷 10~15 分钟，若运动后症状加重则可以马上冰敷。

• 在进行拉伸及力量训练前可以对局部采用热敷。

■■■ 出现下列情况请及时就医

• 治疗 2 周症状未得到改善或反而加重。

• 下肢逐渐出现麻木或麻刺感。

• 出现新的、难以解释的症状。

■■■ 运动康复训练

类别	内容	频次
活动范围训练	**9.** 小腿拉伸·腓肠肌 比目鱼肌 **13.** 小腿拉伸·腓肠肌 比目鱼肌重力拉伸 **14.** 小腿拉伸·腓肠肌 比目鱼肌被动牵拉 **8.** 小腿牵拉·踝关节背伸	每组 6~8 次， 每天 3 组
力量训练	**9.** 小腿·腓肠肌 等张训练 **10.** 小腿·小腿后侧群肌群 **11.** 小腿·小腿前侧群肌群 重力训练	每组 8~10 次， 每天 3 组

注：活动范围训练参阅本章第四节，力量训练参阅本章第五节。

6. 腓骨骨折

■■■ 描述

腓骨骨折是指位于膝关节与踝关节之间的腓骨不完全或完全骨折。腓骨骨折并不少见，通常移位并不严重。腓骨骨折可以发生于腓骨的任何部位，有时同时合并有踝关节的严重扭伤，本节只讨论腓骨骨折而不涉及踝关节。由于腓骨负重只占下肢的17%，故其后果往往没有其他下肢负重骨骨折严重。

■■■ 常见症状及体征

• 小腿中到重度疼痛。

• 小腿压痛、肿胀。

- 小腿出血瘀斑。
- 患肢不能负重。
- 如骨折处完全断裂且移位明显则可见局部畸形。
- 如果血液循环受到影响则骨折远端的小腿和足出现麻木及冰凉。

■■■ 病因

- 当外力作用超过骨骼的承受能力时则导致骨折，通常见于直接暴力打击。
- 反复多次遭受应力作用致骨质局部脆弱，引起疲劳骨折，继而完全骨折。
- 由于扭转、快速转向或肌肉强力收缩等间接暴力引起。

■■■ 高危因素

- 有激烈身体对抗接触的运动，如足球、英式足球、曲棍球。
- 滑冰、篮球等有可能使踝关节遭受旋转暴力的运动。
- 骨结构不正常（骨质疏松），骨肿瘤。
- 代谢失调，激素分泌失调、营养不良及失调（厌食症，贪食症）。
- 身体条件较差（力量及柔韧性）。

■■■ 预防措施

- 训练及比赛前充分地热身及拉伸。
- 保持良好的身体状态：
  - 力量、柔韧性及耐力
  - 良好的心血管储备
- 运动时佩戴适当的护具，如英式足球时佩戴护腿板。

■■■ 预后

经过适当的治疗后通常可以痊愈，骨折愈合需要 4~6 周。

■■■ 可能出现的并发症

- 骨折不愈合。
- 骨折畸形愈合。
- 骨折后由于小腿内压力过高引起骨筋膜间隔综合征，导致小腿及足的血运受损，引起神经及肌肉损伤。
- 骨折处短缩。
- 小孩由于骨骺损伤引起骨发育障碍。

- 手术的风险：感染、出血、神经损伤、手术效果不佳需要再次手术。
- 过早地恢复运动有可能导致骨折处愈合时间延长。

■■■ 常规疗法

基本的治疗包括使用药物、抬高患肢以及冰敷来消肿止痛。扶拐行走，可以使用塑料支具、石膏托、行走靴保护。有时需手术治疗，采用钢钉、钢板或螺丝钉固定骨折断端。在局部制动后（手术或非手术），患肢需进行拉伸及力量训练。

■■■ 出现下列情况请及时就医

- 治疗 2 周后症状未得到改善或反而加重。
- 局部制动或手术后出现下列情况：
  - 骨折处远、近端肿胀
  - 剧烈、持续的疼痛
  - 骨折远端肢体皮肤发紫或发灰，特别是甲床。骨折远端皮肤麻木或感觉丧失
- 出现新的、难以解释的症状。

■■■ 运动康复训练

类别	内容	频次
活动范围训练	8. 小腿牵拉·踝关节背伸 10. 踝关节拉伸·踝关节内翻内旋 11. 踝关节拉伸·踝关节内翻 12. 踝关节拉伸·踝关节外翻 14. 小腿拉伸·腓肠肌 比目鱼肌被动牵拉 15. 踝关节拉伸·主动踝关节背伸、屈曲 16. 踝关节拉伸·踝关节画字母训练	每组 6~8 次， 每天 3 组
力量训练	6. 小腿·胫前肌群 踝关节背伸 7. 足部·足趾屈曲 8. 小腿·踝关节内翻 9. 小腿·腓肠肌 等张训练 10. 小腿·小腿后侧群肌群 12. 小腿·踝关节外翻	每组 8~10 次， 每天 3 组

注：活动范围训练参阅本章第四节，力量训练参阅本章第五节。

7. 腓总神经入口压迫

■■■ 描述

腓总神经入口压迫症是指腓总神经在膝关节外侧绕过腓骨小头处受压引起病变，

导致神经功能部分或全部丧失。腓总神经及其分支负责支配小腿外侧、踝关节及足背的感觉，同时还负责支配小腿外侧肌群，该肌群主要负责完成踝关节、足及足趾背伸及足的内、外翻等动作。

■■■ 常见症状和体征

- 小腿外侧、踝关节、足背疼痛、针刺感、麻木或烧灼感。
- 运动、活动后疼痛加重。
- 足部活动无力，包括足跖屈及行走时足部外翻均无力。
- 行走或跑步困难，容易踌倒。
- 膝关节外侧肿胀、瘀斑或压痛。

■■■ 病因

- 腓总神经在膝关节外侧绕过腓骨小头处遭受直接外力打击、局部炎症、膝关节囊肿或局部骨折后愈合时产生的骨痂压迫。
- 偶然可由严重的膝关节扭伤时造成的局部牵拉或小腿骨筋膜间隔综合症而引起神经损伤。

■■■ 高危因素

- 反复的膝、踝关节、足部扭伤。
- 在容易导致膝、踝关节扭伤的崎岖不平的地面上训练。
- 膝关节部位直接外伤。

■■■ 预防措施

- 训练及比赛前充分热身及拉伸。
- 保持良好的身体状态：
  ◦ 小腿、踝及足的柔韧性
  ◦ 肌肉力量及耐力
  ◦ 良好的心血管储备
- 运动时正确佩戴适当的护具。

■■■ 预后

通过正确的治疗多可以痊愈，有时病情会自然缓解。偶尔需要手术解除神经压迫。

■■■ 可能出现的并发症

- 小腿、踝部及足出现永久性疼痛、针刺感、麻木及无力。

- 局部疼痛及无力难以参加比赛。
- 反复的跸足跌倒致身体其他部位损伤。

■■■ 常规疗法

　　基本的治疗包括避免再从事会激起症状的运动，应用药物及冰敷消肿止痛。冰敷时注意不要直接将冰块敷在患处，应该在冰块与皮肤间放置一块毛巾以避免冻伤。如由于肌无力导致足下垂则需要用支具固定踝及足部。加强小腿、踝关节周围及足部肌肉的拉伸及力量训练。如果有明确的致压因素（局部囊肿或肿物）或疼痛、无力及麻木持续且逐渐加重，就需要手术解除神经压迫。有时需要在术后使用足跟垫。如果神经受压是由慢性肌间隔综合征引起，就需要手术松解深筋膜。通常手术进行得越早，患者获得完全康复的机会就越大。

■■■ 冰敷

冰敷可以减轻疼痛和炎症，每2~3小时冰敷10~15分钟。

■■■ 出现下列情况请及时就医

- 症状加重。
- 经过2周的治疗后症状没有改善。
- 出现新的、难以解释的症状。

■■■ 运动康复训练

类别	内容	频次
活动范围训练	4. 大腿拉伸·腘绳肌 芭蕾 8. 小腿牵拉·踝关节背伸 9. 小腿拉伸·腓肠肌 比目鱼肌 11. 踝关节拉伸·踝关节内翻 12. 踝关节拉伸·踝关节外翻	每组6~8次，每天3组
力量训练	6. 小腿·胫前肌群 踝关节背伸 8. 小腿·踝关节内翻 12. 小腿·踝关节外翻	每组8~10次，每天3组

　　注：活动范围训练参阅本章第四节，力量训练参阅本章第五节。

8. 腓浅神经卡压

■■■ 描述

腓浅神经卡压是指腓浅神经在小腿下段前方受压而引起的踝及足部，特别是小腿下 1/3、踝前方及足背疼痛、针刺感及感觉丧失。受压部位位于踝关节面上方 10~12.5 厘米处，腓浅神经大约在此穿出小腿深筋膜后行至皮下，支配小腿下段外侧、踝前方及足背的皮肤感觉。

■■■ 常见症状及体征

- 小腿下 1/3 外侧、踝关节前方、足背疼痛、针刺感、麻木或烧灼感。
- 运动后疼痛可能加重。

■■■ 病因

腓浅神经卡压主要由于腓浅神经在踝关节上方 10~12.5 公分处受到压迫引起。由于腓浅神经在此穿出小腿深筋膜，可能受到同样在此狭窄通道穿出的肌肉卡压，也可由局部遭受直接打击、踝关节反复扭伤致局部受到反复牵拉或慢性骨筋膜间隔综合征局部压力过大引起。

■■■ 高危因素

- 踝关节反复扭伤。
- 在崎岖不平的道路上运动或从事需要耐力的运动，如跑步或慢跑。
- 神经遭受直接压迫，如穿着过紧的靴子或滑雪靴。
- 身体条件较差（力量及柔韧性）。

■■■ 预防措施

- 训练或比赛前充分热身及拉伸。
- 保持良好的身体状态：
  ○ 小腿、足及踝关节的柔韧性
  ○ 肌肉力量及耐力
  ○ 良好的心血管储备
- 穿着合适的鞋及护具。

■■■ 预后

通过正确的治疗多可以痊愈，有时病情会自然缓解，有时需要手术解除神经受压。

■■■ 可能出现的并发症

- 小腿下段、踝关节、足部长期疼痛、针刺感及麻木。
- 由于疼痛影响难以参加比赛。

■■■ 常规疗法

基本的治疗包括避免再从事会激起症状的运动，应用药物及冰敷消肿止痛。在鞋内加软垫避免神经受压。加强踝关节及足部肌肉拉伸及力量训练也有一定的作用。慢性病例通常需要手术松解受压的神经。手术可以在门诊进行。如果病情是由于小腿慢性外侧筋膜间隔综合征所致，则需要手术切开松解部分深筋膜。如果神经受压是习惯性踝关节扭伤所致，则需要手术紧缩踝关节周围韧带以恢复踝关节稳定性，大部分病例病情可以得到明显缓解。

■■■ 热敷及冰敷

• 冰敷可以减轻疼痛和炎症，每 2~3 小时冰敷 10~15 分钟，若运动后症状加重则可以马上冰敷。
• 在进行拉伸及力量训练前可以对局部采用热敷。

■■■ 出现下列情况请及时就医

• 治疗 2 周症状未得到改善或反而加重。
• 出现新的、难以解释的症状。

■■■ 运动康复训练

类别	内容	频次
活动范围训练	2. 大腿拉伸·腘绳肌 3. 大腿拉伸·腘绳肌 门廊训练 4. 大腿拉伸·腘绳肌，芭蕾 17. 大腿拉伸·神经根牵拉	每组 6~8 次， 每天 3 组
力量训练	6. 小腿·胫前肌群 踝关节背伸 8. 小腿·踝关节内翻 12. 小腿·踝关节外翻 9. 小腿·腓肠肌 等张训练	每组 8~10 次， 每天 3 组

注：活动范围训练参阅本章第四节，力量训练参阅本章第五节。

9. 腓深神经卡压（前跗骨管综合症）

■■■ 描述

前跗骨管综合症是指腓深神经在踝关节前方跗骨管处受到支持带或其他组织结构的卡压，引起足部及踝关节处疼痛及感觉丧失，尤其多见于第一、二趾之间及踝关节下方的足背外上侧。

■■■ 常见症状及体征

• 第一、二趾之间皮肤针刺感、麻木或烧灼感，偶可见于踝关节下方的足背外上侧。

• 足背及踝部疼痛不适，偶尔可放射至足背外、上侧及第一、二足趾之间。

• 活动时疼痛，尤其夜间疼痛明显，脱下鞋袜或休息后缓解。

• 足趾背伸力可能减弱。

■■■ 病因

由于横跨踝关节的支持带卡压腓深神经，或由于局部骨刺、腱鞘囊肿、炎症、直接外伤造成腓深神经损伤。

■■■ 高危因素

• 反复踝部扭伤。

• 需要足部踢击的运动。

• 神经直接受压，如穿着捆绑过紧的鞋或滑雪靴，将钥匙、鞋带结等硬物塞入鞋中，或做仰卧起坐时用脚踝处钩住棍子，都可以造成腓深神经受压。

• 身体条件较差（力量及柔韧性）。

• 关节炎或踝部长有骨刺。

■■■ 预防措施

• 训练及比赛前充分地热身及拉伸。

• 保持良好的身体状态：
  ◦ 踝关节及足部柔韧性
  ◦ 肌肉力量及耐力
  ◦ 良好的心血管储备

• 穿戴合适的运动装备。

• 保护支具、绷带或弹力带包扎，穿着高帮运动鞋有助于避免扭伤踝部及造成神经牵拉伤。

• 不要将钥匙、鞋带结等硬物塞入鞋中。

■■■ 预后

通过正确的治疗多可以痊愈，有时病情会自然缓解。偶尔需要手术治疗。

■■■ 可能出现的并发症

- 足趾出现永久性麻木、无力。
- 踝部及足部持续疼痛。
- 由于局部疼痛难以参加比赛。

■■■ 常规疗法

基本的治疗包括避免再从事会激惹引起症状的运动，应用药物及冰敷消肿止痛。在鞋内加软垫以避免神经受压，更换鞋垫也有助于减轻症状。加强踝关节及足部肌肉拉伸及力量训练也有一定的作用。慢性病例常需要征求理疗师及运动训练师的指导。如果治疗效果不佳则需要手术松解受压的神经。可以在门诊手术取出卡压物（骨刺、腱鞘囊肿、发炎的支持带组织），术后多数患者病情可以很快痊愈。

■■■ 热敷及冰敷

- 冰敷可以减轻疼痛和炎症，每 2~3 小时冰敷 10~15 分钟，若运动后症状加重则可以马上冰敷。
- 在进行拉伸及力量训练前可以对局部采用热敷。

■■■ 出现下列情况请及时就医

- 治疗 2 周症状未得到改善或反而加重。
- 出现新的、难以解释的症状。

■■■ 运动康复训练

类别	内容	频次
活动范围训练	10. 踝关节拉伸·踝关节内翻内旋 11. 踝关节拉伸·踝关节内翻 12. 踝关节拉伸·踝关节外翻	每组 6~8 次，每天 3 组
力量训练	7. 足部·足趾屈曲 8. 小腿·踝关节内翻 9. 小腿·腓肠肌 等张训练 12. 小腿·踝关节外翻	每组 8~10 次，每天 3 组

注：活动范围训练参阅本章第四节，力量训练参阅本章第五节。

10. 胫后肌腱炎

■■■ 描述

胫后肌腱炎主要表现为踝关节内后侧胫后肌腱处的炎症及疼痛。胫后肌经小腿后侧下行后附着在足部内侧，对于跑步或跳跃时快速起动、内翻足部以及维持足尖站立位都起着非常重要的作用。胫后肌腱炎时通常都伴有肌腱的拉伤，一般为Ⅰ级或Ⅱ级。Ⅰ级仅是受到轻微的拉伤而没有明显的撕裂（仅在显微镜下可以看到撕裂），肌腱长度和力量正常；Ⅱ级是中度的拉伤，在肌腱腱膜下或肌肉与骨的移行处有纤维的撕裂，肌肉-肌腱-骨联合体的长度增加，力量减弱；Ⅲ级则是肌腱的完全断裂。

■■■ 常见症状及体征

- 踝关节内后侧或中足内侧胫后肌腱处疼痛、压痛、红肿、皮温升高。
- 踝关节活动（特别是前足屈伸用力时）或用前足站立时疼痛。
- 移动或触摸肌腱时可感觉到局部有捻发音。
- 核磁和 B 超有助于诊断。

■■■ 病因

- 退行性变或长期的下肢过度劳损。
- 突然增加运动强度、局部遭受直接外伤或小腿、踝、足部外伤。
- 伤后在未完全康复的情况下过早恢复运动。

■■■ 高危因素

- 需要足部反复蹬踏、踢击和跑、跳的运动，特别是下坡跑和长跑。
- 身体条件较差（力量和柔韧性）。
- 扁平足。
- 既往有小腿、足部、踝关节外伤史。

■■■ 预防措施

- 训练及比赛前充分热身和拉伸。
- 训练和比赛间隙充分休息、恢复。
- 保持良好的身体状态：
  - 小腿和踝部的柔韧性
  - 肌力力量和耐力

- 正确的技术动作。
- 外伤完全康复后才再次参加运动。
- 穿着合适的矫形垫。

■■■ 预后

- 经过正确的治疗、康复及充分的休息后，通常 6 周可以痊愈。
- 相对于劳损及突然拉伤、局部遭受直接暴力引起的损伤愈合得更快。

■■■ 可能出现的并发症

- 没有得到正确及时的治疗或充分的休息，可能导致病程延长。
- 过早地恢复运动、长期劳损或技术动作不正确，可能导致症状反复发作。
- 未经治疗的肌腱部分或完全断裂，可能需要手术治疗。

■■■ 常规疗法

最基本的治疗包括使用药物和冰敷消肿止痛，进行拉伸和力量训练以及调整技术动作。石膏托或行走靴固定制动促进炎症消退，病情不是很严重或短期内需要恢复运动的扁平足患者可使用弓形垫以减轻肌腱压力。如病情较为严重，就可能需要更广泛的固定制动。有时需要手术切除病变的腱周膜或部分肌腱。

■■■ 热敷及冰敷

- 急性或慢性患者都可用冰敷来减轻疼痛和炎症，每 2~3 小时冰敷 10~15 分钟，若运动后症状加重则可以马上冰敷。
- 在进行拉伸及力量训练前可以对局部采用热敷。

■■■ 出现下列情况请及时就医

- 治疗 2~4 周后症状未得到改善或反而加重。
- 出现新的、难以解释的症状。

■■■ 运动康复训练

类别	内容	频次
活动范围训练	9. 小腿拉伸·腓肠肌 比目鱼肌 10. 踝关节拉伸·踝关节内翻内旋 11. 踝关节拉伸·踝关节内翻 12. 踝关节拉伸·踝关节外翻	每组 6~8 次， 每天 3 组

类别	内容	频次
活动范围训练	**15.** 踝关节拉伸·主动踝关节背伸、屈曲 **16.** 踝关节拉伸·踝关节画字母训练	每组 6~8 次， 每天 3 组
力量训练	**6.** 小腿·胫前肌群 踝关节背伸 **7.** 足部·足趾屈曲 **8.** 小腿·踝关节内翻 **12.** 小腿·踝关节外翻	每组 8~10 次， 每天 3 组

注：活动范围训练参阅本章第四节，力量训练参阅本章第五节。

11. 胫后肌腱撕裂

■■■ 描述

胫骨后肌起源于胫骨及腓骨的后侧，其肌腱在腱鞘内绕过胫骨及内踝的后方止于足内侧的足舟骨上，足部强力的内旋会加大胫后肌腱的负荷而造成肌腱的部分撕裂或完全断裂。由于胫后肌连续性中断，其功能将丧失。胫后肌的主要功能是屈曲前足（如用足尖站立，走路、跑步或跳跃起步推动时）和内翻足部。

■■■ 常见症状及体征

- 踝关节内侧弹响或撕裂声。
- 活动足部时疼痛无力（特别是屈曲前足和内翻足部时）。
- 足部的前旋加大。
- 足尖或前足站立无力或难以站立。
- 胫后肌腱周围压痛、红肿、皮温升高。
- 伤后 48 小时足跟部瘀斑。
- 核磁及 B 超有助于诊断。

■■■ 病因

突然过度地用力，如跳跃、跨栏或短跑起跑时。

■■■ 高危因素

- 需要肌肉突然强力收缩起步跳跃的运动，如跳跃和快速起跑，也见于跑步或其他有身体接触对抗的运动。
- 身体条件较差（力量和柔韧性）。
- 既往有胫后肌腱损伤史。

- 既往胫骨肌腱注射过类固醇。
- 肥胖或由于心血管等原因身体状况下降。

■■■ 预防措施

- 训练或比赛前充分热身及拉伸。
- 训练或比赛间隙充分休息、恢复。
- 保持良好的身体状态：
  - ○ 小腿和踝关节的柔韧性
  - ○ 肌力力量及耐力
  - ○ 良好的心血管储备
  - ○ 保持合适体重
- 训练或比赛前局部可以使用矫形垫、护具、绷带或弹性绷带包扎固定。

■■■ 预后

手术治疗可以减少并发症并可以尽快恢复，通常术后4~9个月可以完全恢复。

■■■ 可能出现的并发症

- 胫后肌力量减弱，特别是当没有得到正确的处理时会导致患者难以用足尖站立且做起步推动动作时无力。
- 肌腱再次断裂。
- 功能受限时间延长。
- 可能会发展为扁平足，足跟会向足的内侧塌陷而足趾则会被推向足的外侧。
- 足部关节炎。
- 手术的风险：感染、神经损伤、出血及疼痛。

■■■ 常规疗法

基本的治疗包括避免患肢负重、局部冰敷、弹力绷带加压包扎固定、抬高患肢等。进一步的治疗可根据情况采用手术或非手术治疗。对于身体状况不好或慢性损伤的患者可以考虑非手术治疗。手术治疗时需要将肌腱断端缝合，术后用短腿石膏固定制动。如果损伤不是急性的且足部没有关节炎的情况下，由于慢性损伤断裂的肌腱通常难以修补缝合，可以采用取其他肌腱重建胫后肌腱的方式来代替胫后肌腱功能。如果足部存在关节炎则建议手术融合患病关节。

■■■ 出现下列情况请及时就医

- 治疗后疼痛反而加重。

- 石膏固定后局部不适感明显。
- 术后出现下列情况：
  - 踝关节及足部感觉疼痛、麻木、冰凉
  - 足趾甲发蓝、发灰或色泽暗淡
  - 出现感染迹象：发热、疼痛加剧、局部红肿、手术区域渗液及出血增加
- 出现新的、难以解释的症状。

■■■ 运动康复训练

类别	内容	频次
活动范围训练	**9. 小腿拉伸·**腓肠肌 比目鱼肌 **10. 踝关节拉伸·**踝关节内翻内旋 **11. 踝关节拉伸·**踝关节内翻 **12. 踝关节拉伸·**踝关节外翻 **15. 踝关节拉伸·**主动踝关节背伸、屈曲 **16. 踝关节拉伸·**踝关节画字母训练	每组 6~8 次， 每天 3 组
力量训练	**7. 足部·**足趾屈曲 **10. 小腿·**小腿后侧群肌群 **8. 小腿·**踝关节内翻	每组 8~10 次， 每天 3 组

注：活动范围训练参阅本章第四节，力量训练参阅本章第五节。

12. 腓骨长、短肌腱炎

■■■ 描述

腓骨肌腱炎主要表现为外踝后方的腓骨肌腱发炎及疼痛，多数合并有一条或两条肌腱的部分撕裂。腓骨肌腱由位于小腿外侧的腓骨长、短肌分别附着于足外侧（腓骨短肌）和足底内侧（腓骨长肌）的肌腱所构成。在完成足尖站立、跑步和跳跃起步推动等动作以及外翻足部时都起着非常重要的作用。这种损伤并不常见，可以同时合并有肌腱的Ⅰ或Ⅱ级撕裂伤。肌腱撕裂伤具有 3 级：Ⅰ级撕裂伤是指肌腱受到轻微的牵拉（显微镜下可以看到肌腱部分撕裂），但没有明显肉眼可见的断裂，也没有肌腱的延长，力量正常；Ⅱ级撕裂伤是指肌腱的中度裂伤，在腱周膜下或腱-骨移行处可有肌腱的部分断裂，肌腱或肌肉-肌腱-骨复合体的长度延长，力量减弱；Ⅲ级撕裂伤则是指肌腱的完全断裂。

■■■ 常见症状及体征

- 外踝后侧腓骨肌腱处、中足外侧或足弓底部疼痛、压痛、红肿、皮温升高。

- 踝关节活动（特别是前足用力屈伸时）、前足站立或用力外翻足部时疼痛。
- 移动或触摸肌腱时局部可有捻发音。
- 足部旋前时踝关节疼痛。

■■■ 病因

腓骨肌腱炎主要是由于退行性变或下肢的过度劳损引起腓骨肌腱在外踝后侧的腓骨肌腱沟中的机械性磨损导致，也可由突然大幅度增加运动强度而致踝部扭伤、局部直接外伤、小腿及足、踝关节外伤引起。如果患者的另外一条小腿或踝关节曾经受过外伤，在没有得到完全康复的情况下过早地参加运动，由于健侧下肢过度负重，也可能会发生腓骨肌腱炎。

■■■ 高危因素

- 需要足部突然起步推动（跳跃和短跑起跑）、踢击和跑步的运动（特别是下坡跑和长跑）。
- 身体状况较差（力量及柔韧性）
- 既往有小腿、踝和足外伤。

■■■ 预防措施

- 训练及比赛前充分地热身及拉伸。
- 训练及比赛间隙充分地休息及康复。
- 保持良好的身体状态：
  ○ 小腿和足部柔韧性
  ○ 肌肉力量及柔韧性
- 既往外伤后完全康复后才继续参加运动。

■■■ 预后

正确及时的保守治疗加上充分的休息后，通常 6 周可以痊愈。

■■■ 可能出现的并发症

- 没得到正确及时的治疗或伤后休息时间不够，可能导致病程延长。
- 过早恢复运动、过度劳损或技术动作不正确，可能导致病情复发。
- 如有得到正确及时治疗，可能导致肌腱断裂而需要手术治疗。

■■■ 常规疗法

早期的治疗包括应用药物及冰敷以消肿止痛、拉伸及力量训练、动作调整。可用石膏托或行走靴固定制动 10~14 天以利炎症消退。病情不太严重者或需继续参加运动的运动员可在足跟外侧放置矫形垫或楔形垫以暂时减轻肌腱应力负荷。偶尔需要手术切除发炎的腱周膜或退变的肌腱（可以直接修复或将病变肌腱缝在另一条腓骨肌腱上）。

■■■ 热敷及冰敷

• 冰敷可以减轻疼痛和炎症，每 2~3 小时冰敷 10~15 分钟，若运动后症状加重则可以马上冰敷。
• 在进行拉伸及力量训练前可以对局部采用热敷。

■■■ 出现下列情况请及时就医

• 治疗 2~4 周后症状未得到改善或反而加重。
• 出现新的、难以解释的症状。

■■■ 运动康复训练

类别	内容	频次
活动范围训练	**9.** 小腿拉伸·腓肠肌 比目鱼肌 **10.** 踝关节拉伸·踝关节内翻内旋 **11.** 踝关节拉伸·踝关节内翻 **12.** 踝关节拉伸·踝关节外翻 **13.** 小腿拉伸·腓肠肌 比目鱼肌 重力拉伸	每组 6~8 次， 每天 3 组
力量训练	**6.** 小腿·胫前肌群 踝关节背伸 **7.** 足部·足趾屈曲 **12.** 小腿·踝关节外翻	每组 8~10 次， 每天 3 组

注：活动范围训练参阅本章第四节，力量训练参阅本章第五节。

13. 腓骨长短肌腱滑脱

■■■ 描述

腓骨肌腱在踝关节的后侧及中足的后侧走行，止于足的下方。肌腱在外踝的后方走行，并由腓骨肌支持带固定于腓骨后侧的沟中，腓骨长、短肌腱半脱位和脱位是指外伤后一条或两条肌腱均从腓骨肌腱沟中移位。腓骨长、短肌腱由位于小腿外侧的腓骨长、短肌分别附着于足外侧（腓骨短肌）和足底内侧（腓骨长肌）的肌腱所构成。它们在完成足尖站立、跑步和跳跃起步推动等动作及外翻足部时都起着非常重要的作用。在正常活动时，腓骨长、短肌腱在外踝后方由外踝及腓骨肌支持带围成的腓骨肌腱沟中滑动。半脱位时，随着足部的活动肌腱会在腓骨肌腱沟中来回移动。而当完全脱位时，肌腱则会完全移到沟外。完全脱位多见于腓骨短肌。

■■■ 常见症状及体征

• 受伤时局部出现弹响或撕裂声。

• 伤后外踝后方出现疼痛、肿胀、压痛及瘀斑，站立及行走后加重。

• 外翻足部感觉疼痛及无力。

• 有时伤后数天或数周后在行走时没有不适感，但当尝试旋转或外翻足部时则出现持续性的不适。

• 移动或触摸肌腱时出现捻发音。

• 由于肌腱脱位后可能对神经及血管造成卡压或切割，故远端可能出现麻木或功能受限。

■■■ 病因

• 突然用力屈曲踝关节造成腓骨肌抵抗收缩，导致腓骨肌支持带断裂或从骨附着点处撕脱，使得肌腱滑出腓骨肌腱沟。

• 严重的踝关节扭伤。

• 先天发育异常，如腓骨肌腱沟发育过浅或发育异常。

■■■ 高危因素

• 滑雪或滑冰。

• 需要跳跃及从高处落下着地的运动（篮球、体操、排球）。

• 需要在跑动中急停旋转的运动（足球、英式足球）。

• 在崎岖不平的路面上训练。

• 既往有足部、踝关节扭伤或脱位史。

• 身体条件较差（力量及柔韧性）。

■■■ 预防措施

• 训练或比赛前充分地热身及拉伸。

• 保持良好的身体状态：

　○ 小腿和踝关节力量

　○ 柔韧性及耐力

• 参加需要跳跃及有剧烈身体对抗的运动时可以穿戴护具，如胶带、弹力绷带包扎、支具或穿着高帮运动鞋。避免在崎岖不平的路面上跑步或运动。

• 踝关节伤后需完全康复后才能再次参加训练和比赛。

■■■ 预后

通过正确及时的治疗通常可以完全康复，如治疗不正确局部可能出现慢性疼痛及无力。

■■■ 可能出现的并发症

- 过早恢复运动导致慢性疼痛、无力或肌腱反复脱位。
- 反复半脱位或脱位造成肌腱断裂。
- 反复多次受伤或治疗不及时导致关节不稳定或关节炎。

■■■ 常规疗法

对急性病例，早期的基本治疗包括应用药物及冰敷以消肿止痛，抬高患肢消肿。对于急性病例的治疗目前还有一定的争议。部分建议保守治疗，需要石膏固定小腿、踝关节及足部，患肢起码 6 周不能负重行走。另一部分则建议尽早手术治疗修补支持带。对于慢性病例，通常建议手术将肌腱固定在肌腱沟中，然后用石膏托或支具固定小腿及踝关节。在患肢制动后，必须对周围的肌肉进行拉伸及力量训练。可在理疗师或运动训练师的指导下进行。

■■■ 冰敷

冰敷可以减轻疼痛和炎症，每 2~3 小时冰敷 10~15 分钟，若运动后症状加重则可以马上冰敷。

■■■ 出现下列情况请及时就医

- 治疗后局部疼痛、压痛及肿胀加重。
- 感觉到局部麻木、无力、冰凉或足趾甲发紫、发灰、颜色暗淡无光。
- 手术后出现下列情况：发烧、疼痛加剧、局部红肿、渗液或手术区域出血。
- 出现新的、难以解释的症状。

■■■ 运动康复训练

类别	内容	频次
活动范围训练	**9.** 小腿拉伸·腓肠肌 比目鱼肌 **10.** 踝关节拉伸·踝关节内翻内旋 **11.** 踝关节拉伸·踝关节内翻 **12.** 踝关节拉伸·踝关节外翻 **13.** 小腿拉伸·腓肠肌 比目鱼肌 重力拉伸	每组 6~8 次，每天 3 组

类别	内容	频次
力量训练	**7.** 足部·足趾屈曲 **8.** 小腿·踝关节内翻 **12.** 小腿·踝关节外翻	每组 8~10 次， 每天 3 组

注：活动范围训练参阅本章第四节，力量训练参阅本章第五节。

14. 跗骨小管综合征（胫后神经卡压）

■■■ 描述

跗骨小管综合征是指由于胫后神经在踝关节后内侧踝管内受到支持带、骨刺、囊肿、良性或恶性肿瘤的卡压而引起神经病变，逐渐出现踝足部疼痛、足底感觉迟钝或丧失的综合征。

■■■ 常见症状及体征

• 足弓部针刺感、麻木或烧灼感并可放射至前足底部。
• 踝关节后内侧及足底广泛的、定位不准确疼痛及压痛，活动后加重，休息后减轻。
• 卧床休息时也可出现疼痛。
• 行走、活动时出现踝关节落空感。

■■■ 病因

胫后神经在踝管内被深处的骨刺、囊肿、良性或恶性肿瘤压迫，足的过度前旋会增加屈肌腱周围组织的压力引起局部肿胀及炎症，最终也会造成对神经的卡压。

■■■ 高危因素

• 足部关节松弛或平足。
• 踝关节炎。
• 足、踝部肌肉肌腱炎。
• 既往足和踝关节有扭伤或骨折史。

■■■ 预防措施

• 保持良好的身体状态：
  ○ 足及踝部柔韧性

。肌肉力量及耐力

。良好的心血管储备

• 穿戴合适的鞋子和矫形器。

• 局部绷带包扎、支具保护、夹板固定或穿着高帮运动鞋有利于保护踝关节,避免踝关节扭伤及神经牵拉。

■■■ 预后

通过正确的治疗多可以痊愈,有时病情会自然缓解。部分需要手术解除神经受压。

■■■ 可能出现的并发症

踝、足部永久性的麻木、持续性疼痛。因疼痛难以继续参加比赛。

■■■ 常规疗法

基本的治疗包括避免再从事会激起症状的运动,应用药物及冰敷以消肿止痛。足弓垫和在足跟内侧放置楔形垫可能有助于减轻症状。采用交叉训练法也有一定的作用。短期石膏或夹板固定可以减轻神经周围炎症。踝及足部肌肉的力量及拉伸训练有助于减轻症状。如果这些治疗都不成功,特别是当有囊肿或肿瘤样组织压迫神经时通常需要手术松解神经。手术效果明显,术后可以很快恢复运动。

■■■ 热敷及冰敷

• 冰敷可以减轻疼痛和炎症,每2~3小时冰敷10~15分钟,若运动后症状加重则可以马上冰敷。

• 在进行拉伸及力量训练前可以对局部采用热敷。

■■■ 出现下列情况请及时就医

• 治疗6周症状未得到改善或反而加重。

• 出现新的、难以解释的症状。

■■■ 运动康复训练

类别	内容	频次
活动范围训练	**2.** 大腿拉伸·腘绳肌 **3.** 大腿拉伸·腘绳肌 门廊训练 **4.** 大腿拉伸·腘绳肌 芭蕾 **8.** 小腿牵拉·踝关节背伸 **9.** 小腿拉伸·腓肠肌 比目鱼肌	每组6~8次, 每天3组

类别	内容	频次
	12. 踝关节拉伸·踝关节外翻 **18. 足部拉伸·足趾背伸**	
力量训练	**6. 小腿·胫前肌群 踝关节背伸** **7. 足部·足趾屈曲** **9. 小腿·腓肠肌 等张训练** **8. 小腿·踝关节内翻** **10. 小腿·小腿后侧群肌群** **12. 小腿·踝关节外翻**	每组 8~10 次， 每天 3 组

注：活动范围训练参阅本章第四节，力量训练参阅本章第五节。

15. 跟腱炎

■■■ 描述

跟腱炎是指跟腱发炎并引起疼痛的病症。跟腱是附着于膝关节及小腿后侧的腓肠肌和比目鱼肌移行止于跟骨的腱性部分。它对于维持前足站立以及完成行走、跑步、跳跃的起步推动非常重要。

跟腱炎时通常伴有跟腱的Ⅰ、Ⅱ级撕裂伤。跟腱撕裂伤共有 3 级：Ⅰ级撕裂伤是指跟腱受到轻微的牵拉（显微镜下可以看到跟腱部分撕裂），但没有明显肉眼可见的断裂，也没有肌腱的延长，力量正常；Ⅱ级撕裂伤是指跟腱的中度裂伤，在腱周膜下或腱-骨移行处可有肌腱的部分断裂，跟腱的长度通常没有变化但力量减弱；Ⅲ级撕裂伤则是指跟腱的完全断裂。

■■■ 常见症状及体征

- 跟腱部位疼痛、压痛、红肿、皮温升高。
- 踝关节活动时局部疼痛（特别是当前足用力屈曲时），用足尖或前足站立时疼痛。
- 移动或触摸跟腱时局部可有捻发音。
- 核磁和超声有助于诊断。

■■■ 病因

- 突然大量增加运动强度时扭伤或小腿、跟腱的长期劳损。
- 小腿、踝关节或足部遭受直接外力打击。

■■■ 高危因素

- 需要小腿肌肉突然强力收缩的运动，如跳跃、快速起跑、用力踢击，特别是篮球和短拍壁球。

- 跑步，特别是下坡跑。
- 身体条件较差（力量、柔韧性、耐力）。
- 训练或比赛前热身不够充分。

■■■ 预防措施

- 训练及比赛前充分热身及拉伸。
- 训练及比赛间隙充分休息及康复。
- 保持良好的身体状态：
  ○ 小腿和踝关节柔韧性
  ○ 肌力力量及耐力
  ○ 良好的心血管储备
- 运用正确的技术动作。
- 为了预防复发，完全康复后仍应该用局部包扎、捆绑或粘性弹力带固定的方式保护数周。

■■■ 预后

- 急性损伤通过正确及时的保守治疗及足够的休息后通常 6 周可以治愈。
- 慢性病例常需要 8~10 个月才能完全康复。
- 通常直接外力打击引起的跟腱炎比局部劳损或突然扭伤引起的要愈合得更快一些。

■■■ 可能出现的并发症

- 没有得到正确及时的治疗或伤后休息的时间不够，可能导致病程延长。
- 过早恢复运动可能引起症状复发。
- 未经治疗的跟腱炎今后可能造成跟腱断裂而需要手术治疗。

■■■ 常规疗法

早期的治疗包括应用药物及冰敷以消肿止痛、进行拉伸及力量训练、调整动作。偶然可用行走靴或石膏托固定制动以促进局部炎症消退。对于病情较轻或已经制动后的患者，可以使用足跟垫以减轻跟腱应力负荷，之后可使用弹力绷带包扎踝关节及跟腱。在医师的指导下可以使用矫形器。很少需要手术切除炎性腱周膜或退变的跟腱组织，且手术效果欠佳。

■■■ 热敷及冰敷

• 冰敷可以减轻急性或慢性跟腱炎的疼痛和炎症，每 2~3 小时冰敷 10~15 分钟，若运动后症状加重则可以马上冰敷。

• 在进行拉伸及力量训练前可以对局部采用热敷。

■■■ 出现下列情况请及时就医

• 治疗 2 周症状未得到改善或反而加重。

• 出现新的、难以解释的症状。

■■■ 运动康复训练

类别	内容	频次
活动范围训练	9. 小腿拉伸·腓肠肌 比目鱼肌 13. 小腿拉伸·腓肠肌 比目鱼肌重力拉伸	每组 6~8 次，每天 3 组
力量训练	9. 小腿·腓肠肌 等张训练 10. 小腿·小腿后侧群肌群 11. 小腿·小腿前侧群肌群 重力训练 13. 小腿·坐位负重小腿抬举 6. 小腿·胫前肌群 踝关节背伸 7. 足部·足趾屈曲 9. 小腿·腓肠肌 等张训练 8. 小腿·踝关节内翻 12. 小腿·踝关节外翻	每组 8~10 次，每天 3 组

注：活动范围训练参阅本章第四节，力量训练参阅本章第五节。

第三节　小腿运动创伤手术后康复

1. 胫骨骨折术后康复

■■■ 描述

胫骨骨折是指胫骨骨干的完全或不完全断裂。虽然需要较大的暴力才能导致胫骨骨折，但由于胫骨位于皮下，周围较少软组织保护，故在临床上仍较为多见。骨折可以位于胫骨的任何部位，但本章主要讨论胫骨干骨折，不包括膝和踝部的胫骨骨折。

■■■ 常见症状及体征

• 骨折时小腿剧烈疼痛。

- 小腿肿胀、压痛。
- 小腿出血、瘀斑。
- 患肢不能负重。
- 骨干完全断裂且移位明显则局部可见明显畸形。
- 血液循环受到影响则骨折远端小腿和足部麻木、冰凉。
- X 片有助于诊断。

■■■ 病因

- 外力作用超过胫骨骨干的承受能力。
- 通常由直接暴力引起。
- 局部反复多次受到应力作用致骨质脆弱，由应力骨折发展为完全骨折，多见于慢跑、徒步旅行及马拉松运动员。
- 由扭转或强力肌肉收缩等间接暴力引起。

■■■ 高危因素

- 有激烈身体接触对抗的运动，如足球、英式足球、曲棍球。
- 摩托车运动。
- 骨质不正常（包括骨质疏松），骨肿瘤。
- 代谢异常、激素分泌失调、营养不良或失调（厌食症和贪食症）。
- 身体条件较差（力量和柔韧性）。

■■■ 预防措施

- 训练或比赛前充分热身及伸展。
- 保持良好的身体状况：
  ○ 小腿肌肉力量及耐力
  ○ 柔韧性
- 佩戴合适的护具（如踢足球时戴的护腿板）。

■■■ 预后

经过正确治疗通常可以痊愈，骨折需要 6~8 个月愈合，平均约需要 1 年时间才能再次参加比赛。

■■■ 可能出现的并发症

- 骨不愈合。

- 骨畸形愈合。
- 肌筋膜间隔综合症（由于骨折后小腿内压力过高，影响患肢血液循环，导致小腿及足部的肌肉、神经缺血损害）。
- 患肢短缩。
- 儿童骨骺生成发育停止。
- 手术风险：感染、出血、神经损伤及需要再次手术。
- 开放骨折感染。
- 膝、踝关节不稳定或关节炎。
- 过早的恢复运动可能导致病程延长。
- 小腿容易再次受伤。
- 膝、踝关节僵硬。

■■■ 常规疗法

最基本的治疗包括使用药物、抬高患肢、局部冰敷以消肿止痛，石膏、夹板固定制动或采取手术治疗，用髓内钉、钢板螺丝钉固定骨折断端，有时可考虑使用外固定支架固定。根据情况可使用骨生成因子。骨折断端稳定后（手术或非手术治疗），必须进行患肢肌肉的力量和伸展训练以及周围关节的活动范围训练，髓内钉、钢板螺丝钉可以不用取出。

■■■ 冰敷

冰敷可以减轻疼痛和炎症，每2~3小时冰敷10~15分钟，若运动后症状加重则可以马上冰敷。

■■■ 出现下列情况请及时就医

- 治疗后2周症状无改善或反而加重。
- 局部制动或手术后出现下列情况：
  - 骨折部位周围肿胀
  - 剧烈、持续疼痛
  - 骨折远端皮肤，特别是甲床发蓝或发灰，骨折远端感觉麻木或感觉丧失
- 出现新的、难以解释的症状。

■■■ 运动康复训练

类别	内容	频次
活动范围训练	1. **大腿拉伸**·俯卧位股四头肌 2. **大腿拉伸**·腘绳肌 3. **大腿拉伸**·腘绳肌 门廊训练 8. **小腿牵拉**·踝关节背伸 10. **踝关节拉伸**·踝关节内翻内旋 11. **踝关节拉伸**·踝关节内翻 12. **踝关节拉伸**·踝关节外翻 14. **小腿拉伸**·腓肠肌 比目鱼肌被动牵拉 15. **踝关节拉伸**·主动踝关节背伸、屈曲 16. **踝关节拉伸**·踝关节画字母训练 19. **大腿拉伸**·俯卧位股四头肌 20. **膝关节**·膝关节被动屈曲及伸直 21. **膝关节**·重力下膝关节屈曲 22. **膝关节拉伸**·膝关节重力伸直 23. **膝关节**·俯卧位膝关节伸直	每组 6~8 次， 每天 3 组
力量训练	1. **大腿**·股四头肌 等长收缩 2. **大腿**·股四头肌 短弧训练 3. **大腿**·股四头肌 等张力训练 4. **大腿**·腘绳肌 等张收缩 6. **小腿**·胫前肌群 踝关节背伸 7. **足部**·足趾屈曲 10. **小腿**·小腿后侧群肌群 8. **小腿**·踝关节内翻 12. **小腿**·踝关节外翻 9. **小腿**·腓肠肌 等张训练 14. **大腿**·腘绳肌 等长收缩 15. **大腿**·股四头肌重力训练 16. **髋关节**·髋关节伸肌群+腰背肌群 17. **髋关节**·髋关节外展肌群	每组 8~10 次， 每天 3 组

注：活动范围训练参阅本章第四节，力量训练参阅本章第五节。

2. 腓骨长短肌腱滑脱术后康复

■■■ 指征（手术适应症、手术时机及目的）

腓骨肌腱半脱位或脱位的患者都可以考虑接受手术治疗。成功率较高，部分急性脱位的患者可先接受 6 周的石膏固定，但由于疗效不确定，故对于运动员来说，大部分的外科医生还是建议伤后尽快手术。目的是将脱位的肌腱放回到肌腱沟中并修复或重建支持结构以避免今后再次脱位。术中可以拉紧或重建支持带（覆盖在腓骨肌腱沟上类似于韧带样的组织，肌腱就位于其下方的沟中）止点或利用其他组织结构来代替、加强支持带，有时还需要手术加深过浅的骨性沟槽。

■■■ 手术禁忌症

- 踝关节感染。
- 患者依从性差，难以配合完成术后康复。

■■■ 手术风险及并发症

- 感染。
- 出血。
- 足或踝部的神经损伤（麻木、无力、瘫痪）。
- 腓骨肌腱再次半脱位或脱位。
- 支持带修复处撕裂。
- 持续性疼痛及功能受限（难以跑步、旋转或跑步时突然转向）。
- 踝关节肌肉无力。
- 踝关节僵硬。

■■■ 手术方法

针对腓骨肌腱滑脱有多种不同的手术方案选择。目前最为通行的方法是紧缩支持带并将其重新固定于外踝上。其他的方法包括肌腱移位、用其他的肌腱或韧带重建撕裂的支持带或骨阻挡术。如果腓骨沟过浅，部分医生还会选择加深腓骨沟。

■■■ 术后治疗

- 根据术式的不同，术后治疗略有不同。
- 术后 10~14 天注意保持切口干燥清洁。
- 术后 1~2 周尽量将踝和足部抬至高于心脏水平。
- 术后可在医师的指导下使用止痛药物。
- 使用石膏固定患肢 4~8 周。
- 术后 2~6 周不允许患肢负重，随后可用短腿石膏托或支具固定 3~6 周并部分负重。
- 术后康复及训练对于恢复患肢的活动及力量非常重要。

■■■ 重返赛场

- 重返赛场的时间取决于患者从事运动的种类、场上的位置分工以及修补时支持带的牢固程度。

- 术后至少需要 3 个月才能重返赛场。
- 必须等到踝关节的运动及肌力完全恢复后才能继续参加比赛。

■■■ 出现下列情况请及时就医

- 感觉到足、踝部疼痛、麻木或冰凉。
- 足趾甲发紫、发灰或颜色暗淡。
- 术后出现下列情况：
  ○ 手术区域疼痛加剧、红肿、渗液及出血
  ○ 感染迹象：头痛、肌肉酸痛、恶心呕吐或发热身体不适
- 出现新的、难以解释的症状。

■■■ 运动康复训练

类别	内容	频次
活动范围训练	**8. 小腿牵拉·踝关节背伸** **15. 踝关节拉伸·主动踝关节背伸、屈曲** **16. 踝关节拉伸·踝关节画字母训练** **10. 踝关节拉伸·踝关节内翻内旋** **11. 踝关节拉伸·踝关节内翻** **12. 踝关节拉伸·踝关节外翻**	每组 6~8 次， 每天 3 组
力量训练	**6. 小腿·胫前肌群 踝关节背伸** **7. 足部·足趾屈曲** **8. 小腿·踝关节内翻** **9. 小腿·腓肠肌 等张训练** **10. 小腿·小腿后侧群肌群** **12. 小腿·踝关节外翻**	每组 8~10 次， 每天 3 组

注：活动范围训练参阅本章第四节，力量训练参阅本章第五节。

3. 跟腱断裂术后康复

■■■ 描述

跟腱断裂是指跟腱的完全断裂。跟腱是附着于膝关节及小腿后侧的腓肠肌和比目鱼肌（小腿三头肌）移行止于跟骨的腱性部分。断裂后其连续性中断故功能也随之丧失。小腿三头肌的主要作用是屈曲前足（如维持前足站立或行走、跑步、跳跃起步时）。

■■■ 常见症状及体征

- 受伤时足跟出现弹响或撕裂声。

- 活动足部时疼痛、无力，特别是用力屈曲前足时。
- 跟腱周围压痛、红肿、皮温升高，压痛点多位于跟骨近端2~8厘米处。
- 伤后48小时跟腱及足跟出现瘀斑。
- 跟腱断裂处缺乏坚韧感，局部凹陷（由于跟腱断裂后两断端收缩分离所致）。
- 核磁和超声检查有助于诊断。

■■■ 病因

- 跳跃、跨栏或短跑起跑时突然强力的肌肉收缩。
- 小腿、踝、足部受到直接外力打击。

■■■ 高危因素

- 需要小腿肌肉突然强力收缩的运动，如跑步、跳跃、或有激烈身体对抗接触的运动。
- 身体条件较差（力量及柔韧性）。
- 既往有跟腱外伤史。
- 未经治疗处理的跟腱炎。
- 跟腱部位注射过类固醇。
- 药物引起的问题，如心血管药物或肥胖引起的局部血运障碍。

■■■ 预防措施

- 训练及比赛前充分热身及伸展。
- 训练及比赛间隙充分休息及康复。
- 保持良好的身体状态：
  ○ 小腿和踝关节柔韧性
  ○ 肌力力量及耐力
  ○ 良好的心血管储备
- 训练或比赛前局部包扎、捆绑或粘性绷带包扎。

■■■ 预后

- 经过正确的治疗通常可以痊愈。
- 恢复运动通常需要4~9个月。

■■■ 可能出现的并发症

- 小腿肌肉无力，特别是断裂后没得到正确及时处理。

- 跟腱再次断裂。
- 可能出现长期残疾。
- 手术的风险：感染、出血、神经损伤和切口愈合不良。

■■■ 常规疗法

基本治疗包括患肢避免负重、局部冰敷、弹力绷带加压包扎及抬高患肢。针对性的治疗包括手术和非手术，两种方法治疗后都可以恢复体育活动，但通常来说手术治疗可以缩短数周的疗程。

- 非手术治疗需用长腿石膏托固定患肢4~9周，然后改用短腿石膏托或行走靴固定4~12周。非手术治疗的优点主要是避免了麻醉及手术的风险（如感染、出血、神经损伤）。缺点主要是患肢需长期制动，可能导致膝、踝关节僵硬、小腿肌肉萎缩无力以及跟腱再次断裂的可能性较大。
- 手术治疗时需要将断裂的跟腱两端缝合在一起，然后用短腿石膏固定制动。手术的优点主要是不需要固定膝关节、跟腱再次断裂的可能性较小以及小腿肌力受影响较小。缺点主要是麻醉及手术的风险，特别是切口愈合不良及支配足外侧感觉的神经损伤。

■■■ 出现下列情况请及时就医

- 治疗后疼痛加重。
- 石膏固定后局部不适感加重。
- 出现新的、难以解释的症状。

■■■ 运动康复训练

第一阶段（手术后3~6周）

类别	内容	频次
活动范围训练	**8. 小腿牵拉**·踝关节背伸 **14. 小腿拉伸**·腓肠肌 比目鱼肌 被动牵拉 **15. 踝关节拉伸**·主动踝关节背伸、屈曲 **16. 踝关节拉伸**·踝关节画字母训练	每组6~8次，每天3组
力量训练	**6. 小腿**·胫前肌群 踝关节背伸 **7. 足部**·足趾屈曲 **8. 小腿**·踝关节内翻 **10. 小腿**·小腿后侧群肌群 **12. 小腿**·踝关节外翻 **13. 小腿**·坐位负重小腿抬举	每组8~10次，每天3组

注：活动范围训练参阅本章第四节，力量训练参阅本章第五节。

第二阶段（手术后 7 周）

类别	内容	频次
活动范围训练	9. 小腿拉伸·腓肠肌 比目鱼肌 10. 踝关节拉伸·踝关节内翻内旋 11. 踝关节拉伸·踝关节内翻 12. 踝关节拉伸·踝关节外翻	每组 6～8 次， 每天 3 组
力量训练	11. 小腿·小腿前侧群肌群 重力训练 18. 小腿·背伸/跖屈力量 19. 踝关节·内翻、外翻平衡 20. 踝关节·背伸/屈曲平衡 21. 小腿·支撑平衡	每组 8～10 次， 每天 3 组

注：活动范围训练参阅本章第四节，力量训练参阅本章第五节。

第四节　小腿活动范围训练

1. 大腿拉伸·俯卧位股四头肌

起始姿势：俯卧位。屈膝，用力握住踝关节、足部或足趾。如果你觉得这样做太困难，可以在踝部绑一根带子或一条毛巾，然后用力握住。

动作要领：保持双侧膝关节并拢，将足跟用力向臀部牵拉直至大腿前方肌肉受到牵拉。维持这个姿势 20～30 秒。

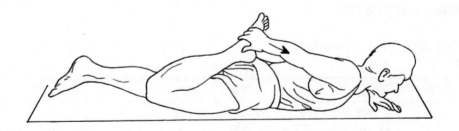

2. 大腿拉伸·腘绳肌

起始姿势：平卧，屈髋、屈膝，双手托住大腿后方。屈髋、屈膝 90 度，大腿指向天花板。

动作要领：保持大腿指向天花板，尽力伸直膝关节，保持另一条腿紧贴床面。维持这个姿势 20～30 秒。

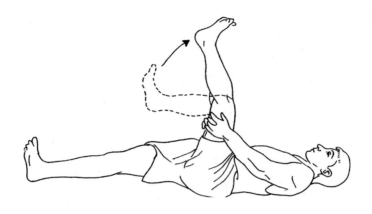

3. 大腿拉伸·腘绳肌 门廊训练

起始姿势：平卧于门廊边，保持膝关节伸直将患肢紧贴墙面。

动作要领：臀部应该尽可能地贴近墙面，健侧腿则保持紧贴地面，患肢大腿后侧受到明显的牵拉。维持这个姿势 20~30 秒。

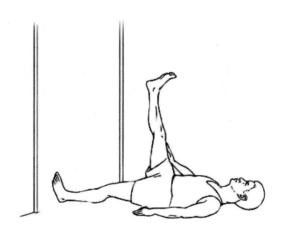

4. 大腿拉伸·腘绳肌 芭蕾

起始姿势：站立位，将患侧小腿置于桌子或其他稳定的台面上，将双手重叠置于小腿外侧。

动作要领：沿着小腿外侧向远端滑动双手，挺胸，保持背部平直，身体正直向前倾，不要耸肩，趾尖向上。感觉到大腿后侧受到牵拉。维持这个姿势 20~30 秒。

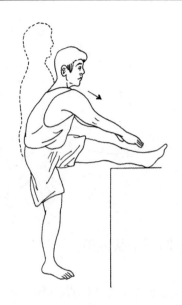

5. 大腿拉伸·腘绳肌 内收肌群 V 坐姿

起始姿势：坐位，双腿尽量分开，膝关节伸直。

动作要领：挺胸，倾斜上半身，双上肢伸直沿下肢滑向远端尽力触摸足趾。（图中A位置）维持这个姿势20~30秒。放松、回到原位。挺胸，前倾斜上半身，双上肢伸直，双手并拢尽力向前方触摸地面。（图中B位置）维持这个姿势20~30秒。放松、回到原位。转向另一侧，保持挺胸，倾斜上半身，双上肢伸直沿下肢滑向远端尽力触摸足趾。（图中C位置）维持这个姿势20~30秒。放松、回到原位。

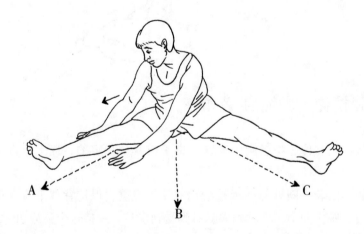

6. 大腿拉伸·内收肌群 弓步

起始姿势：站立，双足分开，半蹲。

动作要领：身体倾斜，将身体重心放在屈曲的健侧腿上，用力牵拉患侧腿的内收肌群。维持这个姿势 20~30 秒。

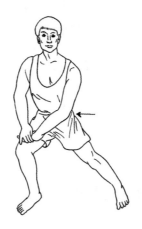

7. 大腿拉伸·髋关节内收肌群 芭蕾

起始姿势：站立，患肢放在桌面或坚固的台面上。

动作要领：逐渐弯曲健侧膝关节，下压牵拉患侧大腿内侧肌肉。维持这个姿势20~30 秒。

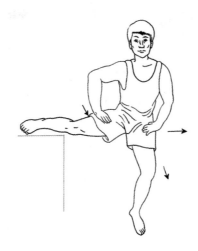

8. 小腿牵拉·踝关节背伸

起始姿势：坐于椅边，患肢足部贴近椅子。

动作要领：保持足部平放于地面不动，将膝部用力向前伸。维持这个姿势20~30秒。

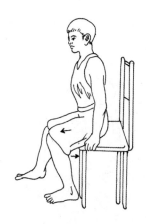

9. 小腿拉伸·腓肠肌 比目鱼肌

　　起始姿势：站立，离墙一臂远，患肢置于身体后方。

　　动作要领：保持腰部挺直，身体向墙倾斜，手臂可以弯曲，**患肢足跟贴地**。动作起始时膝关节保持伸直，然后轻微屈曲，始终保持患肢足跟不能离地。维持这个姿势20~30秒。

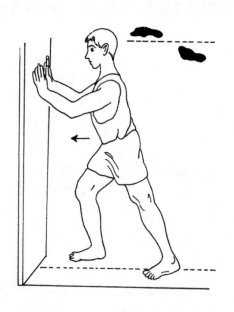

10. 踝关节拉伸·踝关节内翻内旋

　　起始姿势：坐位，患侧踝部置于另一侧膝关节上。

　　动作要领：握住足趾将足部内翻内旋，牵拉踝关节外侧。维持这个姿势20~30秒。

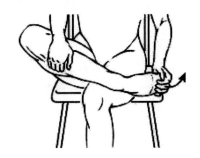

11. 踝关节拉伸·踝关节内翻

起始姿势：坐位，患侧踝部置于另一侧膝关节上。

动作要领：握住足部将足部内翻，牵拉踝关节外侧。维持这个姿势 20~30 秒。

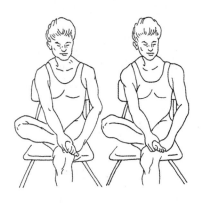

12. 踝关节拉伸·踝关节外翻

起始姿势：坐位，患侧踝部置于另一侧膝关节上。

动作要领：握住足部将足部外翻，牵拉踝关节内侧。维持这个姿势 20~30 秒。

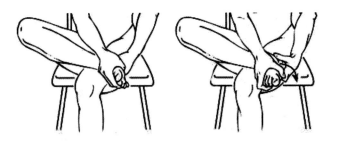

13. 小腿拉伸·腓肠肌 比目鱼肌 重力拉伸

起始姿势：前足站立于一个 6~8 公分高的踏板或台阶上，足跟部悬空。扶住椅背或台阶扶手以保持平衡。

动作要领：利用你的身体重量来拉伸小腿肌肉。首先保持膝关节伸直位训练，然后轻微屈曲膝关节继续训练。维持这个姿势 20~30 秒。

这个训练会在足及踝关节上施加较大的应力负荷，必须经医师、理疗师或运动训练师做彻底的检查评估后才能进行。

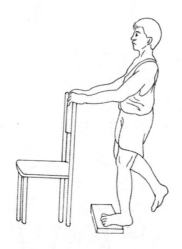

14. 小腿拉伸·腓肠肌 比目鱼肌 被动牵拉

起始姿势：坐位，患肢膝关节伸直，在前足部兜住拉力带，双手紧握拉力带两端。

动作要领：用力牵拉前足及踝关节。训练时注意保持膝关节伸直不要弯曲。维持这个姿势 20~30 秒。

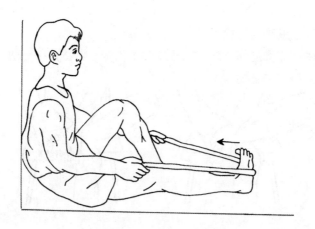

15. 踝关节拉伸·主动踝关节背伸、屈曲

起始姿势：坐位。

动作要领：尽量用力背伸足及足趾 10～15 秒，然后再尽量屈曲足及足趾 10～15 秒。分别在膝关节伸直位和屈曲位完成训练。

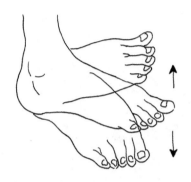

16. 踝关节拉伸·踝关节 画字母训练

起始姿势：半坐位，膝关节伸直。

动作要领：用踝关节及足画出所有的大写英文字母，在画字母时应该移动踝关节及足部而髋关节及膝关节需保持不动。缓慢地移动踝关节及足部，尽可能大地画出字母。

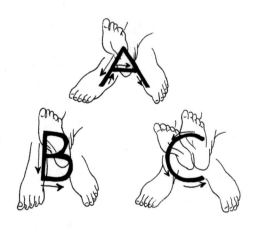

17. 大腿拉伸·神经根牵拉

起始姿势：坐在一张足够高的椅子或桌面上，双足悬空，尽量弯腰低头。

动作要领：放松足部、缓慢逐渐伸直膝关节，直至感觉到膝关节后侧或小腿后侧受到牵拉，维持 10 秒后放松并屈曲膝关节。如果能完全伸直膝关节且膝关节或小腿后侧没有明显的牵拉感，就逐渐背伸踝关节及足趾，维持 10 秒后放松。

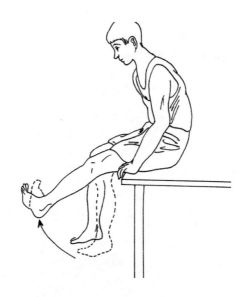

18. 足部拉伸·足趾背伸

起始姿势：坐位，患侧踝部置于另一侧膝关节上。握住足趾。

动作要领：尽量向上方背伸足趾后，再尽力下压第一跖骨头部。维持这个姿势20~30 秒。

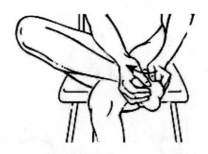

19. 大腿拉伸·俯卧位股四头肌

起始姿势：俯卧位。屈膝，用力握住踝关节、足部或足趾。如果你觉得这样做太困难，可以在踝部绑一根带子或一条毛巾，然后用力握住。

动作要领：保持双侧膝关节并拢，将足跟用力向臀部牵拉直至大腿前方肌肉受到牵拉。维持这个姿势 20~30 秒。

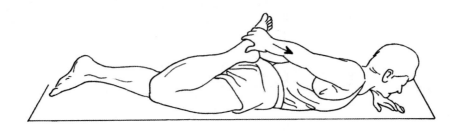

20. 膝关节·膝关节被动屈曲及伸直

起始姿势：坐在桌边或椅边。用健肢来帮助患肢做膝关节的伸直及屈曲训练。

动作要领：**屈曲**—双下肢交叉，健侧肢体的足跟置于患肢的踝关节前方，健侧肢体的足跟用力向后方压患肢，增加患侧膝关节屈曲的目的。**伸直**—双下肢交叉，健侧肢体的踝关节置于患肢足跟后方，健侧肢体的踝关节用力向前方抬举患肢，增加患侧膝关节伸直的目的。维持屈曲及伸直姿势各 20~30 秒。

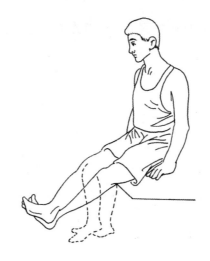

21. 膝关节·重力下膝关节屈曲

起始姿势：平卧于门廊边，健侧下肢伸出门框外。保持足趾轻触墙面。

动作要领：借着重力的作用将足趾轻轻向下方滑动，借助于肢体的重力下垂作用来屈曲膝关节，轻柔地牵拉膝关节。维持这个姿势 20~30 秒。

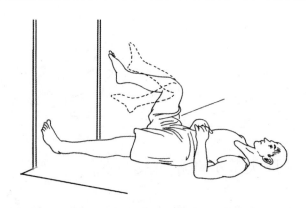

22. 膝关节拉伸·膝关节重力伸直

起始姿势：坐于桌边，患肢足跟放于另外一张桌子上，膝关节悬空。

动作要领：患肢放松，使其在重力的作用下自然伸直。每次维持自然伸直姿势 20~30秒。

在医师、理疗师或运动训练师的同意后，可在髌骨上方放置一定的重物使膝关节进一步伸直。

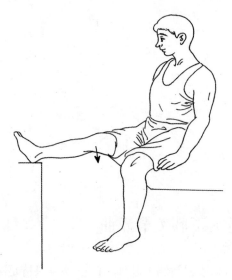

23. 膝关节·俯卧位膝关节伸直

起始姿势：俯卧在床上或结实的桌子上，膝关节应位于床外或桌外。

动作要领：使膝关节在重力的作用下自然伸直。每次维持自然伸直姿势 20~30 秒。在医师、理疗师或运动训练师的指导下，可在踝关节处放置一定的重物使膝关节进一步伸直。

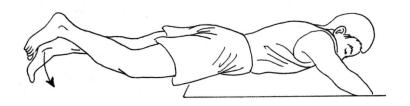

第五节　小腿力量训练

1. 大腿·股四头肌 等长收缩

起始姿势：坐位或卧位，膝关节伸直。

动作要领：用力收缩股四头肌，膝关节伸直位，患肢抬高，将髌骨向髋关节的方向提拉。维持这个姿势 20~30 秒。缓慢放松。

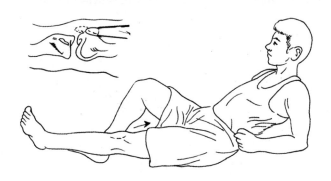

2. 大腿·股四头肌 短弧训练

起始姿势：坐位或卧位，膝关节伸直。在膝下放置一个 10 厘米高的毛巾卷，使膝关节部分屈曲。

动作要领：用力收缩股四头肌将足跟抬离床面。维持这个姿势 20~30 秒。缓慢放松。

在征得医师、理疗师或运动训练师的同意后，可在踝关节处适当负重以增强肌力训练的效果。

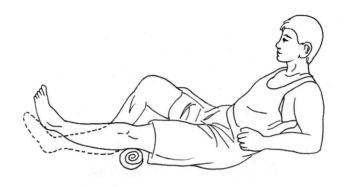

3. 大腿·股四头肌 等张力训练

起始姿势：尽可能地用力收缩股四头肌，保持膝关节平直。

动作要领：用力收缩股四头肌抬高患肢。将患肢足跟抬离床面约 **5~10** 厘米。将足跟抬离床面。维持这个姿势 **20~30** 秒。将患肢放回床面，但股四头肌还要持续用力，一直保持紧张度，维持 **20~30** 秒后缓慢放松。

本训练要求必须尽可能地坚持较长时间，不仅仅是抬高患肢就可以了。

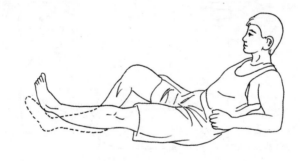

4. 大腿·腘绳肌 等张收缩

起始姿势：俯卧位，下肢伸直。

动作要领：缓慢屈膝 90 度，并维持这个姿势 **20~30** 秒。

在征得医师、理疗师或运动训练师的同意后，可在踝关节处适当负重以增强肌力训练的效果。

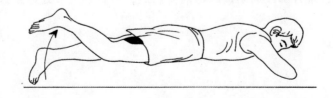

5. 髋关节·内收肌群

起始姿势：侧卧，患侧在下。健侧足底放平以保持平衡。

动作要领：保持膝关节伸直抬高患肢，维持这个姿势 20~30 秒。缓慢放下患肢。

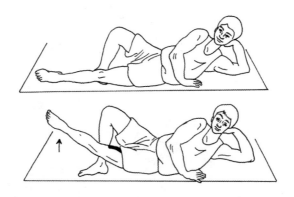

6. 小腿·胫前肌群　踝关节背伸

起始姿势：坐位：将一根弹力带的一端缚于墙面，另一端绑在患侧脚上。

动作要领：用力背伸踝关节，维持这个姿势 20~30 秒。缓慢放松患肢。

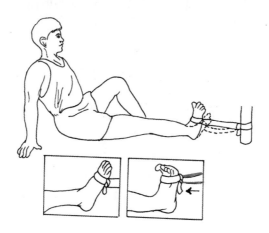

7. 足部·足趾屈曲

起始姿势：坐位，将一条毛巾平置于不会打滑的地板上，将足和足趾置于毛巾上。

动作要领：保持足跟部地面不动，不要移动膝和踝、用力屈曲足趾，将毛巾逐渐折起。可以在毛巾的另一端放置一个重物增加训练难度。

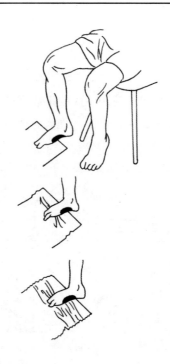

8. 小腿·踝关节内翻

起始姿势：半坐位，患侧膝关节伸直。将一跟弹力带的一端缚于墙面，另一端绑在患侧前足部位。

动作要领：用力向内侧旋转足部，尽量将足大踇趾向内向上抬起，维持这个姿势20~30秒，缓慢将足放回原位。

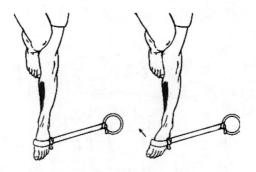

9. 小腿·腓肠肌 等张训练

起始姿势：站立，双足分开与肩同宽，扶住桌子以保持平衡。

动作要领：尽可能抬高足跟，维持这个姿势20~30秒。缓慢放下。如果很容易完成这个动作，就改用单足负重。

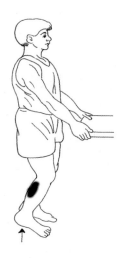

10. 小腿·小腿后侧群肌群

起始姿势：半坐位，患侧膝关节伸直。在前足部兜住一根弹力带，双手紧握弹力带两端并用力牵拉。

动作要领：前足缓慢用力向前蹬，维持这个姿势 20～30 秒。缓慢放松患肢。

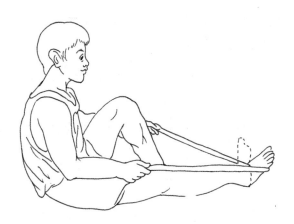

11. 小腿·小腿前侧群肌群 重力训练

起始姿势：双侧前足站于 8～10 厘米台阶边，足跟悬空，将身体重心移至患侧前足上。

动作要领：保持膝关节伸直，用力抬高足跟，维持这个姿势 10～15 秒，然后缓慢放下患肢直至足跟低于台阶。保持膝关节轻微弯曲，再重复上述训练动作。可采用背负重物的方式增加训练效果。

这个训练会在足及踝关节上施加较大的应力负荷，必须待医师、理疗师或运动训

练师做完彻底的检查评估后才能进行。

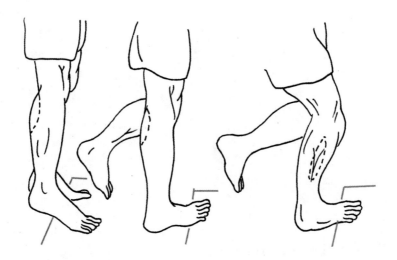

12. 小腿·踝关节外翻

起始姿势：半坐位，患侧膝关节伸直。将弹力带的一端缚于墙面，另一端绑在患侧前足部位。

动作要领：用力向外侧旋转足部，尽量将足小趾向外向上抬起。维持这个姿势20~30秒，缓慢将足放回原位。

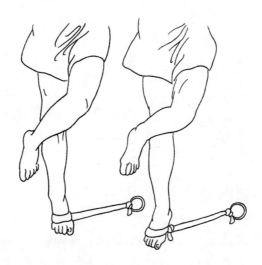

13. 小腿·坐位负重小腿抬举

起始姿势：坐位，足部平放于身体前方。

动作要领：前足及足趾下压，尽力抬高足跟，可以用手下压膝部或在膝上方放置重物以增加阻力。维持这个姿势 10~15 秒，缓慢将足放回原位。

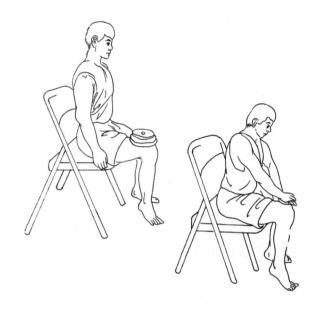

14. 大腿·腘绳肌 等长收缩

起始姿势：仰卧位，屈膝至 70 度。

动作要领：足跟用力蹬地面或床面。每次姿势维持 20~30 秒。

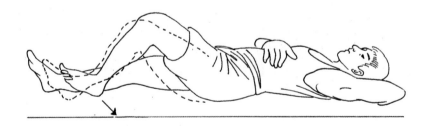

15. 大腿·股四头肌重力训练

起始姿势：站立，双足分开与肩同宽，保持双下肢同等负重。注意保持髌骨与足尖或第二足趾成一条直线。

动作要领：缓慢下蹲后再站直，注意在训练过程中始终维持双下肢同等负重。**屈曲膝关节不要超过 90 度**。每次姿势维持 20~30 秒。

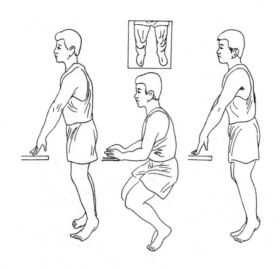

16. 髋关节·髋关节伸肌群+腰背肌群

起始姿势：平卧，一侧膝关节屈曲，足部平放于床面。

动作要领：用力下蹬足部，抬起臀部，保持骨盆水平，不要左右摇晃或旋转。训练时可以双足支撑（难度较小），也可以单足支撑（难度较大）。维持这个姿势 20~30 秒。缓慢回到起始位置。

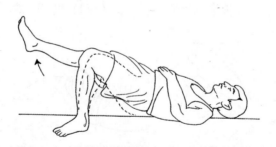

17. 髋关节·髋关节外展肌群 1

起始姿势：侧卧，患侧在上。屈曲健侧膝关节以保持身体平衡，轻微屈曲患侧髋关节。

动作要领：垂直抬高患肢，注意保持身体平衡，不要前倾。维持这个姿势 20~30 秒。缓慢放下患肢。

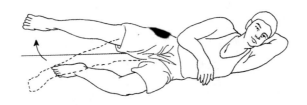

18. 小腿·背伸/跖屈力量

起始姿势：站立位，分别用足跟及足趾负重行走。

动作要领：用足趾负重缓慢行走，行走时注意尽可能抬高足跟。用足跟负重缓慢行走，行走时尽可能抬高足趾。两种行走姿势分别应达到 10~15 步。

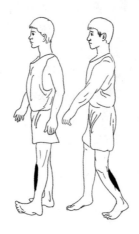

19. 踝关节·内翻、外翻平衡

起始姿势：将一块长约46厘米、宽约38厘米的木板放置在一根粗约4厘米的圆柱形木棍或金属棍上。双足等距离分开站立于木板上，距离牢固稳定的物体或桌面不要太远。

动作要领：全足踩放在木板上进行下列训练，确保用踝部的力量而不是靠膝部或髋部来维持平衡：将木板在木棍上缓慢地左右滚动；保持木板边缘不与地面接触。单足踩放于木板中间重复这个训练。动作维持 10~30 秒。

训练时必须十分小心，距离稳定的桌面或支撑物不要超过一臂远，以便于随时可以抓住桌面或支撑物保持平衡。

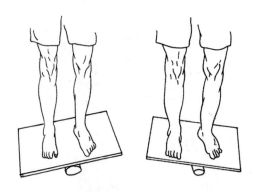

20. 踝关节·背伸/屈曲平衡

起始姿势：将一块长约46厘米、宽约38厘米的木板放置在一根粗约4厘米的圆柱形木棍或金属棍上。双足等距离分开站立于木板上，距离牢固稳定的物体或桌面不要太远。

动作要领：全足踩放在木板上进行下列训练，确保用踝部的力量而不是靠膝部或髋部来维持平衡：将木板在木棍上缓慢地前后滚动；保持木板边缘不与地面接触。单足踩放于木板中间重复这个训练。动作维持10~30秒。

训练时必须十分小心，距离稳定的桌面或支撑物不要超过一臂远，以便于随时可以抓住桌面或支撑物保持平衡。

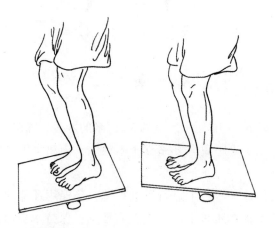

21. 小腿·支撑平衡

起始姿势：患足足跟位于健足足趾前方，站立位。

动作要领：缓慢地抬高足跟足趾负重、再缓慢地放下，训练时注意保持平衡。动作维持10~30秒。

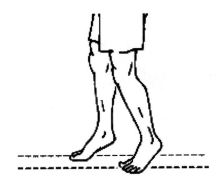

第五章　足、踝关节

第一节　足、踝关节解剖与功能

足关节是指足部骨与骨之间的间接连结而形成的人体结构，由踝关节、跗骨间关节、跗跖关节、跖骨间关节、跖趾关节、趾骨间关节组成。

踝关节由胫、腓骨下端的关节面与距骨滑车构成，亦称距小腿关节。关节囊附于各关节面的周围，其前、后壁薄而松弛，两侧有韧带加强，内侧有内侧韧带或称三角韧带，很坚韧，起自内踝尖，向下呈扇形展开，止于距骨内侧，跟骨距突、足舟骨。外侧有外侧韧带，由 3 部分组成：前方的距腓前韧带，张于外踝和距骨颈之间；中间的跟腓韧带，从外踝向

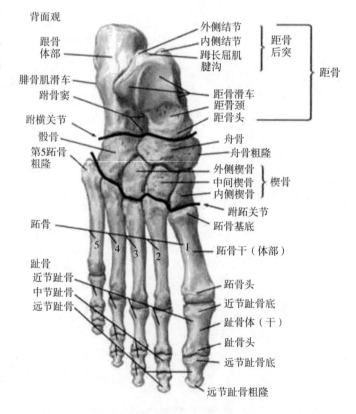

下至跟骨的外侧面；后方的距腓后韧带，从外踝内侧至距骨后突。

足弓是由跗骨、跖骨的拱形砌合，以及足底的韧带、肌腱等具有弹性和收缩力的组织共同构成的一个凸向上方的弓，可分为纵弓（内侧纵弓、外侧纵弓）及横弓，足弓的主要功能是使重力从踝关节经距骨向前分散到跖骨小头，向后传向跟骨，以保证直立时足底支撑的稳固性。

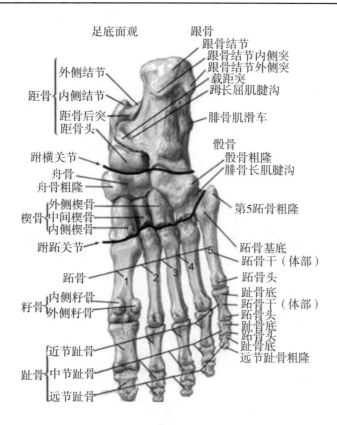

足底面观

跟骨
　跟骨结节
　跟骨结节内侧突
　跟骨结节外侧突
　载距突
　跗长屈肌腱沟
　腓骨肌滑车

外侧结节
距骨 ｛ 内侧结节
　距骨后突
　距骨头

跗横关节
舟骨
舟骨粗隆

骰骨
骰骨粗隆
腓骨长肌腱沟

外侧楔骨
楔骨 ｛ 中间楔骨
　内侧楔骨
跗跖关节

第5跖骨粗隆

跖骨

跖骨基底
跖骨干（体部）
跖骨头

内侧籽骨
籽骨 ｛ 外侧籽骨

趾骨底
趾骨干（体部）
趾骨头
趾骨底
趾骨头
趾骨底
远节趾骨粗隆

近节趾骨
趾骨 ｛ 中节趾骨
　远节趾骨

外面观

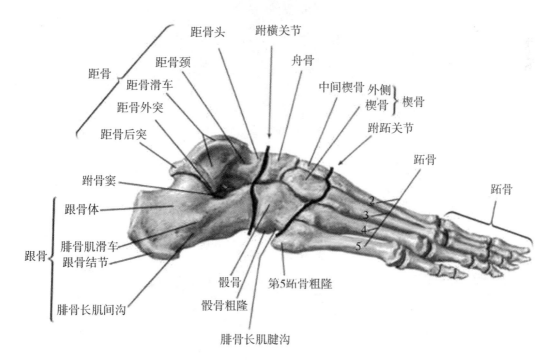

距骨头
距骨颈
距骨 ｛ 距骨滑车
　距骨外突
　距骨后突

跗横关节
舟骨

中间楔骨 外侧
楔骨 ｝ 楔骨
跗跖关节

跖骨

跖骨

跗骨窦

跟骨体

跟骨 ｛ 腓骨肌滑车
　跟骨结节

腓骨长肌间沟

骰骨
骰骨粗隆

第5跖骨粗隆

腓骨长肌腱沟

内面观

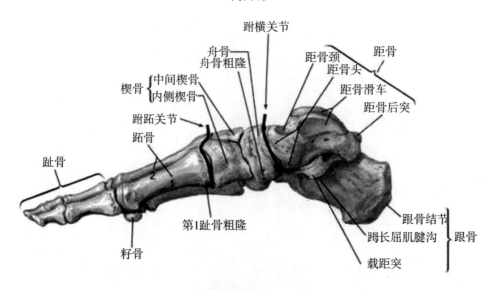

后面观

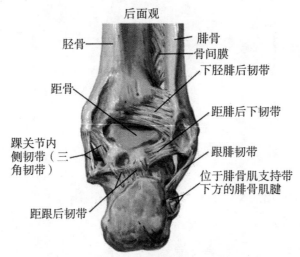

前面观

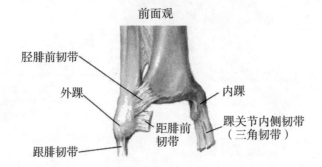

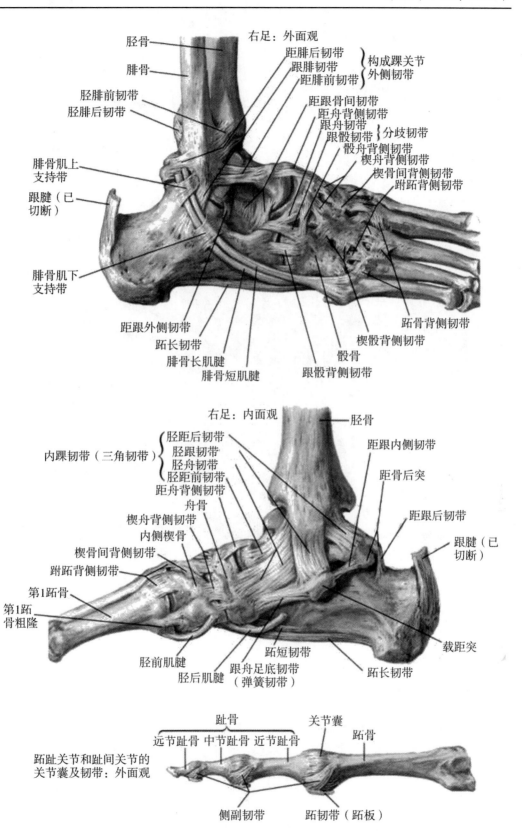

右足：外面观

胫骨
腓骨
胫腓前韧带
胫腓后韧带
腓骨肌上支持带
跟腱（已切断）
腓骨肌下支持带

距腓后韧带
跟腓韧带 ｝构成踝关节外侧韧带
距腓前韧带
距跟骨间韧带
距舟背侧韧带
跟舟韧带 ｝分歧韧带
跟骰韧带
骰舟背侧韧带
楔舟背侧韧带
楔骨间背侧韧带
跗跖背侧韧带

距跟外侧韧带
跖长韧带
腓骨长肌腱
腓骨短肌腱
跟骰背侧韧带
骰骨
楔骰背侧韧带
跖骨背侧韧带

右足：内面观

胫骨
内踝韧带（三角韧带）
｛胫距后韧带
胫跟韧带
胫舟韧带
胫距前韧带｝
距舟背侧韧带
舟骨
楔舟背侧韧带
内侧楔骨
楔骨间背侧韧带
跗跖背侧韧带
第1跖骨
第1跖骨粗隆

距跟内侧韧带
距骨后突
距跟后韧带
跟腱（已切断）

胫前肌腱
胫后肌腱
跟舟足底韧带（弹簧韧带）
跖短韧带
跖长韧带
载距突

跖趾关节和趾间关节的关节囊及韧带：外面观

趾骨
远节趾骨 中节趾骨 近节趾骨
关节囊
跖骨
侧副韧带
跖韧带（跖板）

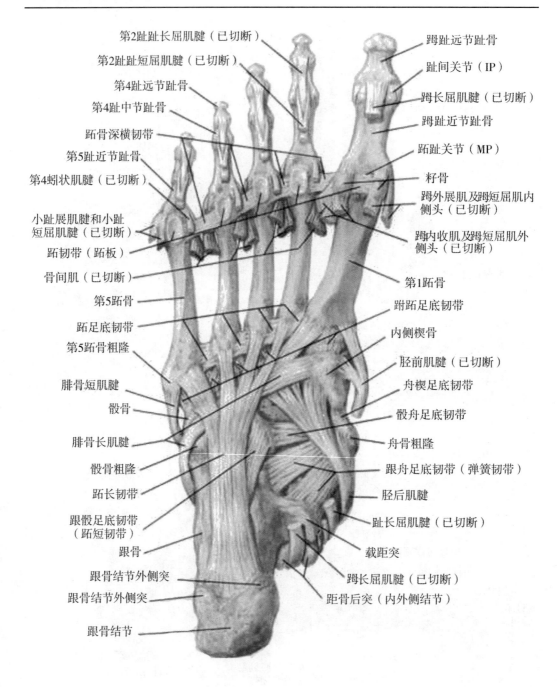

第2趾趾长屈肌腱（已切断）
第2趾趾短屈肌腱（已切断）
第4趾远节趾骨
第4趾中节趾骨
跖骨深横韧带
第5趾近节趾骨
第4蚓状肌腱（已切断）
小趾展肌腱和小趾短屈肌腱（已切断）
跖韧带（跖板）
骨间肌（已切断）
第5跖骨
跖足底韧带
第5跖骨粗隆
腓骨短肌腱
骰骨
腓骨长肌腱
骰骨粗隆
跖长韧带
跟骰足底韧带（跖短韧带）
跟骨
跟骨结节外侧突
跟骨结节外侧突
跟骨结节

踇趾远节趾骨
趾间关节（IP）
踇长屈肌腱（已切断）
踇趾近节趾骨
跖趾关节（MP）
籽骨
踇外展肌及踇短屈肌内侧头（已切断）
踇内收肌及踇短屈肌外侧头（已切断）
第1跖骨
跗跖足底韧带
内侧楔骨
胫前肌腱（已切断）
舟楔足底韧带
骰舟足底韧带
舟骨粗隆
跟舟足底韧带（弹簧韧带）
胫后肌腱
趾长屈肌腱（已切断）
载距突
踇长屈肌腱（已切断）
距骨后突（内外侧结节）

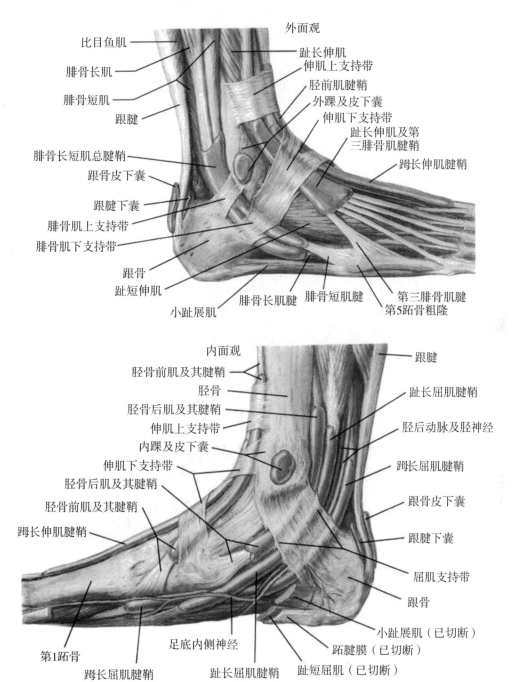

外面观

比目鱼肌
腓骨长肌
腓骨短肌
跟腱
腓骨长短肌总腱鞘
跟骨皮下囊
跟腱下囊
腓骨肌上支持带
腓骨肌下支持带
跟骨
趾短伸肌
小趾展肌
腓骨长肌腱
腓骨短肌腱
趾长伸肌
伸肌上支持带
胫前肌腱鞘
外踝及皮下囊
伸肌下支持带
趾长伸肌及第三腓骨肌腱鞘
拇长伸肌腱鞘
第三腓骨肌腱
第5跖骨粗隆

内面观

胫骨前肌及其腱鞘
胫骨
胫骨后肌及其腱鞘
伸肌上支持带
内踝及皮下囊
伸肌下支持带
胫骨后肌及其腱鞘
胫骨前肌及其腱鞘
拇长伸肌腱鞘
第1跖骨
拇长屈肌腱鞘
足底内侧神经
趾长屈肌腱鞘
跟腱
趾长屈肌腱鞘
胫后动脉及胫神经
拇长屈肌腱鞘
跟骨皮下囊
跟腱下囊
屈肌支持带
跟骨
小趾展肌（已切断）
跖腱膜（已切断）
趾短屈肌（已切断）

踝关节及足部关节正常活动范围：

踝关节背伸：20~30 度。

踝关节跖屈：40~50 度。

距下关节内翻 30 度，外翻 30~35 度。

跗骨间关节（足前部外展或内收）活动度：各约 25 度。

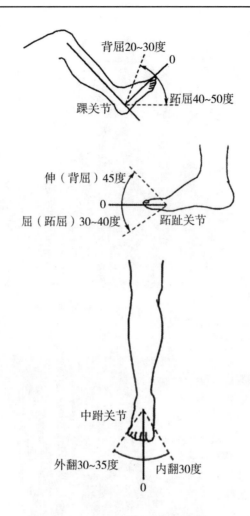

第二节　足、踝关节运动创伤及康复

1. 急性踝关节扭伤

■■■ 描述

急性踝关节扭伤时踝关节可有一条或多条韧带的延长或撕裂。两条韧带扭伤造成的功能损害要比单独一条韧带扭伤的严重。根据损伤的严重程度，韧带扭伤可分为 3 级。Ⅰ级扭伤时韧带没有受到明显的牵拉，长度没有延长，但局部有疼痛；Ⅱ级扭伤时韧带长度延长但基本还能维持正常功能；Ⅲ级扭伤时韧带断裂，丧失功能。

• 踝关节外侧扭伤：踝关节外侧有 3 条韧带，扭伤多见于外侧。

• 踝关节内侧扭伤：踝关节内侧只有一条远较外侧韧带粗壮、结实的三角韧带，内侧扭伤较为少见。

• 下胫腓联合扭伤：下胫腓联合是指在踝关节上方连接胫骨和腓骨远端的韧带，当踝关节严重扭伤时多会伤及此韧带。

■■■ 常见症状及体征

• 踝关节疼痛、压痛、肿胀，刚开始时可位于扭伤处，继而可波及整个踝关节和足部。

• 受伤时患处有弹响或撕裂声。

• 局部瘀斑，并可波及足跟。

• 伤后行走困难。

■■■ 病因

• 外力作用在踝关节导致距骨从踝穴中一过性脱位。

• 维持踝关节正常位置的韧带受到牵拉或撕裂（常见于扭转暴力）。

■■■ 高危因素

• 既往有踝关节扭伤史。

• 从事踝关节有可能不协调着地的运动（如篮球、排球、足球），在崎岖不平的道路上行走、跑步。

• 鞋的支撑力不够，在受到应力作用时难以避免侧滑。

• 身体条件较差（力量及柔韧性）。

• 平衡能力较差。

• 有激烈身体接触对抗的运动。

■■■ 预防措施

• 训练及比赛前充分地热身及拉伸。

• 保持良好的身体状态：
　　∘ 踝关节和小腿的柔韧性、肌肉力量及耐力
　　∘ 平衡感训练

• 运用正确的技术动作、纠正不正确的技术动作。

• 局部包扎、保护支具、固定或穿着高帮运动鞋有助于减少受伤。局部包扎是较好的方法，尽管其多会在开始运动 10～15 分钟后失去支撑作用。

• 穿着保护性能较好的运动鞋（局部包扎后再穿着高帮运动鞋比单独选择一种的保护能力要好得多）。

• 踝关节受伤后 12 个月内参加训练或比赛时都应该佩戴合适的护具。

■■■ 预后

- Ⅰ级扭伤后通常 5~7 天可以适当地参加活动，完全愈合需要 6 周。
- Ⅱ级扭伤需要 6~10 周才能完全愈合。
- Ⅲ级扭伤需要 12~16 周愈合。

下胫腓联合扭伤至少需要 3 个月才能愈合。

■■■ 可能出现的并发症

- 反复多次复发后病情可转为慢性，第一次受伤后正确及时地治疗可以明显减少复发、改善愈后。第一次受伤时病情较为严重并不一定预示今后踝关节会出现不稳定。
- 反复多次扭伤后可能伤及骨骼、软骨及肌腱，并有可能出现慢性不稳定或踝关节炎。

■■■ 常规疗法

最基本的治疗包括药物、冰敷、局部弹力绷带加压包扎，抬高患肢以消肿止痛，减轻不适。伤后扶拐行走期间可使用行走石膏、行走靴或支具保护踝关节，具体的扶拐时间则应根据损伤的严重程度而调整。通常情况下不需要手术治疗。局部炎症及疼痛减轻后，尽早进行活动范围、力量及平衡感训练对于恢复运动水平及避免再次受伤都非常重要。

■■■ 热敷及冰敷

- 冰敷可以用来减轻疼痛和炎症，可以每 2~3 小时冰敷 10~15 分钟，若运动后症状加重则可以马上冰敷。
- 根据医师、理疗师或运动训练师的指导，在进行拉伸及力量训练前可以对局部采用热敷。

■■■ 出现下列情况请及时就医

- 治疗后局部疼痛、肿胀及瘀斑未见好转。
- 足部或足趾疼痛、麻木、色泽改变或冰凉感。
- 出现新的、难以解释的症状（应用药物后可能出现的副作用）。

■■■ 运动康复训练

第一阶段（伤后 2~7 天）

类别	内容	频次
活动范围训练	**1. 踝关节拉伸·主动踝关节背伸、屈曲** **2. 关节拉伸·踝关节画字母训练**	每组 6~8 次， 每天 3 组
力量训练	**1. 小腿 · 胫前肌群 踝关节背伸** **2. 小腿 · 小腿后侧群肌群** **3. 足部 · 足趾屈曲** **4. 小腿 · 踝关节内翻** **5. 小腿·踝关节外翻**	每组 8~10 次， 每天 3 组

注：活动范围训练参阅本章第四节，力量训练参阅本章第五节。

第一阶段（伤后一周）

类别	内容	频次
活动范围训练	**3. 小腿拉伸·腓肠肌 比目鱼肌** **4. 小腿拉伸·腓肠肌 比目鱼肌重力拉伸** **5. 小腿拉伸·腓肠肌 比目鱼肌被动牵拉** **6. 小腿牵拉·踝关节背伸** **7. 踝关节拉伸·踝关节内翻内旋** **8. 踝关节拉伸·踝关节内翻** **9. 踝关节拉伸·踝关节外翻**	每组 6~8 次， 每天 3 组
力量训练	**6. 小腿·腓肠肌 等张训练** **7. 小腿·背伸/跖屈力量** **8. 小腿·小腿前侧群肌群 重力训练** **9. 踝关节·内翻、外翻平衡** **10. 踝关节·背伸/屈曲平衡** **11. 小腿·支撑平衡**	每组 8~10 次， 每天 3 组

注：活动范围训练参阅本章第四节，力量训练参阅本章第五节。

2. 慢性踝关节不稳定

■■■ 描述

慢性踝关节不稳定可分为功能性不稳定或机械性不稳定。

• 功能性不稳定是踝关节发软无力，可伴或不伴有踝关节的松弛。其特点是患者在踝关节扭伤后，在参加体育活动或日常的生活中时会出现踝关节打软腿的主观感觉。诊断依据主要是患者有反复、多次的踝关节打软腿现象，多同时伴有在崎岖不平的道路上行走困难。

• 机械性不稳定是由于韧带断裂后没有愈合或韧带延长而造成的踝关节松弛。其特点是踝关节的活动范围超过了正常的生理性的活动范围，这可以通过前抽屉试验及内翻应力试验来证实。踝关节机械性不稳定的诊断标准各不相同，存在以下情况时，多可以认为有踝关节机械性不稳定存在：在前抽屉试验时距骨向前移位大于 10 毫米或与对侧相比移位大于 3 毫米；在应力位 X 片上距骨的倾斜角度大于 9 度或与对侧相比角度相差大于 3 度。踝关节单纯的机械性不稳定很少会在今后引起症状。

■■■ 常见症状及体征

• 踝关节反复疼痛，打软腿。
• 难以在崎岖不平的道路上跑步、跳跃及转向。
• 伤处疼痛、压痛、肿胀、瘀斑。
• 踝关节无力或松动。
• 有时伤后连行走都较为困难。

■■■ 病因

• 大多数原因是踝关节扭伤后没有得到正确及时的治疗及合理的康复。
• 来自踝关节任何一侧的应力都可能引起距骨一过性的脱位，导致周围维持关节稳定性的韧带被拉长或撕裂。

■■■ 高危因素

• 既往有严重的踝关节扭伤史或先天性的踝关节松弛。
• 踝关节扭伤后过早恢复运动。
• 在跑步、行走或跳跃时踝关节一侧着地，导致关节扭伤。在崎岖不平或坚硬的道路上行走或跑步。
• 在参加有激烈身体对抗的运动前没有对踝关节进行适当的保护。
• 身体条件较差（力量和柔韧性）。
• 平衡能力较差。

■■■ 预防措施

• 训练及比赛前充分热身及拉伸。
• 保持良好的身体状态；
  ○ 小腿和踝关节柔韧性、肌力力量和耐力
  ○ 平衡能力训练
• 运用正确的技术动作。
• 在运动时可以对踝关节进行包扎、佩戴护具或穿着高帮运动鞋。尽管在运动后

10~15分钟即丧失其大部分的支撑保护作用，但普遍还是认为局部包扎是较好的方法。
- 穿着具有保护能力的运动鞋。
- 伤后 12 个月内踝关节都应该佩戴支具参加运动。
- 踝关节扭伤需完全康复后才能再次参加运动。

■■■ 预后

- 大多数运动员在得到正确及时的治疗和康复后都能完全恢复，部分患者需要手术重建踝关节的机械稳定性。

■■■ 可能出现的并发症

- 症状有可能反复发作，正确地治疗和康复可以缩短愈合时间、减少复发。
- 反复多次扭伤后可能导致关节不稳定、关节周围其他结构损伤或关节炎。
- 手术并发症：感染、出血、神经损伤、踝关节僵硬、反复打软腿、无力。

■■■ 常规疗法

最基本的治疗包括使用药物和冰敷减轻疼痛，抬高患肢、局部加压包扎减轻肿胀和不适。根据伤情的严重程度，在扶拐行走时可同时使用行走石膏、行走靴或支具固定保护关节。症状减轻后尽早进行踝关节周围肌肉力量训练，加强平衡能力的训练有助于减少复发。在理疗师或运动训练师的指导下进一步训练及康复。使用足跟垫、局部包扎或穿着高帮鞋都有助于维持关节稳定。经过严格的治疗和康复 3 个月后，如症状仍未改善，就需要考虑手术治疗。

■■■ 热敷及冰敷

- 急性或慢性患者都可用冰敷减轻疼痛和炎症，每 2~3 小时冰敷 10~15 分钟，若运动后症状加重则可以马上冰敷。
- 在进行拉伸及力量训练前可以对局部采用热敷。

■■■ 出现下列情况请及时就医

- 治疗后局部疼痛、肿胀及瘀斑加重。
- 踝关节出现交锁。
- 足部出现疼痛、麻木或冰凉感。
- 康复治疗 3~6 个月后仍会打软腿。

■■■ 运动康复训练

类别	内容	频次
力量训练	1. 小腿·胫前肌群 踝关节背伸 2. 小腿·小腿后侧群肌群 3. 足部·足趾屈曲 4. 小腿·踝关节内翻 5. 小腿·踝关节外翻 6. 小腿·腓肠肌 等张训练 7. 小腿·背伸/跖屈力量 8. 小腿·小腿前侧群肌群 重力训练 9. 踝关节·内翻、外翻平衡 10. 踝关节·背伸/屈曲平衡 11. 小腿·支撑平衡	每组 8~10 次， 每天 3 组

注：慢性踝关节不稳定应避免过度拉伸训练！需要肌贴保护，适量减少踝关节活动范围；力量训练参阅本章第五节。

3. 踝关节前方撞击征

■■■ 描述

踝关节前方撞击征是指骨质、软组织以及疤痕组织在踝关节前方受到撞击、卡压而引起的一系列临床症状。主要多见于从事多年足球运动的运动员、长跑运动员或越野跑运动员，通常由新鲜、直接的创伤或踝关节扭伤等外伤愈合后形成的骨刺、炎性或疤痕组织引起。炎性或疤痕组织在关节活动时被卡压在胫骨下端关节面与距骨之间，如胫骨下端前方存在异常的骨性突起（骨刺）则更加容易形成撞击和卡压，引起局部出现炎症反应，炎症组织肿胀后使得其更加容易受到卡压。

■■■ 常见症状及体征

- 踝关节背伸时疼痛。
- 踝关节处可以出现束带样的疼痛。
- 踝关节前方施压时会出现压痛，有时还可以触摸到骨赘。
- 踝关节活动范围受限。
- 不能起跑、起跳，全力奔跑，难以跑步、转向及跳跃。
- 局部肿胀和交锁。
- X 片和 CT 扫描有助于诊断。

■■■ 病因

- 反复多次的足和踝关节外伤，特别是踝关节扭伤。
- 参加需要踝关节反复背伸，起步推动的运动。

■■■ 高危因素

- 需要踝关节反复用力背伸的运动（如短跑，跳跃）。
- 踝关节及足部反复多次外伤。
- 身体条件较差（力量及柔韧性）。
- 训练或比赛前热身不充分。

■■■ 预防措施

- 训练或比赛前充分热身及拉伸。
- 保持良好的身体状态：包括踝关节和小腿柔韧性、肌肉力量及耐力。
- 正确的技术动作。
- 局部包扎或佩戴合适的保护支具避免踝关节过度背伸或反复受伤。
- 踝关节或足受伤后需完全康复才能再次参加需要踝关节反复背伸用力的运动。

■■■ 预后

- 经过正确的治疗通常能够完全康复。有时需要手术治疗。

■■■ 可能出现的并发症

- 症状反复多次发作，最终病情转为慢性。
- 病情严重导致运动员竞技水平降低。
- 踝关节炎。

■■■ 常规疗法

早期的治疗包括应用药物及冰敷消肿止痛、进行拉伸及力量训练、调整动作。有时医师会建议使用石膏托或支具固定以使得发炎、反复被卡压的组织得到足够的休息，促进炎症消退。保守治疗无效的患者可以考虑手术治疗，切开或关节镜下取出骨刺、炎症组织或疤痕组织。

■■■ 热敷及冰敷

急性或慢性病例都可用冰敷减轻疼痛和炎症，每2~3小时冰敷10~15分钟，若运动后症状加重则可以马上冰敷。

在进行拉伸及力量训练前可以对局部采用热敷。

■■■ 出现下列情况请及时就医

- 治疗 2 周后症状无好转甚至加重。
- 术后出现下列情况：
  - 踝关节和足部疼痛、麻木、冰凉
  - 足趾甲发蓝、发灰或色泽暗淡
  - 手术区域疼痛加重、红肿、渗液及出血增多
  - 感染迹象：头痛、肌肉酸痛、头晕、发热全身不适
- 出现新的、难以解释的症状。

■■■ 运动康复训练

类别	内容	频次
活动范围训练	3. 小腿拉伸·腓肠肌 比目鱼肌 7. 踝关节拉伸·踝关节内翻内旋 8. 踝关节拉伸·踝关节内翻 9. 踝关节拉伸·踝关节外翻	每组 6~8 次， 每天 3 组
力量训练	1. 小腿·胫前肌群 踝关节背伸 4. 小腿·踝关节内翻 5. 小腿·踝关节外翻 8. 小腿·小腿前侧群肌群 重力训练 9. 踝关节·内翻、外翻平衡 10. 踝关节·背伸/屈曲平衡	每组 8~10 次， 每天 3 组

注：活动范围训练参阅本章第四节，力量训练参阅本章第五节。

4. 后踝撞击征

■■■ 描述

后踝撞击征是指踝关节后方组织受到撞击、卡压后出现的临床综合征，主要表现为局部的炎症及疼痛。多由距骨后侧骨折或踝关节后侧的三角籽骨引起。常见于从事经常需要用足尖站立负重的运动员，如芭蕾舞演员、滑冰和体操运动员。

■■■ 常见症状及体征

- 用力屈曲足部、足尖站立负重、穿着高跟鞋行走或用力屈曲踇趾时踝关节后侧疼痛。

- 踝关节后侧压痛。
- 跑步、跳跃、下楼下坡或前足负重下蹲时踝关节后侧疼痛。
- 踝关节后侧或足跟部轻微肿胀或瘀斑。

■■■ 病因

- 前足强力屈曲时造成足部及踝部损伤。
- 少数情况下可由足、踝部突然用力背伸或踝关节扭伤引起。

■■■ 高危因素

- 需要用足尖站立的运动（芭蕾、体操、滑冰）、踝关节突然强力屈曲的运动（英式足球、篮球）或需要足部反复屈曲踢击的运动（踢球）。
- 既往有踝、足部扭伤或脱位史。
- 鞋的支持力不够，难以避免踝关节过度屈曲或鞋上安装的防滑条过长。
- 身体条件不佳（力量及柔韧性）。

■■■ 预防措施

- 训练及比赛前充分热身及拉伸。
- 保持良好的身体状态：
  - 小腿及踝关节的柔韧性
  - 肌力力量及耐力
- 应用正确的技术动作并需要有专业的教练指导、及时纠正不正确的动作。
- 局部包扎、捆绑、支具或穿着高帮运动鞋有助于减少外伤。绷带包扎在刚开始运动时效果较好，但通常在 10~15 分钟即丧失大部分支撑作用。
- 穿着保护效果好的运动鞋（包扎、捆绑后再穿着高帮运动鞋比单独使用一种保护措施效果要好得多），使用长度适宜的防滑条。

■■■ 预后

经过正确的治疗后 4~6 周通常可以痊愈，如没有合并骨折恢复会更快。

■■■ 可能出现的并发症

- 治疗不正确或没有得到足够时间的休息、康复可能导致病程延长。
- 长期功能受损。
- 症状反复发作。
- 手术并发症：感染、出血、神经损伤、疼痛、踝关节僵硬、无力。

■■■ 常规疗法

基本的治疗包括避免再从事会激若引起症状的运动，应用药物及冰敷以消肿止痛，加强拉伸及肌力训练，有时需要用局部包扎捆绑、石膏或行走靴固定踝关节以促进炎症消退。慢性病例常需要咨询理疗师或运动训练师以进一步评估及治疗。如症状持续，可能需要局部注射类固醇、麻醉药封闭或手术治疗。少数情况下需要手术切除压迫组织的小骨块。

■■■ 热敷及冰敷

• 急性或慢性患者都可用冰敷减轻疼痛和炎症，每 2~3 小时冰敷 10~15 分钟，若运动后症状加重则可以马上冰敷。

• 在进行拉伸及力量训练前可以对局部采用热敷。

■■■ 出现下列情况请及时就医

• 经过 2 周的治疗症状未得到改善或反而加重。

• 石膏固定后局部不适感加重。

• 手术后出现下列情况：踝及足部感觉疼痛、麻木及冰凉。足趾甲发紫、发灰或色泽暗淡。

• 出现感染迹象：发热、疼痛加剧、红肿、切口渗液及出血增加。

• 出现新的、难以解释的症状。

■■■ 运动康复训练

类别	内容	频次
活动范围训练	3. 小腿拉伸·腓肠肌 比目鱼肌 4. 小腿拉伸·腓肠肌 比目鱼肌重力拉伸 6. 小腿牵拉·踝关节背伸 10. 足部拉伸·足趾背伸	每组 6~8 次， 每天 3 组
力量训练	2. 小腿·小腿后侧群肌群 3. 足部·足趾屈曲 6. 小腿·腓肠肌 等张训练 4. 小腿·踝关节内翻 5. 小腿·踝关节外翻	每组 8~10 次， 每天 3 组

注：活动范围训练参阅本章第四节，力量训练参阅本章第五节。

5. 距下关节不稳定

■■■ 描述

距下关节由距跟关节及距舟关节构成。距下关节扭伤的病因尚不十分清楚，临床表现也不太为众人所知。其发生率也还不清楚，但目前一致认为距下关节的韧带损伤多与踝关节的外侧韧带的损伤同时发生。

■■■ 常见症状及体征

- 踝关节及足部反复疼痛、发软。
- 难以在不平坦的路面上跑步、跳跃。
- 患处疼痛、压痛、肿胀、瘀斑。
- 踝关节无力或松弛。
- 由于关节松弛无力，有时想快步行走都会比较困难。

■■■ 病因

最常见的导致功能性不稳定的原因是踝关节扭伤后没能得到彻底恢复。或是外力致距骨一过性的自踝穴内脱出后又自行复位，关节周围的韧带被拉长或撕裂而导致关节不稳。

■■■ 高危因素

- 既往严重的踝关节扭伤导致踝关节松弛或先天性的关节松弛症。
- 踝关节扭伤后过早恢复运动。
- 从事跑步、快走、跳跃等运动，或在不平坦的道路上行走、跑步时足的一侧着地。
- 参加有激烈身体接触对抗的运动时对踝关节的保持措施不够。
- 身体条件较差（力量和柔韧性）。
- 平衡感较差。

■■■ 预防措施

- 训练及比赛前充分热身及拉伸。
- 保持良好的身体状态：
  - 小腿和踝关节的柔韧性
  - 肌肉力量和耐力

○ 良好的平衡能力

- 正确的技术动作。

- 局部包扎、保护支具固定或穿着高帮运动鞋。局部包扎是较好的方法，尽管其多会在运动 10~15 分钟后失去支撑作用。

- 穿着保护性能较好的运动鞋（局部包扎后再穿着高帮运动鞋比单独选择一种的保护能力要好得多）。

- 踝关节受伤后 12 个月内参加训练或比赛时都应该佩戴合适的护具。

- 待扭伤完全康复后才再次参加运动。

■■■ 预后

经过正确的康复后，大多数运动员都能够完全恢复并继续参加比赛，有时需要手术恢复关节稳定性。

■■■ 可能出现的并发症

- 症状反复发作。

- 骨、软骨、肌腱等其他结构的损伤。

- 慢性关节不稳定或反复扭伤导致踝关节炎。

- 手术并发症：感染、出血、神经损伤、踝关节僵硬、无力或打软腿。

■■■ 常规疗法

常规治疗包括使用药物和冰敷减轻疼痛、弹力绷带加压包扎、抬高患肢减轻肿胀。根据受伤的严重程度穿着行走石膏、行走靴或护具固定，扶拐行走。慢性距下关节不稳定多可以通过加强足、踝部肌力训练、佩戴支具来改善。使用足跟垫、局部包扎或支具保护、穿着高帮运动鞋。在理疗师或运动训练师的指导下调整康复和治疗方案。如通过 3~6 个月的康复后症状没有改善则需要考虑手术治疗。

■■■ 热敷及冰敷

- 冰敷可以减轻疼痛和炎症，每 2~3 小时冰敷 10~15 分钟，若运动后症状加重则可以马上冰敷。

- 在进行拉伸及力量训练前可以对局部采用热敷。

■■■ 出现下列情况请及时就医

- 经过 6 周的治疗后症状没有改善或反而加重。

- 术后出现下列情况：手术区域疼痛、红肿加重或出血、渗液增多。

- 出现感染迹象：头痛、肌肉酸痛、头晕或发热及其他不适。
- 出现新的、难以解释的症状。

■■■ 运动康复训练

类别	内容	频次
活动范围训练	1. 踝关节拉伸·主动踝关节背伸、屈曲 2. 关节拉伸·踝关节 画字母训练 3. 小腿拉伸·腓肠肌 比目鱼肌 4. 小腿拉伸·腓肠肌 比目鱼肌 重力拉伸 6. 小腿牵拉·踝关节背伸 7. 踝关节拉伸·踝关节内翻内旋 8. 踝关节拉伸·踝关节内翻 9. 踝关节拉伸·踝关节外翻	每组 6~8 次， 每天 3 组
力量训练	1. 小腿·胫前肌群　踝关节背伸 4. 小腿·踝关节内翻 5. 小腿·踝关节外翻 6. 小腿·腓肠肌 等张训练 7. 小腿·背伸/跖屈力量 8. 小腿·小腿前侧群肌群 重力训练 9. 踝关节·内翻、外翻平衡 10. 踝关节·背伸/屈曲平衡 11. 小腿·支撑平衡	每组 8~10 次， 每天 3 组

注：活动范围训练参阅本章第四节，力量训练参阅本章第五节。

6. 距下脱位

■■■ 描述

距下关节脱位是指外伤致距骨下方距跟或距舟关节脱位，骨与骨之间不再保持互相接触。距下关节半脱位很少见，指的是距跟或距舟关节骨与骨之间虽然保持互相接触，但关节不在正常位置上。

■■■ 常见症状及体征

- 尝试活动足或踝部时剧烈疼痛，行走或站立不稳。
- 患处压痛、畸形、肿胀、瘀斑。
- 如血管、神经受压或挫伤则患处远端出现麻木或瘫痪。
- X 片和 CT 扫描有助于诊断。

■■■ 病因

- 足、踝部遭受直接打击、扭伤或高处落下着地。
- 先天畸形，如先天关节浅小或异常。

■■■ 高危因素

- 参加有激烈身体对抗接触的运动，需要跑、跳、快走的运动，需要在鞋上安装防滑条的运动以及在崎岖不平的道路上训练。
- 既往有踝、足关节扭伤史或足部关节曾反复多次受伤。
- 身体条件较差（力量和柔韧性）。

■■■ 预防措施

- 训练及比赛前充分热身及拉伸。
- 保持良好的身体状态：
  - 良好的心血管储备
  - 小腿和踝部的肌肉力量
  - 耐力和柔韧性
- 参加需要跳跃或有激烈身体对抗的运动时，对易受伤的关节佩戴护具、用绷带或弹力绷带保护或穿着高帮运动鞋。
- 根据场地和道路的情况在运动鞋上安装合适长度的防滑条或鞋钉。
- 避免在不平坦的道路或场地上奔跑或快走。
- 正确佩戴合适的护具。

■■■ 预后

正确的复位和制动后，关节周围韧带完全愈合至少需要 6 周，多会遗留距下关节僵硬的问题。

■■■ 可能出现的并发症

- 脱位或行手法复位时有可能造成关节周围的血管及神经损伤，并有可能造成骨折或损伤关节软骨。
- 过早恢复运动可能导致愈合时间延长或反复脱位。
- 由于血供受到破坏导致骨坏死。
- 足部或脱位处大量出血、压力增高导致血管或神经损伤。
- 治疗不及时或反复受伤导致关节不稳定或关节炎。

■■■ 常规疗法

复位后可用药物和冰敷以减轻局部疼痛，多数不需要手术，少部分患者需要进行手术才能完全复位脱位的关节并修补肌腱和韧带。术后抬高患肢促进肿胀消退，夹板、石膏托或支具制动患肢 2~8 周以促进韧带愈合。患者制动后需积极进行关节和周围肌肉的拉伸及力量训练。

■■■ 热敷及冰敷

- 冰敷可以减轻疼痛和炎症，每 2~3 小时冰敷 10~15 分钟，若运动后症状加重则可以马上冰敷。
- 在进行拉伸及力量训练前可以对局部采用热敷。

■■■ 出现下列情况请及时就医

- 治疗后疼痛、压痛及肿胀反而加重。
- 足部疼痛、麻木、冰凉。
- 足趾甲发蓝、发灰或色泽暗淡。
- 术后出现下列情况：
  - 手术区域疼痛、红肿加重或出血、渗液增多
  - 出现感染迹象：头痛、肌肉酸痛、头晕或发热及其他不适
- 出现新的、难以解释的症状。

■■■ 运动康复训练

第一阶段训练（伤后 1~2 周）

类别	内容	频次
活动范围训练	1. 踝关节拉伸·主动踝关节背伸、屈曲 2. 关节拉伸·踝关节画字母训练 3. 小腿拉伸·腓肠肌 比目鱼肌 5. 小腿拉伸·腓肠肌 比目鱼肌被动牵拉	每组 6~8 次，每天 3 组
力量训练	1. 小腿·胫前肌群 踝关节背伸 2. 小腿·小腿后侧群肌群 3. 足部·足趾屈曲 4. 小腿·踝关节内翻 5. 小腿·踝关节外翻	每组 8~10 次，每天 3 组

注：活动范围训练参阅本章第四节，力量训练参阅本章第五节。

第二阶段训练（伤后 3 周）

类别	内容	频次
活动范围训练	**4. 小腿拉伸·腓肠肌　比目鱼肌 重力拉伸** **6. 小腿牵拉·　踝关节背伸** **7. 踝关节拉伸·踝关节内翻内旋** **8. 踝关节拉伸·踝关节内翻** **9. 踝关节拉伸·踝关节外翻**	每组 6~8 次， 每天 3 组
力量训练	**6. 小腿·腓肠肌 等张训练** **7. 小腿·背伸/跖屈力量** **8. 小腿·小腿前侧群肌群 重力训练** **11. 小腿·支撑平衡**	每组 8~10 次， 每天 3 组

注：活动范围训练参阅本章第四节，力量训练参阅本章第五节。

7. 足跟垫综合症

■■■ 描述

足跟垫综合症是指由于足跟部脂肪垫退变引起的足跟部疼痛。由于足跟部的脂肪垫退变导致其减震吸能的作用降低，故在足部负重时引起局部疼痛。

■■■ 常见症状及体征

• 足跟部弥漫性疼痛，在坚硬的地面上跑步或穿着足底吸能较差的鞋子时疼痛加重。

• 局部没有肿胀及皮温升高。

• 足跟部软组织变薄。

■■■ 病因

• 30 岁后足跟部的脂肪垫会逐渐退变。

• 在长期跑步的人员，特别是长跑者中退变更快。

• 跟骨骨折或足跟部外伤也会导致脂肪垫退变。

■■■ 高危因素

• 长跑，特别是在坚硬路面上跑步。

• 长时间站立。

• 身体条件较差（力量和柔韧性）。

- 鞋的减震吸能作用较差。
- 肥胖。
- 扁平足。
- 跟骨骨折。

■■■ 预防措施

- 训练及比赛前充分地热身及拉伸。
- 保持良好的身体状态：
  ○ 小腿和踝关节柔韧性
  ○ 肌力力量和耐力
  ○ 良好的心血管储备
- 维持理想体重。
- 避免足部长期扭曲。
- 穿着具有良好减震吸能的运动鞋，每 300~500 公里更换。跑步时选择柔软的路面。
- 适当使用足跟垫以减轻足跟部压力。
- 进行交叉训练，避免足跟长期负重。

■■■ 预后

经过正确的治疗后疼痛常可以缓解，但也有可能转为慢性。

■■■ 可能出现的并发症

- 症状长期反复发作导致病情转为慢性，影响竞技水平。

■■■ 常规疗法

最基本的治疗包括使用药物和冰敷止痛、进行跟腱及足底的拉伸训练、调整技术动作。使用足跟垫可以减轻足跟部压力，穿着吸能较好的运动鞋及在较柔软的路面上跑步对减轻症状都有一定的益处。少数情况下可以使用足跟垫垫高足跟以使负重部位移至足前部。不建议局部注射类固醇，因为它会加剧脂肪垫退变。目前没有适当的手术方案可以治疗足跟脂肪垫退变。

■■■ 热敷及冰敷

- 急性或慢性患者都可以用冰敷来减轻疼痛和炎症，可以每 2~3 小时冰敷 10~15 分钟，若运动后症状加重则可以马上冰敷。

• 根据医师、理疗师或运动训练师的指导，在进行拉伸及力量训练前可以对局部采用热敷。

■■■ 出现下列情况请及时就医

• 治疗 2 周后症状未得到改善或反而加重。

■■■ 运动康复训练

类别	内容	频次
活动范围训练	**3. 小腿拉伸·腓肠肌 比目鱼肌** **4. 小腿拉伸·腓肠肌 比目鱼肌重力拉伸**	每组 6~8 次，每天 3 组
力量训练	训练、比赛期间使用足跟硅胶垫保护或定制矫形鞋垫	每组 6~8 次，每天 3 组

注：活动范围训练参阅本章第四节，力量训练参阅本章第五节。

8. 跗骨骨折

■■■ 描述

跗骨骨折是指位于足后部的跗骨的骨折，它们是后足的主要组成部分，包括距骨和跟骨。

■■■ 常见症状和体征

• 剧烈疼痛，特别是站立和行走时，之后有可能转变为持续 2 周~2 个月的局部钝痛。

• 足部肿胀、压痛，后期出现瘀斑。

• 由于足部肿胀明显，压迫神经及血管后可出现麻木及瘫痪。

• X 片及 CT 扫描有助于诊断。

■■■ 病因

跗骨骨折多由局部遭受直接打击、足部反复多处应力损伤或高处落下时着地部位不正确导致。同时造成多处跗骨骨折往往需要较大的暴力。

■■■ 高危因素

• 身体有激烈对抗接触的运动、需要跳跃的运动（篮球、排球）及长跑。

• 既往有踝关节扭伤或脱位史、足部反复遭受应力损伤。

• 身体条件较差（力量及柔韧性）。

■■■ 预防措施

• 训练及比赛前充分热身及拉伸。
• 保持良好的身体状态：
  ◦ 良好的心血管储备
  ◦ 力量、柔韧性及耐力
• 从事需要跳跃及激烈身体对抗接触的运动时配套合适的支具、绷带或弹力带包扎，或穿着高帮运动鞋。
• 正确穿戴合适的护具。

■■■ 预后

经过正确的治疗，保持骨折处正确的对位对线，多可以痊愈。有时需要手术治疗移位明显的骨折。

■■■ 可能出现的并发症

• 不愈合。
• 畸形愈合。
• 足部慢性疼痛、肿胀及僵硬。
• 骨折或脱位处出血较多，压力较大，引起足部的骨筋膜间隔综合征，损伤血管及神经。
• 骨折时局部血供遭到破坏，部分骨头可能缺血坏死。
• 局部反复受伤或治疗不及时可能造成足部关节不稳定或关节炎。

■■■ 常规疗法

如果骨折处对位对线良好，可以局部冰敷、抬高足及踝部以利肿胀消退。可以扶拐及使用药物以减轻疼痛，局部使用夹板、绷带包扎、石膏托或支具固定 6 周或更长时间，行走时使用拐杖保护，患肢勿负重。严重骨折时断端移位明显或多发骨折可能需要手术复位骨折断端并用钢板、螺丝钉或钢钉固定，同时将脱位的关节复位。患肢制动后（手术或非手术）必须进行患处及关节周围肌肉的拉伸及力量训练。重新参加运动时可能需要穿着足底专门加固或带有矫形器的鞋子。

■■■ 冰敷

急性或慢性患者可用冰敷减轻疼痛和炎症，每 2~3 小时冰敷 10~15 分钟，若运动后症状加重则可以马上冰敷。

■■■ 出现下列情况请及时就医

- 治疗后局部疼痛、压痛及肿胀反而加重。
- 足部感觉疼痛、麻木及冰冷。
- 足趾甲发紫、发灰或色泽暗淡。
- 手术后出现下列情况：发热、疼痛加剧、局部红肿、手术部位渗液及出血增加。
- 出现新的、难以解释的症状。

■■■ 运动康复训练

类别	内容	频次
活动范围训练	1. 踝关节拉伸·主动踝关节背伸、屈曲 2. 关节拉伸·踝关节画字母训练 3. 小腿拉伸·腓肠肌 比目鱼肌 6. 小腿牵拉·踝关节背伸 7. 踝关节拉伸·踝关节内翻内旋 8. 踝关节拉伸·踝关节内翻 9. 踝关节拉伸·踝关节外翻	每组6~8次，每天3组
力量训练	1. 小腿·胫前肌群 踝关节背伸 2. 小腿·小腿后侧群肌群 3. 足部·足趾屈曲 4. 小腿·踝关节内翻 5. 小腿·踝关节外翻 6. 小腿·腓肠肌 等张训练	每组8~10次，每天3组

注：活动范围训练参阅本章第四节，力量训练参阅本章第五节。

9. 跗骨间撕脱骨折及脱位

■■■ 描述

跗骨关节是指5个跖骨与足舟骨及内、中、外侧三个楔骨间的关节，最重要的稳定结构是第二跖骨，跗骨骨折脱位是指外伤导致中足部的韧带撕裂，同时可伴有跗骨间关节的脱位或跗骨骨折。中足部的骨骼、韧带及肌肉对于减轻吸收震荡、分散力量传导以及维持足弓的正常形态都起着非常重要的作用。

■■■ 常见症状及体征

- 足部剧痛，特别是用患足站立及行走时。
- 患处压痛、肿胀、瘀斑。

- 由于足部肿胀明显致血管、神经受压，可出现足部的麻木及瘫痪。
- X 片和 CT 扫描有助于诊断。

■■■ 病因

通常由直接外力打击、局部扭伤或高处落下踝及足部着地时位置不正确引起。当患者前足和足趾固定不动，高处落下重物砸在患者足跟部或在患者往后跌倒时足部固定难以移动也会引起这样的损伤。

■■■ 高危因素

- 有激烈身体对抗的运动，需要跳跃和从高处落下的运动（篮球、排球）或需要在鞋上安装防滑条的运动。
- 既往有踝、足部扭伤或脱位。
- 身体条件较差（肌力及柔韧性）。

■■■ 预防措施

- 训练及比赛前充分热身及拉伸。
- 保持良好的身体状态：
  ○ 足踝部力量及柔韧性
  ○ 良好的心血管储备
- 参加需要跳跃或有激烈身体对抗的运动时局部用绷带或弹力绷带包扎、支具保护或穿着高帮运动鞋。根据运动性质及场地条件选择长短合适的防滑条或鞋钉。
- 正确穿戴合适的护具。

■■■ 预后

通过正确的治疗恢复骨折及脱位处的对位、对线，最少需要 8~12 周的康复后才能恢复运动，往往会遗留中足部疼痛或关节僵硬。

■■■ 可能出现的并发症

- 过早恢复运动可能导致病程延长或脱位复发。
- 骨折不愈合。
- 骨折畸形愈合。
- 足部慢性疼痛、僵硬或肿胀。
- 由于骨折或脱位处出血较多，压力较大，引起足部骨筋膜间隔综合征，损伤血管及神经。

- 局部反复受伤或治疗不及时可能造成足部关节不稳定或关节炎。
- 足部出现慢性疼痛或僵硬需要手术融合足部关节。

■■■ 常规疗法

如果骨折处无明显移位且扭伤很轻微，可以使用冰敷并抬高患肢消肿止痛。扶拐行走并使用药物以减轻疼痛，之后可穿着足底特别加固或带有矫形垫的鞋子。在韧带愈合期间需要用夹板、绷带、石膏或支具固定 2~8 周。对于严重的扭伤、脱位及骨折处移位明显的患者建议手术恢复对位对线并固定。术后需根据病情的严重程度适当制动足部。患肢制动后（手术或非手术）必须进行患处及关节周围肌肉的拉伸及力量训练。

■■■ 热敷及冰敷

- 急性或慢性患者可以用冰敷减轻疼痛和炎症，每 2~3 小时冰敷 10~15 分钟，若运动后症状加重则可以马上冰敷。
- 在进行拉伸及力量训练前可以对局部采用热敷。

■■■ 出现下列情况请及时就医

- 治疗后局部疼痛、压痛及肿胀反而加重。
- 足部感觉疼痛、麻木及冰冷。
- 足趾甲发紫、发灰或色泽暗淡。
- 手术后出现下列情况：发热、疼痛加剧、局部红肿、手术部位渗液及出血增加。
- 出现新的、难以解释的症状。

■■■ 运动康复训练

类别	内容	频次
活动范围训练	1. 踝关节拉伸·主动踝关节背伸、屈曲 2. 关节拉伸·踝关节画字母训练 3. 小腿拉伸·腓肠肌　比目鱼肌 6. 小腿牵拉·踝关节背伸 7. 踝关节拉伸·踝关节内翻内旋 8. 踝关节拉伸·踝关节内翻	每组 6~8 次，每天 3 组
力量训练	1. 小腿·胫前肌群 踝关节背伸 2. 小腿·小腿后侧群肌群 3. 足部·足趾屈曲 4. 小腿·踝关节内翻 5. 小腿·踝关节外翻 6. 小腿·腓肠肌 等张训练	每组 8~10 次，每天 3 组

注：活动范围训练参阅本章第四节，力量训练参阅本章第五节。

10. 跖骨骨折

■■■ 描述

跖骨骨折是指位于足中部的跖骨骨折，它们对于维持足弓起着非常重要的作用。三种主要的骨折类型分别是：应力骨折（本篇不作讨论）、Jones 骨折和舞蹈者骨折。后两者骨折是指位于第五跖骨近端的骨折。舞蹈者骨折是指由于肌腱强力收缩造成的第五跖骨基底部的撕脱骨折，这类骨折较容易愈合。Jones 骨折是指位于第五跖骨干部的骨折，这类骨折有不愈合的可能。

■■■ 常见症状及体征

- 局部剧烈疼痛，尤其是站立及行走时。
- 足部压痛、肿胀，后期出现瘀斑。
- 由于足部肿胀严重，有可能压迫血管及神经造成足部远端麻木或瘫痪。

■■■ 病因

局部遭受直接暴力打击，足、踝部扭伤或高处落下时踝关节和足部着地位置不正确。

■■■ 高危因素

- 参加有激烈身体对抗、接触；需要跑、跳及需要在鞋上安装防滑条的运动。
- 既往有踝、足扭伤或脱位史。
- 足部反复多次受伤。
- 身体条件较差（力量和柔韧性）。

■■■ 预防措施

- 训练及比赛前充分地热身及拉伸。
- 保持良好的身体状态：
  - 良好的心血管储备
  - 足、踝部力量
  - 柔韧性和耐力
- 在参加需要跑、跳或有激烈身体对抗的运动时可以用弹力绷带包扎、佩戴支具、穿着高帮运动鞋等加以保护。
- 佩戴、穿着合身的护具。

■■■ 预后

及时规范地治疗及固定、维持骨折的位置，预期治疗效果良好。唯一例外的是Jones 骨折发生骨不愈合风险很高，有时候手术治疗 Jones 骨折是必要的。

■■■ 可能出现的并发症

- 骨不愈合（特别是 Jones 骨折）或畸形愈合。
- 足部慢性疼痛、僵硬、肿胀。
- 足部骨折脱位大量出血、肿胀严重，压迫血管和神经。
- 多次反复受伤或治疗不及时导致足部关节不稳定或关节炎。

■■■ 常规疗法

骨折处如对位对线良好，局部可以采用冰敷及抬高患肢消肿，药物止痛，扶拐。夹板、绷带、石膏托或支具固定制动 6 周或更长时间。如果只有一根跖骨骨折、对位对线良好，并且不是 Jones 骨折则可以在佩戴石膏托或支具的情况下行走。如果是Jones 骨折，则需要严格限制患肢负重直至骨折处初步愈合。骨折处有明显移位的跖骨骨折、Jones 骨折或多发跖骨骨折则需要手术复位固定。患肢制动后（手术或非手术），都需要在理疗师或运动训练师的指导下对周围关节及肌肉进行拉伸及力量训练，在恢复运动前需要穿着足底坚硬并配有足弓垫的保护鞋。

■■■ 冰敷

- 可以用冰敷来减轻疼痛和炎症，可以每 2 到 3 小时冰敷 10 到 15 分钟。

■■■ 出现下列情况请及时就医

- 经治疗后疼痛、压痛及肿胀反而加重。
- 足部感觉疼痛、麻木、冰凉。
- 足趾甲发蓝、发灰或色泽暗淡。
- 术后出现下列情况：发热、疼痛加剧、手术区域红肿、渗液及出血增多。
- 出现新的、难以解释的症状（应用药物后可能出现的副作用）。

■■■ 运动康复训练

类别	内容	频次
活动范围训练	**1. 踝关节拉伸**·主动踝关节背伸、屈曲 **2. 关节拉伸**·踝关节画字母训练 **3. 小腿拉伸**·腓肠肌 比目鱼肌	每组 6~8 次， 每天 3 组
力量训练	**1. 小腿**·胫前肌群 踝关节背伸 **2. 小腿**·小腿后侧群肌群 **3. 足部**·足趾屈曲 **4. 小腿**·踝关节内翻 **5. 小腿**·踝关节外翻 **6. 小腿**·腓肠肌 等张训练	每组 8~10 次， 每天 3 组

注：活动范围训练参阅本章第四节，力量训练参阅本章第五节。

11. 跖筋膜炎

■■■ 描述

跖腱膜炎是指位于足底的跖腱膜僵硬及发炎，常伴发有跟骨骨刺，有时还有跖腱膜的部分撕裂或完全断裂。单独的跟骨骨刺常不会引起临床症状。

■■■ 常见症状及体征

• 站立或行走时足底疼痛和压痛，多位于跟骨。
• 早上起床或从坐位站立迈第一步时疼痛尤其明显。

■■■ 病因

• 足跟部软组织受伤或长期受压导致足底筋膜发炎及钙化。
• 一条经行跖腱膜跟骨附着处至足底的小神经反复受到刺激或压迫。
• 小腿肌肉过于紧张或扁平足。
• 鞋的足弓部支撑力不够或足弓部过高、足跟部过硬。
• 需要突然转向、急停的运动。

■■■ 高危因素

• 跑步或慢跑，需要突然转向、急停的运动。
• 长期站立。
• 身体条件较差（力量和柔韧性）。

- 肥胖。
- 扁平足。

■■■ 预防措施

- 训练及比赛前充分热身及拉伸。
- 保持良好的身体状态：
  - 小腿、踝关节和足的柔韧性
  - 肌肉力量和耐力
  - 良好的心血管储备
  - 保持合适的体重
- 运动时避免足部长期受压、扭曲。
- 穿着合适、配有足跟或足弓垫的运动鞋。

■■■ 预后

通过正确的保守治疗通常可以痊愈，足跟部骨刺可以通过手术切除。

■■■ 可能出现的并发症

- 反复多次复发后将使病情进入慢性而难以治愈，因此第一次出现症状及时治疗将明显改善预后。
- 因足底疼痛跛行导致腰部和膝关节的疾病。
- 足部疼痛或乏力，延迟手术时机。
- 反复多次注射治疗将导致局部形成慢性炎症和疤痕；部分或完全的筋膜撕裂。

■■■ 常规疗法

最基本的治疗包括使用药物和冰敷减轻疼痛、足底和跟腱的拉伸训练以及调整技术动作和运动方式。可以使用足跟垫以减轻足跟部压力，有时可以使用夜间夹板固定制动。慢性病例需要在理疗师或运动训练师的指导下进行康复和治疗。扁平足的患者可以使用足弓垫。少数情况下需要手术松解筋膜及神经，疗效明显。

■■■ 热敷及冰敷

- 急性或慢性病例都可用冰敷减轻疼痛和炎症，每 2~3 小时冰敷 10~15 分钟，若运动后症状加重则可以马上冰敷。
- 在进行拉伸及力量训练前可以对局部采用热敷。

■■■ 出现下列情况请及时就医

• 经过 2 周的治疗后症状没有改善或反而加重。

■■■ 运动康复训练

类别	内容	频次
活动范围训练	**3.** 小腿拉伸·腓肠肌 比目鱼肌 **4.** 小腿拉伸·腓肠肌 比目鱼肌重力拉伸 **6.** 小腿牵拉·踝关节背伸 **10.** 足部拉伸·足趾背伸	每组 6~8 次， 每天 3 组
力量训练	**3.** 足部·足趾屈曲 **4.** 小腿·踝关节内翻	每组 8~10 次， 每天 3 组

注：活动范围训练参阅本章第四节，力量训练参阅本章第五节。

12. 足底内侧神经压迫（慢跑足）

■■■ 描述

足底内侧神经在踇收肌深面穿过 Henry 结节后在足部内侧走行，卡压部位多位于 Henry 结节处，多见于足部有过度旋前的运动员。如有前足的过度外展或足跟的过度外翻也很容易出现神经的卡压，既往有踝部的外伤或慢性的踝关节不稳定也会出现这种神经的卡压，引起足部疼痛，有时还会导致第一、第二足趾的感觉丧失。

■■■ 常见症状及体征

• 足弓部位至第一、第二足趾的针刺、麻木及烧灼感。
• 沿足弓部循行的疼痛、压痛，足尖站立负重或跑步后加重。
• 有时会感觉踝关节发软无力。
• 在平坦的路面上跑步时或跑步后出现症状或导致症状加重。

■■■ 病因

足底内侧神经在足弓部位受到覆盖在其上的韧带样软组织的卡压。

■■■ 高危因素

• 踝关节反复扭伤。
• 需要长期跑步的运动，特别是长跑。

- 神经直接受压，如穿鞋过紧、鞋底太薄、鞋的减震吸能作用太差。
- 足部关节松动、扁平足或踇趾僵硬。
- 足弓垫过高。
- 身体本身存在疾病，包括糖尿病足及甲状腺功能异常。

■■■ 预防措施

- 保持良好的身体状态：
  - 踝关节和足的柔韧性
  - 肌肉力量和耐力
  - 良好的心血管储备
- 正确穿戴合适的运动装备，如鞋和矫形器。
- 局部包扎、穿着高帮运动鞋有助于预防踝关节扭伤及神经牵拉。

■■■ 预后

经过适当的治疗后通常可以痊愈，有时会自行好转，少数情况需要手术治疗。

■■■ 可能出现的并发症

- 足和足趾长期麻木。
- 踝关节和足部长期持续疼痛。
- 足、踝部长期疼痛导致无法参加运动。

■■■ 常规疗法

最基本的治疗包括使用药物和冰敷减轻疼痛及炎症，暂时避免再从事会引起疼痛的运动，如考虑是足弓垫引起症状则需要更换较小、柔韧的足弓垫。交叉训练并适当减少跑步量、加强踝关节和足部肌肉的力量及拉伸训练。如保守治疗效果不佳则需要考虑手术松解神经，手术可以完全解除神经卡压，效果明显，多数患者可以很快完全恢复运动，术后 6 周可以在佩戴矫形器的情况下开始训练。

■■■ 热敷及冰敷

- 急慢性病例都可用冰敷减轻疼痛和炎症，每 2~3 小时冰敷 10~15 分钟，若运动后症状加重则可以马上冰敷。
- 在进行拉伸及力量训练前可以对局部采用热敷。

■■■ 出现下列情况请及时就医

- 治疗 2 周后症状未改善甚至加重。

- 出现新的、难以解释的症状。

■■■ 运动康复训练

类别	内容	频次
活动范围训练	**3. 小腿拉伸·腓肠肌 比目鱼肌** **4. 小腿拉伸·腓肠肌 比目鱼肌重力拉伸** **9. 踝关节拉伸·踝关节外翻** **10. 足部拉伸·足趾背伸** **11. 大腿拉伸·腘绳肌** **12. 大腿拉伸·腘绳肌，芭蕾**	每组 6~8 次， 每天 3 组
力量训练	**3. 足部·足趾屈曲** **4. 小腿·踝关节内翻** **5. 小腿·踝关节外翻**	每组 8~10 次， 每天 3 组

注：活动范围训练参阅本章第四节，力量训练参阅本章第五节。

13. 第一趾关节囊损伤（拇僵直症）

■■■ 描述

反复的外伤造成大踇趾跖趾关节的轻微破坏在后期会形成僵硬的大踇趾，随之会发生早期的关节退行性变而造成慢性的疼痛及不适感。关节的活动，特别是背伸会遭到明显的破坏，受累的运动员会很难行走及跑步。长跑运动员会抱怨大踇趾的疼痛使得他们难以再坚持跑步。

■■■ 常见症状及体征

- 活动时疼痛，特别是背伸踇趾时。用足尖站立或跑步、跳跃起步推动时疼痛。
- 踇趾基底跖趾关节处压痛。
- 踇趾瘀斑、红肿、皮温升高，特别是基底部。
- 足部疼痛、僵硬或跛行。

■■■ 病因

跑步、蹲伏时反复起步推动使得踇趾需要多次反复的背伸、踇趾外伤或足背被砸导致踇趾极度背伸，这些都会引起踇趾跖趾关节囊及韧带的扭伤或撕裂。

■■■ 高危因素

- 既往有足部外伤史。

- 跆趾过长、扁平足及跆趾趾骨存在其他异常。
- 跆趾关节炎。
- 鞋过软或过尖。
- 家族足部畸形史。
- 需要突然爆发起步推动的运动（跑步、篮球、排球及足球巡边员的蹲伏起步），在人工合成场地上运动。

■■■ 预防措施

- 穿着合适、宽敞、坚硬、有良好衬垫的运动鞋。
- 包扎固定跆趾减少其活动度。
- 保持良好的身体状态：
  - 踝及足部的柔韧性
  - 肌力力量及耐力

■■■ 预后

经过正确的治疗后通常可以治愈，但有时需要手术治疗。

■■■ 可能出现的并发症

- 症状复发、长期疼痛。
- 治疗不正确或康复时间不够可能延长病程。
- 由于局部疼痛无法参加比赛。
- 为避免引起跆趾疼痛而致行走时步态不正常，结果会引起踝和足部正常部位的损伤。
- 跆趾僵硬（活动范围减小、关节炎及背伸跆趾时疼痛）。
- 跆外翻（跆囊肿）。

■■■ 常规疗法

基本的治疗包括避免再从事会激惹引起症状的运动，应用药物及冰敷以消肿止痛。伤后24~48小时注意抬高患肢以利消肿止痛。局部可行热敷或冰敷以及轻柔小幅度的功能训练。尽管会影响运动员的活动，但穿着宽敞、足底特别加固的鞋子有利于减少行走时跆趾的屈伸活动。包扎固定跆趾对减轻症状有一定帮助，可以让运动员早日重返赛场。有时需用石膏托或夹板固定踝关节及足部一段时间。在理疗师或运动训练师的指导下进行患肢的活动范围及力量训练。局部注射类固醇仅用于慢性病例。如上述治疗均不成功则需考虑手术治疗。

■■■ 热敷及冰敷

• 急性或慢性患者可用冰敷减轻疼痛和炎症，每 2~3 小时冰敷 10~15 分钟，若运动后症状加重则可以马上冰敷。

• 在进行拉伸及力量训练前可以对局部采用热敷。

■■■ 出现下列情况请及时就医

• 经过 2 周的治疗症状未得到改善或反而加重。

• 手术后出现发热、疼痛加剧、红肿、切口渗液及出血增加，局部皮温升高。

• 出现新的、难以解释的症状。

■■■ 运动康复训练

类别	内容	频次
活动范围训练	7. 踝关节拉伸·踝关节内翻内旋 10. 足部拉伸·足趾背伸	每组 6~8 次， 每天 3 组
力量训练	3. 足部·足趾屈曲	每组 8~10 次， 每天 3 组

注：活动范围训练参阅本章第四节，力量训练参阅本章第五节。

第三节 足、踝关节运动创伤手术后康复

1. 慢性踝关节不稳定术后康复

■■■ 指征（手术适应症、手术时机及目的）

患者由于踝关节韧带松弛导致反复扭伤或打软腿，经过适当的保守治疗及康复 3 个月后，症状仍然没有改善，就可以考虑手术治疗。手术的目的是稳定踝关节以避免再次打软腿，可以采用韧带紧缩、韧带重建或韧带加强术。

■■■ 手术禁忌症

• 踝关节感染、患者主观意愿不强或没有能力完成术后必需的康复训练。

• 踝关节不稳病史已经超过 10 年或存在全身关节松弛症的患者。

■■■ 手术风险及并发症

• 感染。

- 出血。
- 足或踝部神经损伤。
- 术后复发，踝关节再次出现不稳定或打软腿。
- 韧带修复处撕裂。
- 踝关节持续疼痛。
- 踝关节周围肌肉无力。
- 踝关节僵硬。

■■■ 手术方法

有多种手术方案可供选择，可切断撕裂或延长的韧带后重叠短缩缝合，或切取部分或全部的踝关节外侧肌腱来重建韧带。

■■■ 术后治疗

- 根据不同的手术方案，术后治疗略有不同。
- 术后 10~14 天保持切口清洁干燥。
- 术后 1~2 天尽量抬高患肢。
- 适当使用止痛药。
- 石膏固定 4~8 周。
- 术后 2~6 周患肢不能负重，之后再用短腿行走石膏固定 3~6 周。
- 术后康复对于恢复关节的活动及力量非常重要。

■■■ 重返赛场

- 重返赛场的具体时间需根据运动的性质及韧带恢复的程度而定。
- 术后最少需要 3 个月才能再次参加比赛。
- 必须待踝关节活动度及力量完全恢复后才能再次参加运动。

■■■ 出现下列情况请及时就医

- 足和踝部部出现疼痛、麻木或冰凉感。
- 足甲床发蓝、发灰或色泽暗淡。
- 术后出现下列情况：
  ○ 手术区域疼痛加剧、红肿、渗液及出血增加
  ○ 出现感染迹象：头痛、肌肉酸痛、头晕或发热等不适
- 出现新的、难以解释的症状。

■■■ **运动康复训练**

类别	内容	频次
活动范围训练	**1. 踝关节拉伸·**主动踝关节背伸、屈曲 **2. 关节拉伸·**踝关节画字母训练 **6. 小腿牵拉·**踝关节背伸 **5. 小腿拉伸·**腓肠肌 比目鱼肌被动牵拉	每组 6~8 次， 每天 3 组
力量训练	**1. 小腿·**胫前肌群 踝关节背伸 **2. 小腿·**小腿后侧群肌群 **3. 足部·**足趾屈曲 **4. 小腿·**踝关节内翻 **5. 小腿·**踝关节外翻	每组 8~10 次， 每天 3 组

注：活动范围训练参阅本章第四节，力量训练参阅本章第五节。

2. 踝关节骨折术后康复

■■■ **描述**

踝关节骨折是指构成踝关节的两根主要骨骼——胫骨或腓骨远端的完全或不完全骨折，可波及或不波及关节面。这种骨折非常常见，可同时合并有踝关节脱位或韧带的撕裂，受伤后常难以立刻确定伤情的严重程度。

■■■ **常见症状及体征**

- 受伤当时和尝试活动踝关节时剧烈疼痛。
- 踝关节内侧或外侧弹响或撕裂，有时会感觉到踝关节脱位后又自行复位。
- 可听到骨骼断裂时的响声。
- 踝关节周围明显压痛。
- 踝关节和足部肿胀，有时可出现水疱。
- 踝关节和足部出血或瘀斑。
- 患肢不能站立负重。
- 骨折完全断裂且移位明显则可见到畸形。
- 血供受到损害则足部出现麻木或冰凉感。
- X 片及 CT 扫描有助于诊断。

■■■ **病因**

- 当外力作用超过骨骼的承受能力时就出现骨折，多由于局部遭受直接打击、高处跌落等引起。

- 由扭转、轴向旋转、肌肉强力收缩等间接暴力引起。

■■■ 高危因素

- 要求突然转向的运动，如足球、英式足球、滑冰。
- 需要跳跃的运动，如篮球、排球、跳远、跳高。
- 在坑洼不平的道路或草地上行走或跑步。
- 鞋的支持保护不够。
- 骨质不正常，包括骨质疏松或骨肿瘤。
- 代谢失调、激素分泌失调、营养不足或失调。
- 身体条件较差（力量及柔韧性）。
- 既往有踝关节外伤史。

■■■ 预防措施

- 训练或比赛前充分热身及伸展。
- 保持良好的身体状态：
  - 小腿和踝关节力量
  - 柔韧性及耐力
  - 良好的心血管储备
- 穿戴合适的护具（高帮运动鞋、踝关节支具、绷带包扎或夹板固定）特别是踝关节受伤后 12 个月内。

■■■ 预后

经过正确的治疗后通常可以痊愈。

■■■ 可能会出现的并发症

- 骨不愈合。
- 骨畸形愈合。
- 儿童患者骨生成停滞。
- 过早的恢复运动导致愈合时间延长。
- 踝关节容易再次受伤。
- 踝关节僵硬。
- 踝关节不稳定或关节炎。
- 皮肤水疱感染。
- 手术的风险：包感染、出血、神经损伤及需要再次手术。

■■■ 常规疗法

最基本的治疗包括药物、冰敷、抬高患肢以消肿止痛，支架、石膏固定制动或手术治疗，钢针、钢板、髓内钉或螺丝钉固定，手术时可以将移位的骨折块复位并固定，具体手术方案则需要根据患者的年龄、身体状况、骨折类型、移位程度等加以选择。术后通常还需要石膏托或支架固定患肢，数周内需避免患肢负重并抬高患肢以减轻疼痛并促进肿胀消退。适当使用骨生成因子，患肢制动后需加强周围肌肉的伸展及力量训练，钢板及螺丝钉通常不必取出。

■■■ 如出现下列情况请及时就医

- 治疗 2 周后症状未得到改善或反而加重。
- 局部制动或手术后出现下列情况：
  ○ 骨折处远、近端肿胀
  ○ 严重、持续疼痛
  ○ 骨折远端皮肤，特别是甲床发蓝或发灰；骨折远端麻木或感觉丧失
- 出现新的、难以解释的症状。

■■■ 运动康复训练

类别	内容	频次
活动范围训练	1. 踝关节拉伸·主动踝关节背伸、屈曲 2. 关节拉伸·踝关节画字母训练 5. 小腿拉伸·腓肠肌 比目鱼肌被动牵拉 6. 小腿牵拉·踝关节背伸 7. 踝关节拉伸·踝关节内翻内旋 8. 踝关节拉伸·踝关节内翻 9. 踝关节拉伸·踝关节外翻	每组 6~8 次， 每天 3 组
力量训练	1. 小腿·胫前肌群 踝关节背伸 2. 小腿·小腿后侧群肌群 3. 足部·足趾屈曲 4. 小腿·踝关节内翻 5. 小腿·踝关节外翻 6. 小腿·腓肠肌 等张训练	每组 8~10 次， 每天 3 组

注：活动范围训练参阅本章第四节，力量训练参阅本章第五节。

第四节　足、踝关节活动范围训练

1. 踝关节拉伸·主动踝关节背伸、屈曲

起始姿势：坐位。

动作要领：尽量用力背伸足及足趾 10~15 秒，然后再尽量屈曲足及足趾 10~15 秒。分别在膝关节伸直位和屈曲位完成训练。

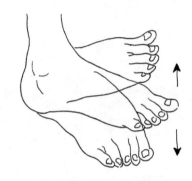

2. 关节拉伸·踝关节画字母训练

起始姿势：半坐位，膝关节伸直。

动作要领：用踝关节及足画出所有的大写英文字母，在画字母时应该移动踝关节及足部而髋关节及膝关节需保持不动。缓慢地移动踝关节及足部，尽可能大地画出字母。

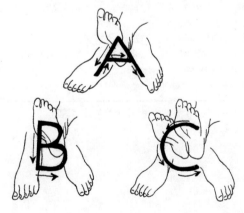

3. 小腿拉伸·腓肠肌 比目鱼肌

起始姿势：站立，离墙一臂远，患肢置于身体后方。

动作要领：保持腰部挺直，身体向墙倾斜，手臂可以弯曲，**患肢足跟不能离开地面**。动作起始时膝关节保持伸直，然后轻微屈曲，始终保持患肢足跟不能离地。维持这个姿势 20~30 秒。

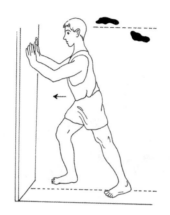

4. 小腿拉伸·腓肠肌 比目鱼肌重力拉伸

起始姿势：前足站立于 6~8 公分高的踏板或台阶上，足跟部悬空。扶住椅背或台阶扶手以保持平衡。

动作要领：利用体重来拉伸小腿肌肉。首先保持膝关节伸直位训练，然后轻微屈曲膝关节继续训练。维持这个姿势 20~30 秒。

这个训练会在足及踝关节上施加较大的应力负荷，必须经医师、理疗师或运动训练师彻底的检查评估后才能进行。

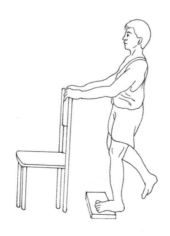

5. 小腿拉伸·腓肠肌 比目鱼肌被动牵拉

起始姿势：坐位，患肢膝关节伸直，在前足部兜住拉力带，双手紧握拉力带两端。

动作要领：用力牵拉前足及踝关节。训练时注意保持膝关节伸直不要弯曲。维持这个姿势 20~30 秒。

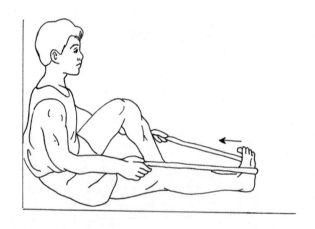

6. 小腿牵拉·踝关节背伸

起始姿势：坐于椅边，患肢足部贴近椅子。

动作要领：保持足部平放于地面不动，将膝部用力向前伸。维持这个姿势 20~30 秒。

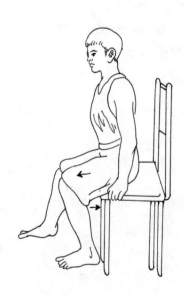

7. 踝关节拉伸·踝关节内翻内旋

起始姿势：坐位，患侧踝部置于另一侧膝关节上。

动作要领：握住足趾将足部内翻内旋，牵拉踝关节外侧。维持这个姿势 20~30 秒。

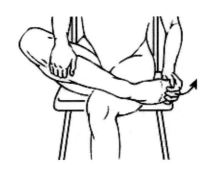

8. 踝关节拉伸·踝关节内翻

起始姿势：坐位，患侧踝部置于另一侧膝关节上。

动作要领：握住足部将足部内翻，牵拉踝关节外侧。维持这个姿势 20~30 秒。

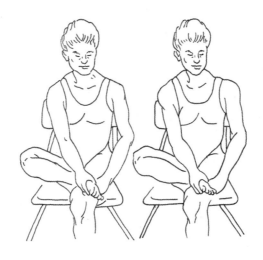

9. 踝关节拉伸·踝关节外翻

起始姿势：坐位，患侧踝部置于另一侧膝关节上。

动作要领：握住足部将足部外翻，牵拉踝关节内侧。维持这个姿势 20~30 秒。

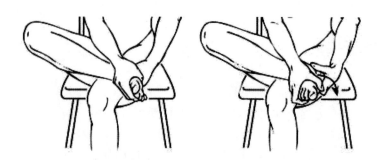

10. 足部拉伸·足趾背伸

起始姿势：坐位，患侧踝部置于另一侧膝关节上。握住足趾。

动作要领：尽量向上方背伸足趾后再尽力下压第一跖骨头部。维持这个姿势 20~30 秒。

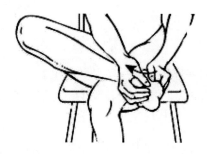

11. 大腿拉伸·腘绳肌

起始姿势：平卧，屈髋、屈膝，双手托住大腿后方。屈髋、屈膝 90 度，大腿指向天花板。

动作要领：保持大腿指向天花板，尽力伸直膝关节，保持另一条腿紧贴床面。维持这个姿势 20~30 秒。

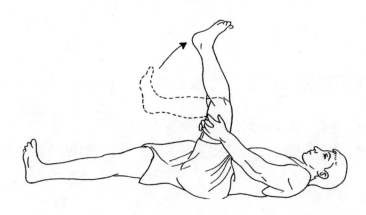

12. 大腿拉伸·腘绳肌 芭蕾

起始姿势：站立位，将患侧小腿置于桌子或其他稳定的台面上，将双手重叠置于小腿外侧。

动作要领：沿着小腿外侧向远端滑动双手，挺胸，保持背部平直，身体正直向前倾，不要耸肩，趾尖向上。感觉到大腿后侧受到牵拉。维持这个姿势 20~30 秒。

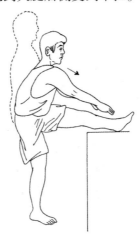

第五节　足、踝关节力量训练

1. 小腿·胫前肌群 踝关节背伸

起始姿势：坐位，将弹力带的一端缚于墙面，另一端绑在患侧脚上。

动作要领：用力背伸踝关节，维持这个姿势 20~30 秒。缓慢放松患肢。

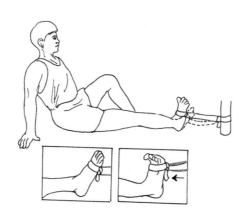

2. 小腿·小腿后侧群肌群

起始姿势：半坐位，患侧膝关节伸直。在前足部兜住一根弹力带，双手紧握弹力带两端并用力牵拉。

动作要领：前足缓慢地用力向前蹬，维持这个姿势 20~30 秒。缓慢放松患肢。

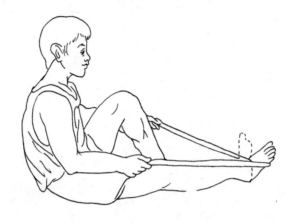

3. 足部·足趾屈曲

起始姿势：坐位，将一条毛巾平置于不会打滑的地板上，将足和足趾置于毛巾上。

动作要领：保持足跟部地面不动，不要移动膝和踝、用力屈曲足趾将毛巾逐渐折起。可以在毛巾的另一端放置一个重物增加训练难度。

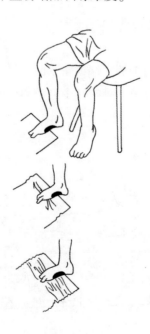

4. 小腿·踝关节内翻

起始姿势：半坐位，患侧膝关节伸直。将弹力带的一端缚于墙面，另一端绑在患侧前足部位。

动作要领：用力向内侧旋转足部，尽量将足大踇趾向内向上抬起，维持这个姿势20~30秒，缓慢将足放回原位。

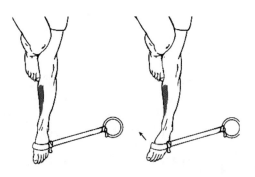

5. 小腿·踝关节外翻

起始姿势：半坐位，患侧膝关节伸直。将弹力带的一端缚于墙面，另一端绑在患侧前足部位。

动作要领：用力向外侧旋转足部，尽量将足小趾向外向上抬起。维持这个姿势20~30秒，缓慢将足放回原位。

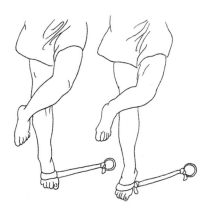

6. 小腿·腓肠肌等张训练

起始姿势：站立，双足分开与肩同宽，扶住桌子以保持平衡。

动作要领：尽可能地抬高足跟，维持这个姿势 20~30 秒。缓慢放下。如果很容易完成这个动作，就可以改用单足负重。

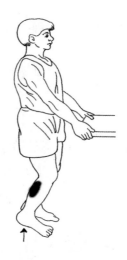

7. 小腿·背伸/跖屈力量

起始姿势：站立位，分别用足跟及足趾负重行走。

动作要领：用足趾负重缓慢行走，行走时注意尽可能地抬高足跟。用足跟负重缓慢行走，行走时注意尽可能地抬高足趾。两种行走姿势分别应达到 10~15 步。

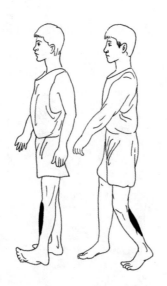

8. 小腿·小腿前侧群肌群 重力训练

起始姿势：双侧前足站于 8~10 厘米台阶边，足跟悬空，将身体重重心移至患侧前足上。

动作要领：保持膝关节伸直，用力抬高足跟，维持这个姿势 10~15 秒，然后缓慢放下患肢直至足跟低于台阶。保持膝关节轻微弯曲，再重复上述训练动作。可采用背负重物的方式增加训练效果。

这个训练会在足及踝关节上施加较大的应力负荷，必须待医师、理疗师或运动训练师做完彻底的检查评估后才能进行。

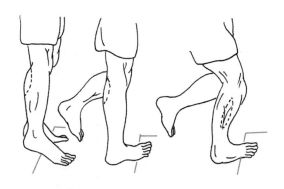

9. 踝关节·内翻、外翻平衡

起始姿势：将一块长约 46 厘米、宽约 38 厘米的木板放置在一根粗约 4 厘米的圆柱形木棍或金属棍上。双足等距离分开站立于木板上，距离牢固稳定的物体或桌面不要太远。

动作要领：全足踩放在木板上进行下列训练，确保用踝部的力量而不是靠膝部或髋部来维持平衡：将木板在木棍上缓慢地左右滚动；保持木板边缘不与地面接触。单足踩放于木板中间重复这个训练。动作维持 10~30 秒。

训练时必须十分小心，距离稳定的桌面或支撑物不要超过一臂远，以便于随时可以抓住桌面或支撑物保持平衡。

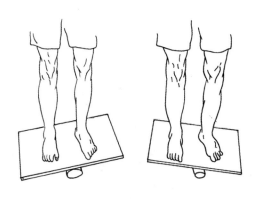

10. 踝关节·背伸/屈曲平衡

　　起始姿势：将一块长约46厘米、宽约38厘米的木板放置在一根粗约4厘米的圆柱形木棍或金属棍上。双足等距离分开站立于木板上，距离牢固稳定的物体或桌面不要太远。

　　动作要领：全足踩放在木板上进行下列训练，确保用踝部的力量而不是靠膝部或髋部来维持平衡：①将木板在木棍上缓慢地前后滚动。②保持木板边缘不与地面接触。单足踩放于木板中间重复这个训练。动作维持10~30秒。

　　训练时必须十分小心，距离稳定的桌面或支撑物不要超过一臂远，以便于随时可以抓住桌面或支撑物保持平衡。

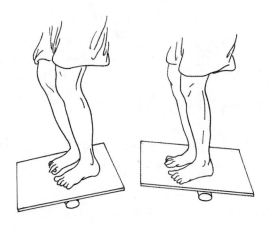

11. 小腿·支撑平衡

　　起始姿势：患足足跟位于健足足趾前方，站立位。

　　动作要领：缓慢地抬高足跟足趾负重，再缓慢地放下，训练时注意保持平衡。动作维持10~30秒。

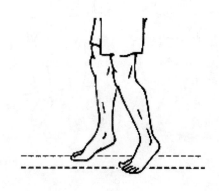

第三部分

脊柱及躯干

第一章　脊　柱

第一节　脊柱解剖与功能

人类脊柱由33块椎骨（颈椎7块，胸椎12块，腰椎5块，骶骨、尾骨共9块）借韧带、关节及椎间盘连接而成。脊柱上端承托颅骨，下联髋骨，中附肋骨，并作为胸廓、腹腔和盆腔的后壁。脊柱具有支持躯干、保护内脏、保护脊髓和进行运动的功能。脊柱内部自上而下形成一条纵行的脊管，内有脊髓。脊柱有4个弯曲，从侧面看呈S形，即颈椎前凸、胸椎后凸、腰椎前凸和骶椎后凸。脊柱为人体的中轴骨骼，是身体的支柱，有负重、减震、保护和运动等功能。

椎间盘位于两个椎体之间，是一个具有流体力学特性的结构，由髓核、纤维环和软骨板三部分构成，其中髓核为中央部分，纤维环为周围部分，包绕髓核，软骨板为上、下部分，直接与椎体骨组织相连。颈腰部纤维环前厚后薄，髓核易向后外侧脱出，突入椎管或椎间孔，压迫脊髓或脊神经。

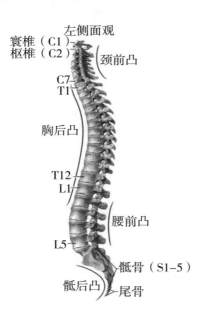

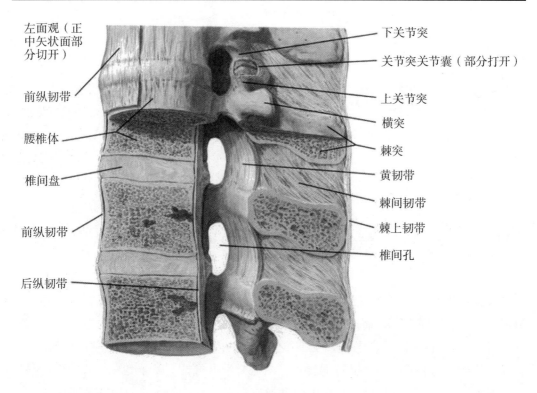

左面观（正中矢状面部分切开）
前纵韧带
腰椎体
椎间盘
前纵韧带
后纵韧带

下关节突
关节突关节囊（部分打开）
上关节突
横突
棘突
黄韧带
棘间韧带
棘上韧带
椎间孔

脊柱正常活动范围：

颈段可前屈、后伸各 35~45 度，左右侧弯各 45 度，旋转 60~80 度。

腰段在臀部固定的条件下可前屈 75~90 度，后伸 30 度，左右侧弯各 30~35 度，旋转 30~35 度。

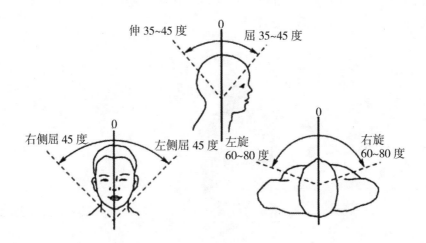

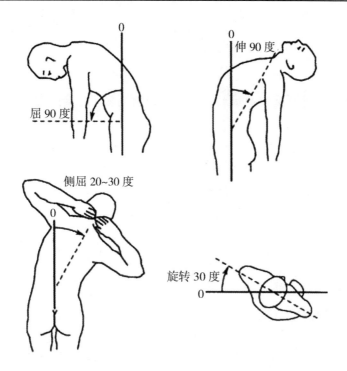

屈 90 度

伸 90 度

侧屈 20~30 度

旋转 30 度

第二节　脊柱运动创伤及康复

1. 背部拉伤

■■■ 描述

　　背部拉伤是指附着于肋骨、脊柱、胸壁的肌肉和韧带的拉伤。这些肌肉和韧带起着稳定脊柱和协调其运动的作用。背部的脊椎在整个脊柱的屈伸和旋转中发挥着非常重要的作用。

■■■ 常见症状及体征

- 多位于一侧的背部疼痛，活动时加重。
- 背部肌肉痉挛、肿胀。
- 背部肌肉力量减轻。
- 触摸背部肌肉时可有捻发音。

■■■ 病因

- 长期错误的姿势导致背部肌肉劳损，轻微的外力即可拉伤肌肉。

- 瞬间外力拉伤背部肌肉。

■■■ 高危因素

- 需要肩背部屈伸、旋转的运动，有身体接触对抗的运动，如足球、举重、高尔夫、网球、羽毛球、体操、跳水等。
- 当身体处于不平衡状态时突然发力，如在半站立位时发力投掷。
- 身体条件较差（力量和柔韧性）。
- 训练或比赛前热身和拉伸不够充分。
- 既往有腰背部外伤或手术史（特别是融合术）。

■■■ 预防措施

- 应用正确的技术动作。
- 训练和比赛前充分热身。
- 保持良好的身体状态：
  - 腰背部柔韧性
  - 力量和耐力
  - 良好的心血管储备

■■■ 预后

经过正确的保守治疗后通常6周可以痊愈。

■■■ 可能出现的并发症

- 症状反复发作致病情转为慢性，初次发病时正确及时处理可以有效降低复发。
- 慢性炎症、疤痕、肌肉-肌腱移行处部分撕裂。
- 过早恢复运动导致延迟愈合或症状长期得不到缓解。
- 长期功能受限。

■■■ 常规疗法

肩背部受伤后会导致局部出现炎症及疼痛，并引起肌肉痉挛，这反过来又会加剧疼痛，所以最基本的治疗包括休息、药物和冰敷，以减轻炎症、疼痛及肌肉痉挛。随后可进行腰背部肌肉力量和柔韧性训练，经皮电神经刺激、超声波、生物反馈和心理疗法治疗，并学习如何在符合生物机械力学的情况下维持正确的姿势及动作。长期卧床休息弊大于利。按摩有助于缓解肌肉痉挛，有时可以局部注射类固醇或局麻药以缓解疼痛和痉挛。

■■■ 热敷及冰敷

• 急慢性病例都可用冰敷减轻疼痛和炎症，可以每 2~3 小时冰敷 10~15 分钟，若运动后症状加重则可以马上冰敷。

• 在进行拉伸及力量训练前可以对局部采用热敷。

■■■ 出现下列情况请及时就医

• 治疗 2~4 周症状未得到改善或反而加重。

• 出现下肢麻木、无力或直肠、膀胱功能受损。

• 出现新的、难以解释的症状。

■■■ 运动康复训练

类别	内容	频次
活动范围训练	**1. 颈椎**·中轴过伸 **6. 胸背**·上背部过伸 **7. 胸背**·中背部过伸	每组 6~8 次，每天 3 组
力量训练	**1. 脊柱**·四肢交叉抬起 **2. 肩部力量**·水平外展 **3. 肩部力量**·肩部后伸 1 **4. 肩部力量**·肩部外旋 划船	每组 8~10 次，每天 3 组

注：活动范围训练参阅本章第三节，力量训练参阅本章第四节。

2. 颈椎失稳（足球颈）

■■■ 描述

颈椎失稳（足球颈）多是由于橄榄球锋卫做拦截动作时头部遭受直接撞击引起。X片上颈椎的一系列变化提示运动员遭受永久性神经损伤的可能非常大，包括瘫痪和死亡。这些变化包括先天性的颈椎椎管狭窄、颈椎正常曲度消失以及由于创伤引起的颈椎变化。存在颈椎失稳（足球颈）发病期间绝对禁止再参加任何有身体接触对抗运动。

■■■ 常见症状及体征

• 颈部疼痛或僵硬。

• 颈部肌肉酸痛痉挛和僵硬。

• 颈部受伤处压痛和肿胀。

- 肩部、上肢、手麻木或针刺感。
- 肩部、上肢、手无力或瘫痪。
- X 片和 CT，核磁检查有助于诊断。

■■■ 病因

伴有先天性的颈椎椎管狭窄的运动员在做拦截动作时，颈部遭受撞击可能导致颈椎失去正常的生理曲度。

■■■ 高危因素

- 脊柱骨关节炎。
- 颈椎先天性的椎管狭窄。
- 颈部反复多次遭受外伤。
- 容易导致颈部受伤的动作，如拦截时用头部撞击、用头部顶撞、高处落下时头部着地。
- 足球、橄榄球、摔跤、曲棍球、摩托车、体操、跳水、武术、拳击等运动。
- 身体条件较差（力量和柔韧性）。
- 既往有颈部外伤史。
- 拦截动作不正确。
- 不正确的穿戴运动装备和护具。

■■■ 预防措施

- 运用正确的技术动作（不要用头部去撞击、顶撞、跌落时避免头部着地）。
- 保持良好的身体状态：
  ○ 颈部力量和柔韧性
  ○ 良好的心血管储备
- 训练和比赛前充分热身。
- 正确穿戴合适的运动装备和护具，参加有身体接触对抗的运动时可佩戴垫有衬垫的颈围。

■■■ 预后

尽管通过治疗，颈椎可能恢复正常的生理曲度，但这种病情往往不能得到完全治愈。如果颈椎恢复了正常的生理曲度，可考虑继续参加有身体接触对抗的运动。

■■■ 可能出现的并发症

- 上肢或下肢短暂或永久性的麻木、无力、瘫痪。

• 死亡。

■■■ 常规疗法

必须立即停止再参加有身体接触对抗的运动。如果有症状，最基本的治疗包括使用药物、冰敷减轻疼痛，力量和拉伸训练，调整动作，避免引起疼痛，理疗可以用于急性期和慢性期的患者。如果症状很严重，可以佩戴衬有软垫的硬质颈围直至疼痛减轻，很少需要手术治疗。坐、站时注意挺胸收腹、略抬高下颌，需要坐时应选择坚硬的座椅并保证臀部接触椅背。睡觉时不要垫枕头，可在后枕下垫一个直径约 6~8 厘米的毛巾卷或使用一个小颈垫置于颈下。经过治疗后部分患者颈椎会恢复其正常曲度，这种情况下可考虑继续参加有身体接触对抗的运动，但造成永久性损伤的风险仍比那些没有先天性颈椎椎管狭窄的患者大很多。

■■■ 热敷及冰敷

• 急慢性病例都可用冰敷减轻疼痛和炎症，可以每 2~3 小时冰敷 10~15 分钟，若运动后症状加重则可以马上冰敷。
• 在进行拉伸及力量训练前可以对局部采用热敷。晚上睡觉时可在颈部周围围一条毛巾卷以保暖。

■■■ 出现下列情况请及时就医

• 治疗 4 周后症状未得到改善或反而加重。
• 出现新的、难以解释的症状。

■■■ 运动康复训练

类别	内容	频次
活动范围训练	1. 颈椎·中轴过伸 2. 颈椎·中轴位 3. 颈椎·侧弯 4. 颈椎·旋转 5. 颈椎·圆周运动	每组 6~8 次，每天 3 组
力量训练	5. 颈椎·屈曲力量 6. 颈椎·侧弯力量 7. 颈椎·后伸力量	每组 8~10 次，每天 3 组

注：活动范围训练参阅本章第三节，力量训练参阅本章第四节。

3. 颈椎损伤

■■■ 描述

当颈椎被强力的突然前屈或背伸时会造成颈椎的挥鞭样损伤，可伤及颈部肌肉、韧带、肌腱、椎间盘、神经和脊髓。

■■■ 常见症状及体征

- 伤后立即或 24 小时后出现颈前、后部疼痛、僵硬。
- 头晕、头痛、恶心或呕吐。
- 颈部肌肉酸痛、僵硬、痉挛。
- 伤处压痛、肿胀。
- 核磁检查有助于诊断。

■■■ 病因

外伤，常见于有激烈身体接触对抗的运动或摩托车事故。

■■■ 高危因素

- 脊柱骨关节炎。
- 容易造成颈椎损伤的事故或创伤，如打橄榄球时使用头部拦截、头部撞击、跌倒时头部着地等。
- 高风险的运动，如足球、橄榄球、摔跤、曲棍球、摩托车、体操、跳水、空手道、拳击。
- 颈部条件较差（柔韧性和力量）。
- 既往有颈部外伤史。
- 拦截动作不正确。
- 不合理的佩戴护具。

■■■ 预防措施

- 使用正确的技术动作（不要使用头部拦截、撞击、跌倒时避免头部着地）。
- 保持良好的身体状态，包括颈部力量和柔韧性以及良好的心血管储备。
- 训练及比赛前充分地热身和拉伸。
- 正确穿戴合适的运动装备和护具，特别是在进行有激烈身体对抗接触的运动时。

■■■ 预后

根据损伤是严重程度，经过正确的治疗，通常 1 周~3 个月后可以痊愈。

■■■ 可能出现的并发症

• 如神经根受损，上肢可能出现短暂的麻木或无力，并可能持续很长时间。
• 症状反复发作致病情发展为慢性，初次发病时的正确及时处理可以有效降低病情的复发率和致残率。
• 过早恢复运动可能导致病程延长。

■■■ 常规疗法

最基本的治疗包括使用药物和冰敷止痛，避免再从事会引起症状的活动，适当进行拉伸和力量训练，无论是急性或慢性病例都可以进行理疗。如症状严重，可以使用衬垫或颈部保护直至疼痛消失。坐、站时注意挺胸收腹、略抬高下颌，需要坐时应选择坚硬的座椅并保证臀部接触椅背。睡觉时不要垫枕头，可在后枕下垫一个直径约 6~8 厘米的毛巾卷或使用一个小颈垫置于颈下，不正确的睡姿会影响愈合。如果有神经根压迫症状，上肢或手出现麻木、无力，则可能需要行颈部牵引。可以在门廊上行牵引治疗。通常不需要手术取出受损的颈椎间盘，但如果患者有先天性或继发性的颈椎管狭窄则可能需要手术治疗。

■■■ 热敷及冰敷

• 急慢性病例都可用冰敷减轻疼痛和炎症，每 2~3 小时冰敷 10~15 分钟，若运动后症状加重则可以马上冰敷。
• 在进行拉伸及力量训练前可以对局部采用热敷。晚上睡觉时可在颈部周围围一条毛巾卷以保暖。

■■■ 出现下列情况请及时就医

• 治疗 2 周后症状未得到改善或反而加重。
• 出现神经症状。

■■■ 运动康复训练

类别	内容	频次
活动范围训练	1. 颈椎·中轴过伸 2. 颈椎·中轴位 3. 颈椎·侧弯 4. 颈椎·旋转 5. 颈椎·圆周运动	每组 6~8 次，每天 3 组
力量训练	5. 颈椎·屈曲力量 6. 颈椎·侧弯力量 7. 颈椎·后伸力量	每组 8~10 次，每天 3 组

注：活动范围训练参阅本章第三节，力量训练参阅本章第四节。

4. 下腰背部肌肉痉挛

■■■ 描述

下腰背肌肉痉挛是指下腰背部肌肉或肌腱、筋膜拉伤后引起的腰背部疼痛不适。人体直立时会在腰背部肌肉产生非常大的负荷，当完成弯腰拾物等动作时这种负荷会成倍地增加。

■■■ 常见症状及体征

• 多位于一侧的腰背部疼痛，活动时疼痛加重，有点疼痛可放射至髋部、臀部或大腿后侧。

• 腰背部肌肉痉挛。

• 腰背部肌肉肿胀。

• 腰背部肌肉由于痉挛导致短缩。

• 触摸肌肉时可出现捻发音。

■■■ 病因

• 下腰背部肌肉-肌腱复合体的长期过度劳损，通常由不正确的姿势和动作引起。

• 有时可以由一次单一的外伤引起。

■■■ 高危因素

• 任何需要腰背部反复扭转或屈曲的运动，存在激烈身体对抗接触的运动，如足球、举重、保龄球、高尔夫、网球、速滑、壁球、游泳、跑步、体操或跳水等。

- 身体条件较差（力量和柔韧性）。
- 训练或比赛前热身和拉伸不够充分。
- 有下腰背部疼痛或椎间盘病变家族史。
- 既往有下腰背部外伤或手术史（特别是融合术后）。
- 抬举重物时动作、姿势不正确。
- 长期坐位，特别是姿势不正确时。

■■■ 预防措施

- 坐或抬举重物时保持正确的姿势和体位。
- 训练或比赛前充分地热身。
- 保持良好的身体状态：
  - 维持正常体重
  - 维持良好的心血管状态
  - 腘绳肌和腰背部肌肉柔韧性
  - 肌肉力量和耐力

■■■ 预后

经过正确的治疗可康复通常 6 周后可以痊愈。

■■■ 可能出现的并发症

- 症状反复发作致病情发展为慢性，初次发病时的正确及时处理可以有效降低病情的复发率。
- 慢性炎症、局部形成疤痕、肌肉—肌腱复合体部分撕裂。
- 愈合时间延长，病程延长。
- 长期功能受限。

■■■ 常规疗法

腰背部受伤后会导致局部出现炎症及疼痛，并引起肌肉痉挛，这反过来又会加剧疼痛，所以最基本的治疗包括休息、药物和冰敷以减轻炎症、疼痛及肌肉痉挛。当疼痛和痉挛减轻后可进行腰背部肌肉力量和柔韧性训练，经皮电神经刺激、超声波、生物反馈和心理疗法治疗，并在医师或理疗师的指导下学习如何在符合生物机械力学的情况下维持正确的姿势及动作。长期卧床休息弊大于利。拾物时屈膝而不是弯腰，平卧时膝下垫枕，养成良好的坐姿，这些都可以缓解腰背部疼痛。少数情况下可以采用局部注射类固醇或局麻药的方式来缓解腰背部肌肉疼痛及痉挛。

■■■ 热敷及冰敷

• 急慢性病例都可用冰敷减轻疼痛和炎症，每 2~3 小时冰敷 10~15 分钟，若运动后症状加重则可以马上冰敷。

• 在进行拉伸及力量训练前可以对局部采用热敷。

■■■ 出现下列情况请及时就医

• 治疗 2~4 周症状未得到改善或反而加重。

• 出现下肢麻木、无力或直肠、膀胱功能受损。

• 出现新的、难以解释的症状。

■■■ 运动康复训练

类别	内容	频次
活动范围训练	8. 腰部屈曲·单腿贴胸 9. 腰部背伸·屈肘俯卧 10. 腰部屈曲·双腿贴胸 11. 腰部背伸·俯卧位推起 12. 腰部旋转 13. 动态腰背牵拉	每组 6~8 次，每天 3 组
力量训练	1. 脊柱·四肢交叉抬起 8. 骨盆后旋 9. 半程仰卧起坐 10. 双下肢抬高	每组 8~10 次，每天 3 组

注：活动范围训练参阅本章第三节，力量训练参阅本章第四节。

5. 下腰背部拉伤及劳损

■■■ 描述

下腰背拉伤劳损是指下腰背部或骨盆部位的韧带拉伤。这些韧带非常强壮，需要很大的外力作用才会出现被拉伤，它们对于维持脊柱的功能非常重要，只有这些韧带发挥正常功能，我们才能够正常地站立、行走、弯腰和旋转。

■■■ 常见症状及体征

• 腰背部剧烈疼痛，受伤时局部可出现弹响或撕裂声。

• 局部压痛，有时可出现肿胀。

• 24~48 小时后可出现瘀斑。

- 腰背部肌肉痉挛。

病因

外力作用致椎体间关节或骶髂关节一过性的半脱位，同时造成骨质周围的韧带拉伤，常见于正用力做一动作时却突然失去平衡或下腰部肌肉反复重复完成单一动作时。有时遭受直接暴力打击也会造成这种损伤，通常需要较大的外力作用才会导致下腰背部拉伤。

高危因素

- 有激烈身体接触对抗的运动（足球、摔跤），或在滑冰等运动时意外碰撞。
- 需要完成投掷或抛举等动作的运动（包括举重）。
- 需要脊柱强力旋转的运动（体操、跳水、羽毛球、高尔夫球等）。
- 身体条件较差（力量和柔韧性）。
- 运动时保护措施不够充分。
- 既往有下腰背外伤或手术史（特别是融合术）。

预防措施

- 运动时正确穿戴合适的护具。
- 训练或比赛前充分热身和拉伸。
- 保持良好的身体状态：
  - 下腰背部和腘绳肌柔韧性
  - 肌肉力量和耐力
  - 良好的心血管储备
  - 维持正常体重

预后

经过正确的治疗和康复，通常可以痊愈，根据伤情的严重程度不同痊愈的时间亦各有不同。

可能出现的并发症

- 症状反复发作致病情转为慢性，初次发病时的正确及时处理可以有效降低病情的复发率。
- 下腰部慢性炎症和疼痛。
- 过早恢复运动导致愈合时间延长或症状改善不彻底。
- 长期功能受限。

• 下腰背部不稳定或关节炎。

■■■ 常规疗法

腰背部受伤后会导致局部出现炎症及疼痛，并引起肌肉痉挛，这反过来又会加剧疼痛，所以最基本的治疗包括休息、药物和冰敷以减轻炎症、疼痛及肌肉痉挛。当疼痛和痉挛减轻后，可进行腰背部肌肉力量和柔韧性训练，经皮电神经刺激、超声波、生物反馈和心理疗法治疗，在医师和理疗师的指导下学习如何在符合生物机械力学的情况下维持正确的姿势及动作。长期卧床休息弊大于利。局部注射类固醇和局麻药减轻疼痛和肌肉痉挛。拾物时屈膝而不是弯腰，平卧时膝下垫枕，养成良好的坐姿，这些都可以缓解腰背部疼痛。严重损伤时可以造成多条韧带撕裂，导致脊柱或骨盆失稳，这种情况下通常需要手术治疗以稳定脊柱和骨盆。

■■■ 热敷及冰敷

• 急慢性病例都可用冰敷减轻疼痛和炎症，每 2~3 小时冰敷 10~15 分钟，若运动后症状加重则可以马上冰敷。
• 在进行拉伸及力量训练前可以对局部采用热敷。

■■■ 出现下列情况请及时就医

• 治疗 2~4 周症状未得到改善或反而加重。
• 下肢出现麻木或无力。
• 直肠或膀胱功能受损。
• 手术后出现下列情况：发热、疼痛加剧、手术区域红肿、渗液及出血增多。
• 出现新的、难以解释的症状。

■■■ 运动康复训练

类别	内容	频次
活动范围训练	8. 腰部屈曲·单腿贴胸 9. 腰部背伸·屈肘俯卧 10. 腰部屈曲·双腿贴胸 11. 腰部背伸·俯卧位推起 12. 腰部旋转 13. 动态腰背牵拉	每组 6~8 次，每天 3 组
力量训练	1. 脊柱·四肢交叉抬起 8. 骨盆后旋 9. 半程仰卧起坐 10. 双下肢抬高 11. 骨盆后旋·抬举下肢	每组 8~10 次，每天 3 组

注：活动范围训练参阅本章第三节，力量训练参阅本章第四节。

6. 腰椎间盘突出

■■■ 描述

椎间盘位于 2 个相邻的椎体之间，当位于外侧的纤维环急性或慢性破裂时，位于纤维环内侧啫喱样的髓核就会自破口内脱出并压迫脊髓、马尾神经或神经根而引起临床症状。突出部位有可能位于颈椎、胸椎或腰椎，尤多见于腰椎。

■■■ 常见症状及体征

- 腰痛，多见于一侧，活动时加重，打喷嚏、咳嗽或扭伤时加重。
- 腰背部肌肉痉挛。
- 一侧上肢或下肢疼痛、麻木或无力（脱出部位位于颈椎或腰椎）。
- 病变发展为慢性时可能引起受累肌肉萎缩。
- 直肠或膀胱功能受损。
- CT 扫描和核磁检查有助于诊断。

■■■ 病因

退变及突出的椎间盘髓核有可能压迫脊髓、马尾神经或神经根。纤维环的破裂可以由突然外伤或长期劳损引起，如从事举重运动或肥胖。

■■■ 高危因素

- 所有需要颈部、腰部做反复屈伸或扭转的运动，包括足球、举重、赛马、保龄球、网球、慢跑、田径、羽毛球、体操等。
- 身体条件较差（力量和柔韧性）。
- 训练或比赛前热身不够充分。
- 家族有下腰背部疼痛或椎间盘病史。
- 既往有腰背部手术史（特别是融合术）。
- 存在腰椎滑脱。
- 抬举重物时动作不正确。
- 久坐、尤其是姿势不正确。

■■■ 预防措施

- 坐或抬举重物时保持正确的姿势。
- 训练后比赛前充分热身。

- 保持良好的身体状态：
  - 良好的心血管储备
  - 下腰背部及腘绳肌柔韧性
  - 肌肉力量和耐力
- 维持正常体重。
- 如既往有外伤，尽量避免在不可控条件下完成需要腰部旋转的大运动量训练。

■■■ 预后

通过正确的治疗和康复，多数 6 周后可以痊愈，少部分需要手术治疗。

■■■ 可能出现的并发症

- 永久的肢体麻木、无力、瘫痪或肌肉萎缩。
- 腰背部慢性疼痛。
- 直肠或膀胱功能受损。
- 性功能降低。
- 手术的风险：感染、出血、神经损伤、下腰背部长期疼痛和脊髓性头痛。

■■■ 常规疗法

腰背部受伤后会导致局部出现炎症及疼痛，并引起肌肉痉挛，这反过来又会加剧疼痛，所以最基本的治疗包括休息、药物和冰敷以减轻炎症、疼痛及肌肉痉挛。随后可进行腰背部肌肉力量和柔韧性训练，经皮电神经刺激、超声波等治疗。颈椎牵引、颈托固定、腰部可佩戴腰围，也可以尝试生物反馈和心理治疗。长期卧床休息弊大于利。拾物时屈膝而不是弯腰、平卧时膝下垫枕、养成良好的坐姿、这些都可以缓解腰背部疼痛。口服或硬膜外注射类固定可以减轻间盘及神经周围炎症。对于出现直肠或膀胱功能障碍、长期疼痛、下肢麻木、无力或瘫痪的患者应行手术治疗，取出压迫神经根或脊髓的椎间盘。

■■■ 热敷及冰敷

- 急慢性病例都可用冰敷减轻疼痛和炎症，每 2~3 小时冰敷 10~15 分钟，若运动后症状加重则可以马上冰敷。
- 在进行拉伸及力量训练前可以对局部采用热敷。

■■■ 出现下列情况请及时就医

- 治疗 2~4 周症状未得到改善或反而加重。

- 出现下肢麻木、无力或直肠、膀胱功能受损。
- 出现新的、难以解释的症状。

■■■ 运动康复训练

类别	内容	频次
活动范围训练	8. 腰部屈曲·单腿贴胸 9. 腰部背伸·屈肘俯卧 10. 腰部屈曲·双腿贴胸 11. 腰部背伸·俯卧位推起 12. 腰部旋转 13. 动态腰背牵拉	每组 6~8 次， 每天 3 组
力量训练	1. 脊柱·四肢交叉抬起 8. 骨盆后旋 9. 半程仰卧起坐 10. 双下肢抬高	每组 8~10 次， 每天 3 组

注：活动范围训练参阅本章第三节，力量训练参阅本章第四节。

7. 腰椎椎体滑脱

■■■ 描述

椎体滑脱是指一个或多个椎体的滑动移位，根据严重程度的不同可分为 4 度，多见于下腰椎。多种原因可以导致椎体滑脱，包括峡部骨折（多见于运动员）、脊柱退行性变和先天性的滑脱，常见于青少年运动员。当峡部遭受反复多次的应力，造成的局部损害超过其愈合能力时，就会出现应力骨折。这种骨折有时并不会引起临床症状，仅在做 X 线检查时偶然发现。

■■■ 常见症状及体征

- 下腰部慢性钝痛，过伸时加重，有时屈曲腰背部也会引起疼痛。
- 腘绳肌紧张。
- 有时可出现下腰部僵硬。
- 腰背部肌肉痉挛。
- 单侧或双下肢疼痛、麻木、无力。
- 如果病程发展为慢性，可能出现受累肌肉萎缩。
- 直肠或膀胱功能受损。
- X 片和 CT 扫描有助于诊断。

■■■ 病因

多由先天或脊柱退变引起，在运动员中则多由峡部应力骨折引起。少数情况下可由直接外伤、严重创伤、良性或恶性肿瘤引起。

■■■ 高危因素

- 需要腰背部反复背伸、旋转的运动，如足球、体操、跳水、举重、舞蹈、射击、摔跤、网球、游泳、跑步、排球、田径、橄榄球等。有身体激烈接触对抗的运动。
- 身体条件较差（力量和柔韧性）。
- 训练或比赛前热身和拉伸不够充分。
- 家族有峡部不连或椎体滑脱病史。
- 技术动作不正确。

■■■ 预防措施

- 正确的技术动作。
- 正确穿戴合适的护具。
- 训练或比赛前充分热身及拉伸。
- 保持良好的身体状态：
  - 腰背部和腘绳肌柔韧性
  - 腰背部力量和耐力
  - 良好的心血管储备

■■■ 预后

通过正确的治疗康复后通常可以痊愈。

■■■ 可能出现的并发症

- 症状反复发作致病情发展为慢性，初次发病时的正确及时处理可以有效降低病情的复发率。
- 慢性疼痛，骨折不愈合。
- 过早恢复运动导致骨折延迟愈合或症状长期得不到缓解。
- 长期功能受限。
- 滑脱加重。

■■■ 常规疗法

基本的治疗包括避免再做会引起疼痛的动作，使用药物和冰敷减轻疼痛。疼痛减轻后可以开始力量和柔韧性训练，并认真学习如何正确完成腰背部动作及发力。同时可进行经皮电神经刺激等治疗，根据滑脱的原因、患者年龄、滑脱程度、神经功能状况及疼痛的严重程度可考虑手术治疗。手术的目的主要是促进骨折愈合，有可能需要融合 2 个或多个椎体。

■■■ 热敷及冰敷

• 急慢性病例都可用冰敷减轻疼痛和炎症，每 2~3 小时冰敷 10~15 分钟，若运动后症状加重则可以马上冰敷。
• 在进行拉伸及力量训练前可以对局部采用热敷。

■■■ 出现下列情况请及时就医

• 治疗 2~4 周症状未得到改善或反而加重。
• 出现下肢麻木、无力或直肠、膀胱功能受损。
• 出现新的、难以解释的症状。

■■■ 运动康复训练

类别	内容	频次
活动范围训练	8. 腰部屈曲·单腿贴胸 10. 腰部屈曲·双腿贴胸	每组 6~8 次，每天 3 组
力量训练	1. 脊柱·四肢交叉抬起 8. 骨盆后旋 9. 半程仰卧起坐 10. 双下肢抬高	每组 8~10 次，每天 3 组

注：活动范围训练参阅本章第三节，力量训练参阅本章第四节。

8. 腰椎峡部不连

■■■ 描述

峡部不连是指椎体上、下关节突之间非负重部位的应力或疲劳骨折，当反复作用于局部的应力造成的破坏超过其修复能力时，就会引起疲劳骨折，常见于青少年运动员。少数情况下可由于急性外伤导致局部骨折引起，部分可为先天性。

■■■ 常见症状及体征

• 下腰部慢性钝痛，过伸时加重，有时屈曲腰背部也会引起疼痛。
• 腘绳肌紧张。

- 有时可出现下腰部僵硬。
- X 片和 CT 扫描有助于诊断。

■■■ 病因

峡部不连多由于腰背部反复地过伸或过伸加旋转动作引起，有时也可由过于强壮的腰背部肌肉所造成的牵拉引起，当反复作用于局部的应力引起的破坏超过其修复能力时，就会造成骨折。少数情况下也可由突然的直接打击造成骨折。

■■■ 高危因素

- 需要腰背部反复做背伸、旋转的运动，如足球、体操、跳水、举重、舞蹈、射击、摔跤、网球、游泳、跑步、排球、田径、橄榄球等有身体激烈接触对抗的运动。
- 身体条件较差（力量和柔韧性）。
- 训练或比赛前热身和拉伸不够充分。
- 家族有峡部不连病史。
- 运动时技术动作不正确。

■■■ 预防措施

- 运用正确的技术动作。
- 正确穿戴合适的护具。
- 训练或比赛前充分热身。
- 保持良好的身体状态：
  ○ 腰背部和腘绳肌柔韧性
  ○ 腰背部力量和耐力
  ○ 良好的心血管储备

■■■ 预后

通过正确的治疗，通常 6 个月后可以痊愈，少数可以快至 6 周就能痊愈。

■■■ 可能出现的并发症

- 症状反复发作致病情发展为慢性，初次发病时的正确及时处理可以有效降低病情的复发率。
- 慢性疼痛，骨折不愈合。
- 过早恢复运动导致骨折延迟愈合或症状长期得不到缓解。
- 长期功能受限。

• 有可能发展为腰椎滑脱。

■■■ 常规疗法

基本的治疗包括避免再做会引起疼痛的动作，使用药物和冰敷减轻疼痛。疼痛减轻后可以开始力量和柔韧性训练并认真学习如何正确完成腰背部动作及发力。可行经皮电神经刺激等治疗，腰背部支具保护。很少需要手术治疗，只有在经过 6~12 个月的保守治疗后仍无好转的运动员才考虑手术。手术的目的主要是促进骨折愈合，有可能需要融合 2 个或多个椎体。

■■■ 热敷及冰敷

• 急慢性病例都可用冰敷减轻疼痛和炎症，可以每 2~3 小时冰敷 10~15 分钟，若运动后症状加重则可以马上冰敷。
• 在进行拉伸及力量训练前可以对局部采用热敷。

■■■ 出现下列情况请及时就医

• 治疗 2~4 周症状未得到改善或反而加重。
• 出现下肢麻木、无力或直肠、膀胱功能受损。
• 出现新的、难以解释的症状。

■■■ 运动康复训练

类别	内容	频次
活动范围训练	**8. 腰部屈曲·单腿贴胸** **10. 腰部屈曲·双腿贴胸**	每组 6~8 次， 每天 3 组
力量训练	**1. 脊柱·四肢交叉抬起** **8. 骨盆后旋** **9. 半程仰卧起坐** **10. 双下肢抬高**	每组 8~10 次， 每天 3 组

注：活动范围训练参阅本章第三节，力量训练参阅本章第四节。

9. 坐骨神经痛

■■■ 描述

坐骨神经由下腰部走行至小腿及足部，负责支配大腿后侧肌肉（腘绳肌）、小腿后侧、踝和足部的肌肉并负责支配大腿后侧、小腿外侧、足底和足部内侧的感觉。在其行程中多种原因可导致该神经受到牵拉或压迫而炎症，引起下肢疼痛、麻木或其他不适。

■■■ 常见症状及体征

• 大腿后侧疼痛，常可放射至膝关节下方，久站、弯腰、打喷嚏、咳嗽或扭伤时可加重。

• 大腿、小腿、足和踝部麻木或无力。

• 有时可出现背部和臀部疼痛。

• 肌电图检查有助于诊断。

■■■ 病因

坐骨神经痛是由于其受刺激后产生炎症反应所致，主要原因包括弯腰久坐、创伤、椎间盘破裂突出、脊柱关节突增生、脊椎前移（滑脱）和来自骨盆肌肉的压力（腘绳肌、梨状肌）。

■■■ 高危因素

• 任何会在脊柱上产生压力和扭转应力的运动，多见于足球、举重、赛马、马术、保龄球、网球、慢跑、壁球、体操等。

• 身体条件较差（力量和柔韧性）。

• 训练或比赛前热身和拉伸不够充分。

• 家族有下腰痛或椎间盘异常病史。

• 既往有背部手术史（特别是融合术）。

• 既往有脊椎前移（滑脱）病史。

• 站立姿势不正确。

• 久坐，尤其姿势不正确。

■■■ 预防措施

• 坐和站立时保持正确的姿势。

• 训练和比赛前充分热身。

• 保持良好的身体状态：
　○ 后背、腰部和腘绳肌柔韧性
　○ 后背、腰部肌肉力量和耐力
　○ 良好的心血管储备
　○ 维持正常体重

• 如既往有外伤史，尽量避免在不可控情况下做需要腰部旋转的激烈运动。

■■■ 预后

经过正确的治疗，通常 6 周后可以痊愈，部分患者需要手术治疗。

■■■ 可能出现的并发症

- 永久性麻木、无力或瘫痪、肌肉废用。
- 腰背部慢性疼痛。
- 手术的风险：感染、出血、神经损伤、持续性背部和腿部疼痛。
- 脊柱源性头痛。

■■■ 常规疗法

基本的治疗包括休息、药物和冰敷减轻疼痛及炎症。加强腰背部肌肉力量、进行柔韧性训练、应用合理正确的动作及姿势。避免再从事会激起症状的运动。在理疗师和运动训练师的指导下训练、治疗，包括经皮电神经刺激和超声治疗。也可以尝试生物反馈和心理疗法。有时硬膜外注射类固醇或口服类固醇有助于减轻神经炎症。如经过保守治疗后患者症状持续无缓解，特别是当患者有持续性疼痛、麻木或无力时，原因确定的情况下可考虑手术治疗，解除神经刺激。

■■■ 热敷及冰敷

- 急慢性病例都可用冰敷减轻疼痛和炎症，每 2~3 小时冰敷 10~15 分钟，若运动后症状加重则可以马上冰敷。
- 在进行拉伸及力量训练前可以对局部采用热敷。

■■■ 出现下列情况请及时就医

- 治疗 2~4 周症状未得到改善或反而加重。
- 直肠或膀胱功能受损。
- 出现新的、难以解释的症状。

■■■ 运动康复训练

类别	内容	频次
活动范围训练	8. 腰部屈曲·单腿贴胸 9. 腰部背伸·屈肘俯卧 10. 腰部屈曲·双腿贴胸 11. 腰部背伸·俯卧位推起 12. 腰部旋转	每组 6~8 次，每天 3 组

续表

类别	内容	频次
力量训练	**1.** 脊柱·四肢交叉抬起 **8.** 骨盆后旋 **9.** 半程仰卧起坐 **11.** 骨盆后旋·抬举下肢	每组 8~10 次， 每天 3 组

注：活动范围训练参阅本章第三节，力量训练参阅本章第四节。

第三节　脊柱活动范围训练

1. 颈椎·中轴过伸

起始姿势：坐位或自然站立位。

动作要领：轻低下颌，向后方平移头颈部，始终保持视线水平，不要仰视或俯视。感觉到后颈部和肩部上方的肌肉受到牵拉。维持这个姿势 30 秒。

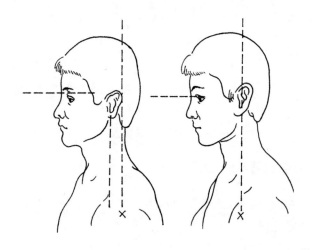

2. 颈椎·中轴位

起始姿势：平卧位，后枕下垫一个直径 10 厘米的毛巾卷。

动作要领：轻微低头收紧下颌，使后颈部得到一定程度的牵拉。维持这个姿势 30 秒。

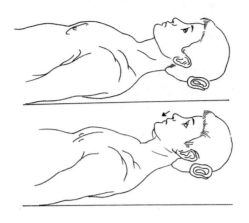

3. 颈椎·侧弯

起始姿势：自然站立或坐位。

动作要领：向一侧弯头，尽量将耳朵贴向同侧肩部。锻炼时不要旋转头部，保持视线向前。感觉到对侧颈部肌肉受到牵拉。维持这个姿势30秒。

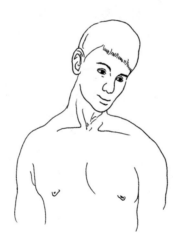

4. 颈椎·旋转

起始姿势：自然站立或坐位。

动作要领：向一侧旋转头部，视线转向肩部。锻炼时保持头部水平，不要向一边侧弯。感觉到对侧及后侧颈部肌肉受到牵拉。维持这个姿势30秒。

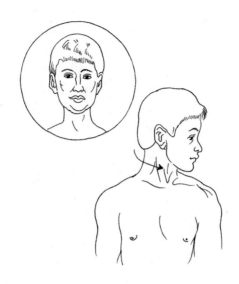

5. **颈椎** · 圆周运动

起始姿势：自然站立或坐位。

动作要领：轻柔地顺时针和逆时针旋转头、颈部。在不引起疼痛的情况下活动，使颈部得到一定的牵拉伸展和放松。

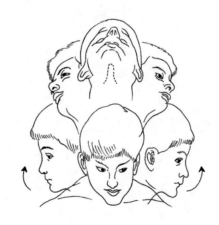

6. **胸背** · 上背部过伸

起始姿势：高靠背的椅子坐直，在腰背部后侧垫一毛巾卷。双手置于颈后部，双肘并拢置于下颌前方，轻微向上方牵拉并支撑住头颈部，这样可以避免颈部向后弯曲。

动作要领：背部顶住椅背上方逐渐向后背伸，肩部和肘部随着背部的背伸而向后上并向后移动，感觉到颈部和肩部受到一定的牵拉。维持这个姿势30秒。

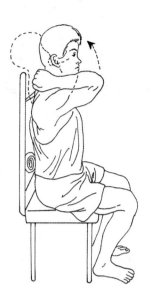

7. 胸背·中背部过伸

起始姿势：卷一个紧实、直径约 5~10 厘米的毛巾卷。平卧，将毛巾卷长轴与身体一致置于肩胛骨中间，肩部悬空。

动作要领：用力向外侧拉伸双肩，并尽可能将双肩与地面接触。维持这个姿势 30 秒。

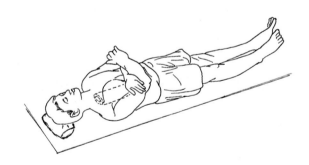

8. 腰部屈曲·单腿贴胸

起始姿势：平卧，双腿平放。

动作要领：用力向胸部屈曲一侧髋、膝，双手握住膝部并用力向胸部牵拉。训练时保持另一条腿平放。维持这个姿势 20~30 秒，然后逐渐放平下肢。同上方法训练另一侧。

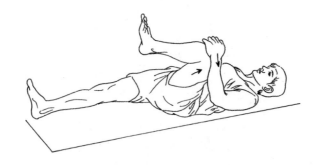

9. 腰部背伸·屈肘俯卧

起始姿势：俯卧，平放手掌，屈肘 90 度，用肘部支撑。

动作要领：抬头，臀部下沉，放松并尽量抬高腰背部。维持这个姿势 20~30 秒，然后逐渐回到起始俯卧位。

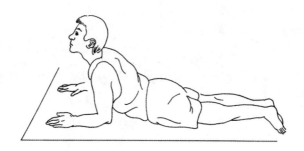

10. 腰部屈曲·双腿贴胸

起始姿势：平卧，双腿平放。

动作要领：用力向胸部屈曲一侧髋、膝，然后再屈曲另一侧，双手握住双侧膝部并用力向胸部牵拉。维持这个姿势 20~30 秒，然后逐渐放平下肢。

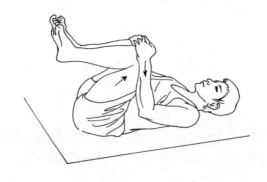

11. 腰部背伸·俯卧位推起

起始姿势：俯卧，平放手掌。

动作要领：双手掌用力下推，尽力伸直肘关节，背伸腰背部，始终保持髋部与地面接触。维持这个姿势 20~30 秒，然后逐渐回到起始俯卧位。如果不能在保持腰部放松的情况下完全伸直肘关节，可以将手部向前放一些。

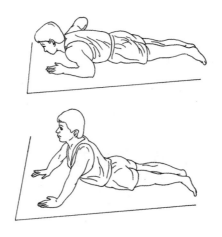

12. 腰部旋转

起始姿势：平卧，屈髋屈膝，足部支撑。双上肢张开置于体侧，保持肩部水平。

动作要领：尽力向一侧旋转髋和膝，同时保持肩部和双上肢平置于床面。维持这个姿势 20~30 秒，然后逐渐放平下肢。同样方法尽力向另外一侧旋转髋和膝。

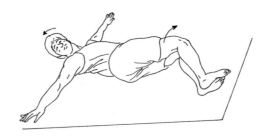

13. 动态腰背牵拉

起始姿势：双膝跪地向前俯卧，双手分开与肩同宽，掌根触地，肘关节伸直。

动作要领：用力收紧腹部肌肉，尽力向上方拱起腰背部并将骨盆向后下方旋转，维持这个姿势 30 秒。用力收紧腰背部肌肉，尽力向下方挺直腰背部并将骨盆向前上方旋转，维持这个姿势 30 秒。在上述两个姿势中间找到最舒适自然的位置，用力收紧腹部及腰背部肌肉，维持这个姿势 30 秒。

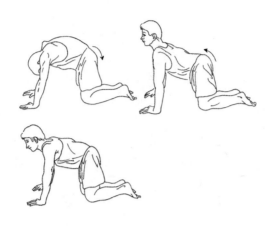

第四节　脊柱力量训练

1. 脊柱·四肢交叉抬起

起始姿势：双手、双膝支撑。保持腰背部挺直并于地面平行，训练时注意不要弯腰、保持平衡。

动作要领：伸直抬起左上肢与肩部平齐，维持这个姿势同时抬起右下肢，保持上肢、脊柱及下肢在同一高度，持这个姿势 30 秒。另一侧同一姿势交替。

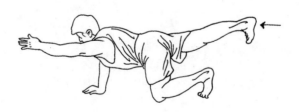

2. 肩部力量·水平外展

（1）重物锻炼

起始姿势：俯卧位，患肢置于床外，手握 1~6 公斤哑铃。

动作要领：保持肘关节伸直，缓慢抬高患肢至与床面水平。维持这个姿势 20 ~ 30

秒，缓慢回到起始位置。

（2）用弹力带锻炼

起始姿势：面对墙站立，双手向前方握弹力带。

动作要领：保持肘关节伸直，上肢与地面水平，用力向后向外分开双上肢。维持这个姿势 20~30 秒，缓慢回到起始位置。

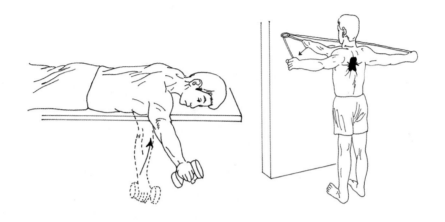

3. 肩部力量·肩部后伸 1

起始姿势：将弹力带固定于结实的物体或墙面上。双上肢伸直置于身体前方，握紧弹力带。

动作要领：用力向中间收缩肩胛骨，伸直肘关节，双上肢用力向后下方牵拉弹力带。**注意双手不要向后超过身体中线。**维持这个姿势 20~30 秒，然后缓慢回到起始位置。

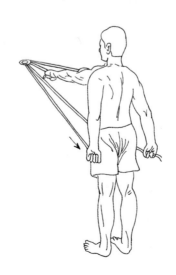

4. 肩部力量·肩部外旋 划船

起始姿势：将一根弹力带固定于墙面上。面对墙壁，双手向前方伸直，各握住弹力带一端。

动作要领：用力将双侧肩胛骨向内收，屈肘，外旋后伸肩部，保持手与肩部同高并尽量靠近身体。维持这个姿势 20~30 秒，缓慢回到起始位置。

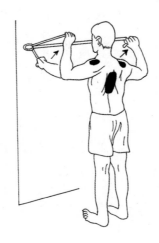

5. 颈椎·屈曲力量

起始姿势：准备一个直径约 20~32 厘米的毛巾卷。距离 30~50 厘米左右面对墙站立，将毛巾卷置于前额与墙面之间。

动作要领：轻微用力将皮球或毛巾卷向墙面挤压。维持这个姿势 15~20 秒，大声读秒，不要屏气。

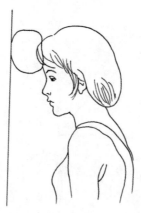

6. 颈椎·侧弯力量

起始姿势：准备一个直径约 20~32 厘米的毛巾卷。一侧肩膀靠墙侧立，将毛巾卷置于头侧与墙面之间。

动作要领：轻微用力将皮球或毛巾卷向墙面挤压。维持这个姿势 15~20 秒，大声读秒，不要屏气。

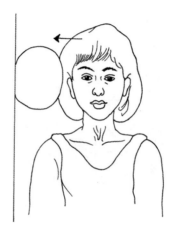

7. 颈椎·后伸力量

起始姿势：准备一个直径约 20~32 厘米的毛巾卷。距离 30~50 厘米左右背对墙站立，将毛巾卷置于后枕部与墙面之间。

动作要领：轻微用力将皮球或毛巾卷向墙面挤压。维持这个姿势 15~20 秒，大声读秒，不要屏气。

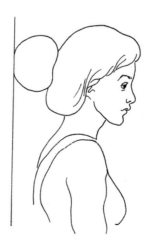

8. 骨盆后旋

起始姿势：平卧，训练时可以取膝关节屈曲位或膝关节伸直位，伸直位时训练相对困难一些。

动作要领：用力收紧腹部和臀部肌肉，背部和臀部用力贴紧地面，如果训练正确，则臀部会如图中所示向后旋转，维持这个姿势30秒。训练时注意不要屏气，最好大声读秒。

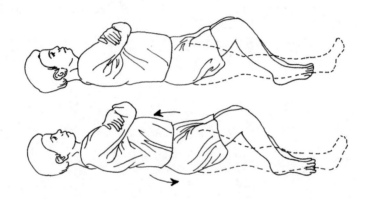

9. 半程仰卧起坐

起始姿势：平卧，双手置于大腿前方，屈颈，下颌抵住胸部。

动作要领：缓慢坐起，双手沿大腿前方滑动直至膝盖，维持这个姿势20秒。训练时注意不要屏气，最好大声读秒。

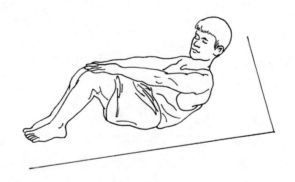

10. 双下肢抬高

起始姿势：平卧，双手置于腹部，双下肢并拢，屈髋屈膝。

动作要领：屈髋抬起双下肢，用力收紧腹部肌肉，保持腰背部平坦贴于地面。保持腰背部平坦贴于地面,缓慢放下双下肢,当感觉到腰背部要拱起时停止不动,维持这个姿势30秒,大声读秒,不要屏气。

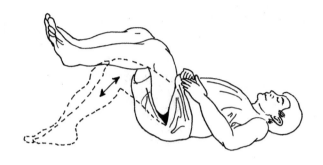

11. 骨盆后旋·抬举下肢

起始姿势:平卧位,训练时可以取膝关节屈曲位或膝关节伸直位,伸直位时训练相对困难一些。

动作要领:用力收紧腹部和臀部肌肉,背部和臀部用力贴紧地面,如果训练正确,则你的臀部会如图中所示向后旋转。保持腰背部紧贴地面,缓慢抬起一侧下肢至20厘米左右高度,保持膝关节伸直,训练时腰部不要弯曲,维持20~30秒,大声读秒。同样方法训练另外一侧。

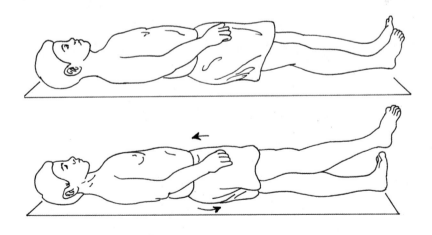

第二章　躯干部分

第一节　躯干解剖与功能

胸大肌是位于胸廓的前上部的肌肉，通常称为胸肌，呈扇型，起自锁骨内侧半，胸骨和第1~6肋软骨，肌束向外侧集中，止于肱骨大结节嵴。功能：近固定、向心收缩时，旋内；远固定，拉躯干向手臂靠拢；屈肩关节；水平内收肩关节；内收、内旋肩关节；还可提肋助吸气。

前锯肌位于胸廓的外侧皮下，上部为胸大肌和胸小肌所遮盖，每组两块的前锯肌从胸前部的肋骨开始，围绕体侧延伸到肩胛骨。功能：近固定时，可使肩胛骨前伸，上回旋。拉肩胛骨向前和紧贴胸廓，下部肌束使肩胛骨下角旋外，助臂上举。前锯肌的上部和中部把肩部往前拉，辅助如俯卧撑、卧推之类的运动。也帮助抬起上体，如侧身起坐。前锯肌的下部帮助旋转肩胛，并转动肩关节窝向上。因此，前锯肌下部主要是辅助三角肌，并且是任何头顶上推动作的重要力量因素，同时，上中部前锯肌辅助上体旋转，侧弯和稳定。这证明他们虽然不大，但对于全身力量却是必需的。

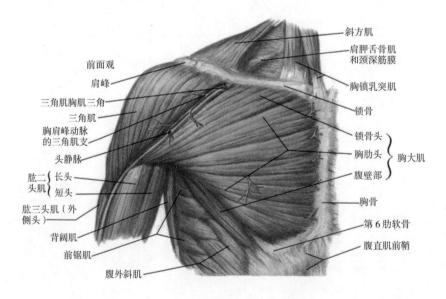

骨盆是由骶骨、尾骨和两块髋骨（由髂骨、坐骨及耻骨融合而成）所组成。骶骨与髂骨和骶骨与尾骨间，均有坚强韧带支持连结，形成关节，一般不能活动。耻骨位于髋骨的前下部，分为体及上、下两支。耻骨占髋骨的2/5。耻骨是位于骨盆前方的两片骨头，中间有空隙而非紧靠在一起，两片骨头间靠韧带及纤维软骨组织联接起来，这个区域就叫耻骨联合。两侧耻骨下支在耻骨联合下缘所形成的夹角叫耻骨角，男性约为70~75度，女性角度较大，约为90~100度。

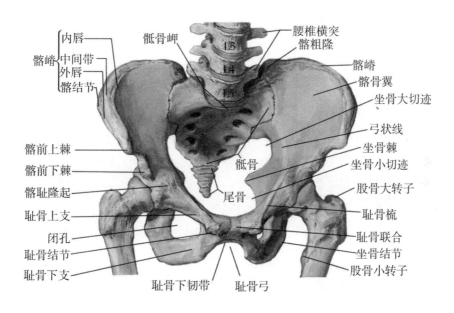

第二节　躯干运动创伤及康复

1. 胸大肌损伤

■■■ 描述

胸大肌起于胸骨及锁骨内侧，向外逐渐移行为肌腱附着于肱骨中上段，其主要作用是内收、内旋上臂，损伤通常位于附着于肱骨的肌腱部分，少数情况下也可位于肌腹或肌肉—肌腱移行处。伤后由于肌肉—肌腱连续性中断，可能导致其功能部分或完全丧失。

■■■ 常见症状及体征

- 受伤时胸部可出现弹响或撕裂声并伴有剧烈的烧灼样疼痛。
- 胸部或腋窝周围压痛、肿胀、红肿、皮温升高，继而出现瘀斑。

- 尝试内收或内旋上臂时疼痛、无力。
- 腋窝丧失正常外观，特别是双手胸前合十互相用力挤压时。
- 肌腱于肱骨附着处完全断裂时，断端回缩可导致局部丧失饱满感。

■■■ 病因

- 突然过度用力。
- 胸部受到直接暴力打击。
- 高处跌落。

■■■ 高危因素

- 需要肌肉强力收缩用力的运动，如卧推。
- 有激烈身体对抗接触的运动。
- 摔跤。
- 身体条件较差（力量和柔韧性）。
- 既往有胸大肌外伤史。
- 未经治疗的胸大肌肌腱炎。
- 胸大肌腱内注射过类固醇。
- 口服过类固醇。

■■■ 预防措施

- 训练和比赛前充分热身和拉伸。
- 训练和比赛间隙充分休息和康复。
- 保持良好的身体状态：
  - 良好的心血管储备
  - 肩部柔韧性
  - 肌肉力量和耐力

■■■ 预后

经过保守治疗后，通常可以痊愈，通常 6~9 个月后可以继续参加运动。

■■■ 可能出现的并发症

- 胸大肌无力特别是伤，没有得到正确及时的治疗时。
- 肌腱再次断裂。
- 长期功能受限。

• 手术的并发症：感染、神经损伤、出血、血肿、假性囊肿、肩关节僵硬、肩部无力及活动时疼痛。

• 丧失胸部及腋窝正常外观。

• 断裂处难以缝合修补。

■■■ 常规疗法

基本的治疗包括休息和冰敷止痛、吊带悬吊患肢，肌腱部分撕裂的患者还可以使用热敷、超声等治疗，加强肩部功能训练，数周后可以开始力量训练。对于肌腱完全断裂患者的治疗目前还存在争议。不行手术治疗，则腋窝可能逐渐丧失正常外观且长期肩部无力。如断裂位于肌腹或肌腱-肌肉移行处，手术治疗效果多不佳。但如断裂位于肌腱处，就可考虑行肌腱固定术。伤后数周内行手术治疗通常效果较好且技术操作简单。术后需尽早理疗、训练以恢复肩关节活动及力量。

■■■ 冰敷

冰敷可以减轻疼痛和炎症，每2~3小时冰敷10~15分钟，若运动后症状加重则可以马上冰敷。

■■■ 出现下列情况请及时就医

• 治疗后疼痛没有缓解。

• 术后出现下列情况：出现感染迹象，发热、疼痛加剧、红肿、手术区域渗液或出血增加。

• 出现新的、难以解释的症状。

■■■ 运动康复训练

类别	内容	频次
活动范围训练	1. 肩部·钟摆运动 2. 肩部·前曲 1 3. 肩部·前曲 2 4. 肩部·外展 5. 肩部·外旋和外展	每组 6~8 次，每天 3 组
力量训练	1. 肩部力量·前伸肩胛骨 3 2. 肩部力量·水平内收 3. 肩部力量·前伸肩胛骨 1 4. 肩部力量·下压 5. 肩部力量·前伸肩胛骨 2	每组 8~10 次，每天 3 组

注：活动范围训练参阅本章第三节，力量训练参阅本章第四节。

2. 前锯肌麻痹

■■■ 描述

前锯肌麻痹（翼状肩胛）在临床上较为少见，由胸长神经受损所致，可引起肩部无力和疼痛。胸长神经由颈部向后向下走行至前锯肌并负责支配其运动，跌倒时肩部着地同时伴颈部向对侧旋转或颈、肩部反复多次扭伤可能会损伤胸长神经，少数情况下其发病可由病毒引起。胸长神经损伤后，前锯肌无力，难以将肩胛骨固定于胸壁，当尝试肩部用力活动时肩胛骨就会自胸壁上浮起形成翼状肩胛，导致肩部无力，严重影响肩关节功能。

■■■ 常见症状及体征

- 肩背部、肩胛骨内缘定位模糊的疼痛和不适（烧灼痛或酸痛）。
- 上臂沉重、易疲劳。
- 肩部无力。
- 患肢难以上举过肩。
- 坐高靠背椅时由于肩胛骨撞击而出现背部疼痛不适。
- 背部肩胛骨处隆起，特别是尝试用力前推或上肢前屈上举时。

■■■ 病因

- 病毒引起的疾病。
- 反复多次地牵拉致伤。
- 肩部着地跌倒同时伴颈部向对侧旋转而引起的牵拉伤。

■■■ 高危因素

- 有激烈身体接触对抗的运动。
- 需要完成过头投掷动作的运动，如棒球、排球和网球。
- 身体条件较差（力量和柔韧性）。

■■■ 预防措施

- 训练和比赛前充分热身和拉伸。
- 保持良好的身体状态：
  - 肩部柔韧性
  - 肌肉力量和耐力

■■■ 预后

通常 18 个月后可自愈，很少需要手术治疗。

■■■ 可能出现的并发症

- 肩部长期无力，难以上举重物，难以完成需要上肢过肩上举的工作。
- 肩部持续疼痛。
- 肩部僵硬。
- 上肢无力且逐渐加重。
- 难以再参加训练和比赛。

■■■ 常规疗法

基本的治疗包括暂时避免再从事会激起不适的运动、口服非甾体类消炎药物消炎止痛，神经损伤在 12~24 个月后通常可以自行康复，在此期间加强训练保持肩关节活动范围是非常重要的。在征得理疗师或运动训练师的同意后，可行超声或其他形式的治疗。如保守治疗效果不佳，就需考虑行肌肉转位术以代替前锯肌功能，这类手术是挽救性的，目的不是让运动员恢复竞技水平，而是为了让患者能够无痛性地解决日常生活。

■■■ 热敷及冰敷

- 冰敷可以减轻疼痛和炎症，每 2~3 小时冰敷 10~15 分钟，若运动后症状加重则可以马上冰敷。
- 在进行拉伸及力量训练前可以对局部采用热敷。

■■■ 出现下列情况请及时就医

- 治疗 6 周后症状没有改善甚至加重。
- 出现新的、难以解释的症状。

■■■ 运动康复训练

类别	内容	频次
活动范围训练	**1. 肩部·**钟摆运动 **2. 肩部·**前曲 1 **3. 肩部·**前曲 2 **4. 肩部·**外展	每组 6~8 次， 每天 3 组

类别	内容	频次
活动范围训练	**6. 肩部·前曲 3** **5. 肩部·外旋和外展**	每组 6~8 次，每天 3 组
力量训练	**1. 肩部力量·前伸肩胛骨 3** **2. 肩部力量·水平内收** **3. 肩部力量·前伸肩胛骨 1** **4. 肩部力量·下压** **5. 肩部力量·前伸肩胛骨 2** **6. 肩部力量·上举肩胛骨耸肩** **7. 肩部力量·肩部后伸 2** **8. 肩部力量·内收肩胛骨** **9. 肩部力量·内收肩胛骨后伸上举** **10. 肩部力量·肩部后伸 1** **11. 肩部力量·肩部外旋 划船** **13. 肩部力量·肩胛骨外旋**	每组 8~10 次，每天 3 组

注：活动范围训练参阅本章第三节，力量训练参阅本章第四节。

3. 斜方肌麻痹

■■■ 描述

斜方肌麻痹很少见，而是副神经在颈部或肩部受到损伤而引起的疼痛和无力。副神经从颈部走行至斜方肌，当高处落下肩部着地，颈部突然强力向一侧弯曲旋转或肩、颈部遭受直接暴力打击时，都可以导致副神经受到过度的牵拉而受损，有时颈部的微创手术也会损伤副神经。副神经损伤后会导致斜方肌无力。斜方肌可以辅助前锯肌将肩胛骨固定于胸壁，当副神经损伤导致其无力时，在尝试完成肩部活动时会将肩胛骨拉离胸壁，形成所谓的"翼状肩胛"。肩胛骨是肩部完成各项活动的基础，在"翼状肩胛"的情况下，肩部的各项活动会受到很大影响，导致肩部无力和疼痛。

■■■ 常见症状及体征

- 多位于肩部或肩胛骨周围定位不明确的疼痛、钝痛、烧灼或其他不适感。
- 上肢沉重、易疲劳。
- 肩部无力。
- 难以完成上肢过肩上举动作。
- 由于肩胛骨的撞击，在坐高靠背椅时背部可能出现疼痛不适。
- 肩后部突起，尝试外展或上举上肢时更为明显。
- 斜方肌萎缩使得颈部看上去不对称。

- 肩部下垂。

■■■ 病因

- 并发于肩锁关节脱位或胸锁关节脱位。
- 颈、肩部受到直接外力打击。
- 高处跌落肩部着地，头颈部向一侧猛力旋转弯曲。
- 手术中意外损伤。

■■■ 高危因素

- 有身体接触对抗的运动。
- 颈部手术。
- 身体条件较差（力量和柔韧性）。

■■■ 预防措施

- 训练和比赛前充分热身和拉伸。
- 保持良好的身体状态：
  ○ 肩部柔韧性
  ○ 肌肉力量和耐力
- 运动时穿戴合适的肩部护具。

■■■ 预后

通常在 3~6 个月后可以自行痊愈，很少需要手术治疗。

■■■ 可能出现的并发症

- 肩部永久性无力，特别是上举或上肢过肩工作时。
- 肩部长期持续疼痛。
- 肩部僵硬。
- 上肢无力持续加重。
- 难以再参加比赛。

■■■ 常规疗法

最基本的治疗包括避免再从事会引起症状的运动，局部注射非甾体类消炎药物以减轻疼痛和炎症。神经功能通常可以自行恢复，虽然有时需要 6 个月时间。在等待神经功能恢复期间，做肩部活动功能训练非常重要。在医师和理疗师的指导下，可做超声、经皮电神经刺激治疗。可以使用肩部吊带悬吊上肢以减轻不适。如经过 3~6 个月的治疗后，神经功能仍然没有改善，就需要考虑手术探查。如治疗不成功，可能需要行肌肉转位手术以替代斜方肌。这是一种挽救性手术，目的不是为了让运动员重返赛场，而是为了让患者在完成日常生活时更加方便，不再疼痛。

■■■ 热敷及冰敷

• 急慢性病例都可用冰敷减轻疼痛和炎症，每 2~3 小时冰敷 10~15 分钟，若运动后症状加重则可以马上冰敷。

• 在进行拉伸及力量训练前可以对局部采用热敷。

■■■ 出现下列情况请及时就医

• 治疗 6 周后症状未得到改善或反而加重。

• 出现新的、难以解释的症状。

■■■ 运动康复训练

类别	内容	频次
活动范围训练	2. 肩部·前曲 1 3. 肩部·前曲 2 4. 肩部·外展 5. 肩部·外旋和外展	每组 6~8 次， 每天 3 组
力量训练	6. 肩部力量·上举肩胛骨耸肩 7. 肩部力量·肩部后伸 2 9. 肩部力量·内收肩胛骨后伸上举 10. 肩部力量·肩部后伸 12. 肩部力量·水平外展 14. 三角肌训练·肩部外展 等长收缩 15. 力量训练·肩部前屈等长收缩 16. 肩部力量·肩部外旋 17. 肩部力量·肩部内旋	每组 8~10 次， 每天 3 组

注：活动范围训练参阅本章第三节，力量训练参阅本章第四节。

4. 耻骨骨炎

■■■ 描述

耻骨联合是两块骨盆骨的联合处，它由耻骨、软骨、关节囊及囊内的关节液构成。两块耻骨的末端逐渐形成一处切迹低平的骨性突起。耻骨的炎症多见于足球、冰球及美式足球运动员，也见于长跑及举重运动员。常没有外伤史，主要表现为以腹股沟为中心逐渐出现的疼痛，可向上放射到腹部，或向下放射到大腿内侧。这种伤痛的准确诱因尚不清楚，肌肉牵拉及疲劳骨折是可能的诱因，内收肌力不平衡造成的耻骨不稳定、外伤或劳损也可能造成耻骨骨炎。需要排除膀胱和前列腺疾病。

■■■ 常见症状及体征

• 骨盆前方耻骨联合处疼痛、酸痛不适、压痛、肿胀。
• 疼痛可能放射到腹股沟、大腿内侧及下腹部。
• 运动时缓慢，隐匿出现症状，逐渐加重至持续性的疼痛影响活动。
• 单足负重、踢球、短跑、跳跃、上下楼梯、跑步时突然转向时疼痛加重。做拉伸动作时也会明显疼痛，尤其是双下肢外展或抗阻力内收时。
• 行走或跑步时跛行。
• 屈髋或踢腿时乏力。
• 有时会在骨盆前方出现弹响。
• 一部分患者可能完全没有临床症状。
• 核磁或 CT 检查对诊断有一定帮助。

■■■ 病因

耻骨骨炎的具体病因目前尚不清楚，和剧烈活动时耻骨联合受到大量、反复的应力作用，以及附着于耻骨联合处肌肉的反复牵拉有关。

■■■ 高危因素

• 需要反复踢腿的运动，如足球和英式足球；需要反复跳跃的运动；长跑、击剑、冰球、举重运动员。
• 身体条件较差（力量及柔韧性）。
• 既往有耻骨骨炎病史。
• 既往骨盆处有外伤、扭伤史。
• 髋关节僵硬、活动范围减小。
• 强直性脊柱炎。
• 既往有前列腺或膀胱手术史。

■■■ 预防措施

• 避免髋关节受伤。
• 保持良好的身体状态：
  ○ 心血管储备

　　○ 骨盆及髋关节力量

　　○ 耐力及拉伸

- 运用正确的技术动作。

■■■ 预后

　　避免再参加会使病情恶化的运动通常可以痊愈。继续运动会造成持续性疼痛，严重影响活动。可能需要 3~6 个月甚至更长时间才能再参加运动。

■■■ 可能出现的并发症

- 症状反复发作，特别是过早地恢复运动极容易导致症状发作。
- 过早地恢复日常活动可能会导致病程延长。
- 耻骨联合处慢性疼痛和炎症。
- 反复外伤或治疗不及时导致关节不稳定或关节炎。

■■■ 常规疗法

　　如局部没有临床症状，就不需要治疗。基本的治疗包括使用药物及冰敷减轻炎症及疼痛。调整活动方式以避免引起疼痛或改做不会引起疼痛的活动。进行髋部肌肉的拉伸及肌力训练非常重要，局部注射或口服类固醇以减轻局部症状及炎症，待所有症状消失后才能缓慢逐步地参加运动。如果经过 6 个月的保守治疗症状没有改善，且运动员不愿意放弃运动，就需考虑手术治疗。手术时可以融合关节或清除关节内的炎症及疤痕组织。

■■■ 热敷及冰敷

- 急性或慢性患者可以用冰敷来减轻疼痛和炎症，每 2~3 小时冰敷 10~15 分钟，若运动后症状加重则可以马上冰敷。
- 在进行拉伸及力量训练前可以对局部采用热敷。

■■■ 出现下列情况请及时就医

- 疼痛、压痛及肿胀加剧或经过 2~6 周的治疗症状未得到改善或反而加重。
- 出现新的、难以解释的症状。

■■■ 运动康复训练

类别	内容	频次
活动范围训练	7. 髋关节·髋关节屈肌群弓箭步 8. 大腿拉伸·内收肌群 弓步 9. 大腿拉伸·髋关节内收肌群 芭蕾 10. 大腿拉伸·腘绳肌内收肌群 V 坐姿	每组 6~8 次， 每天 3 组
力量训练	18. 髋关节·双侧内收肌群 19. 髋关节·内收肌群	每组 8~10 次， 每天 3 组

注：活动范围训练参阅本章第三节，力量训练参阅本章第四节。

第三节　躯干活动范围训练

1. 肩部·钟摆运动

起始姿势：向前弯腰低头，健侧肢体扶住桌子以保持平衡，患肢自然下垂。

动作要领：向前、后摇摆身体并逐渐带动患肢摆动，患肢放松，不要用力。分别向左、右及圆周（顺时针、逆时针）摇摆身体并带动患肢摆动，患肢同样需要放松。

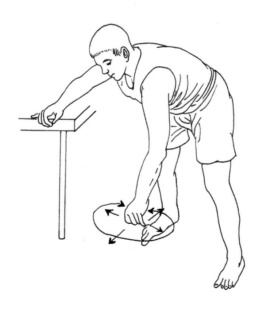

2. 肩部·前曲 1

起始姿势：仰卧，双上肢伸直分开与肩同宽，拇指向内各持一根木棍两端。

动作要领：将双侧上肢上举过头顶直至患肢有被牵拉伸展的感觉。动作维持 15~20 秒。

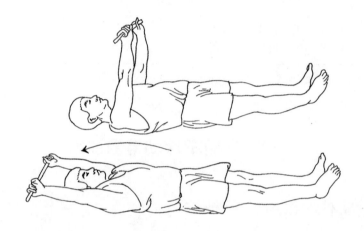

3. 肩部·前曲 2

起始姿势：仰卧，双上肢伸直，拇指向上各持一根木棍的两端。

动作要领：患肢放松，健肢向斜上方推举。通过木棍将患肢牵拉过头顶直至患肢有被牵拉伸展的感觉。动作维持 15~20 秒。

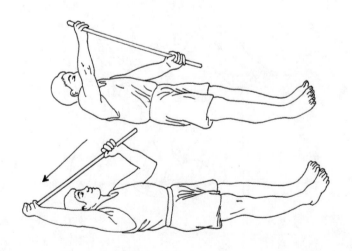

4. 肩部·外展

　　起始姿势：仰卧，双上肢伸直，持木棍的两端，患肢拇指指向外侧，健侧拇指指向患侧。

　　动作要领：患肢放松，健肢向内上用力，通过木棍逐渐将患肢推高直至患肢有被牵拉伸展的感觉。动作维持 15~20 秒。

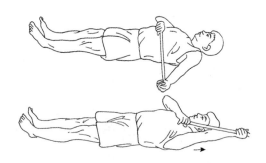

5. 肩部·外旋和外展

　　起始姿势：立于一个宽度适中的门廊前。手和前臂置于双侧门廊的立柱上，医师、理疗师或运动训练师会根据情况指导患者应该将上肢置于何种高度。这个动作可以双上肢同时锻炼，也可以仅锻炼一侧上肢。

　　动作要领：向前缓慢迈出一侧下肢，使肩部和胸部同时得到伸展，不要向门廊前方倾斜身体。维持这个姿势 15~20 秒。

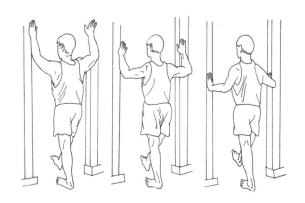

6. 肩部·前曲 3

　　起始姿势：坐于桌边，患肢置于桌面。

动作要领：向前低头弯腰，患肢在桌面上尽力向前滑动，直至感觉肩部受到牵拉。维持这个姿势 15~20 秒。

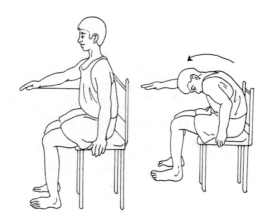

7. 髋关节·髋关节屈肌群 弓箭步

起始姿势：弓箭步。将双手分别放在双侧膝部并用力向下压。

动作要领：保持髋部用力向前，腰部伸直不要弯曲，保持胸部挺直。维持这个姿势 20~30 秒。

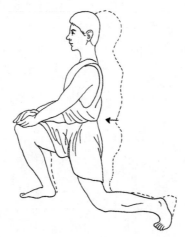

8. 大腿拉伸·内收肌群 弓步

起始姿势：站立，双足分开，半蹲。

动作要领：身体倾斜，将身体重心放在屈曲的健侧腿上，用力牵拉患侧腿的内收肌群。维持这个姿势 20~30 秒。

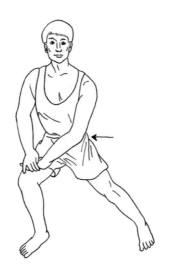

9. 大腿拉伸·髋关节内收肌群 芭蕾

起始姿势：站立，患肢放在桌面或坚固的台面上。

动作要领：逐渐地弯曲健侧膝关节，下压牵拉患侧大腿内侧肌肉。维持这个姿势20~30秒。

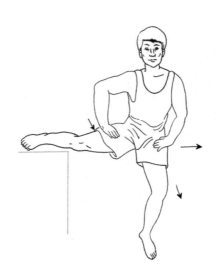

10. 大腿拉伸·腘绳肌 内收肌群 V 坐姿

起始姿势：坐位，双腿尽量分开，膝关节伸直。

动作要领：挺胸，倾斜上半身，双手伸直沿下肢滑向远端尽力触摸足趾（图中 A 位置）。维持这个姿势 20~30 秒，放松，回到原位。挺胸，倾斜上半身，双手伸直并拢尽力向前方触摸地面（图中 B 位置）。维持这个姿势 20~30 秒，放松，回到原位。转向另一侧，保持挺胸，倾斜上半身，双手伸直沿下肢滑向远端尽力触摸足趾（图中 C 位置）。维持这个姿势 20~30 秒，放松，回到原位。

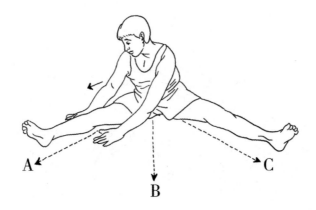

第四节　躯干力量训练

1 肩部力量·前伸肩胛骨 3

起始姿势：膝胸位。

动作要领：保持肘部伸直，双手撑地，用力向上方耸肩。维持这个姿势 30 秒，缓慢回到起始位置。**在征得医师、理疗师或运动训练师的同意后，可通过俯卧撑的方式增加锻炼的强度。**

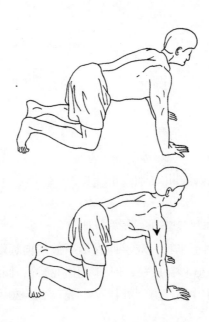

2. 肩部力量·水平内收

（1）重物锻炼

起始姿势：平卧位，患肩外展外旋 90 度，肘部置于床上，手持 1~6 公斤哑铃。

动作要领：逐渐向上方伸直肘关节。维持这个姿势 20~30 秒，然后缓慢回到起始位置。

（2）弹力带锻炼

起始姿势：将两根弹力带的一端牢固固定于墙上。背对墙站立，双手各握住弹力带的另一端，肩部外展 90 度，保持肘关节与肩同高，屈肘 90 度。

动作要领：保持身体平直，用力向前方伸直肘关节，注意保持上肢与地面水平。维持这个姿势 20~30 秒，然后缓慢回到起始位置。

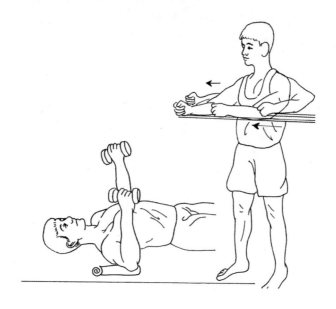

3. 肩部力量·前伸肩胛骨 1

起始姿势：面朝墙面站立，双手伸直与地面平行，手掌贴墙放置。保持肘部伸直。

动作要领：双手用力向前推墙以耸起肩部。站得离墙距离越远，锻炼的强度越大。维持这个姿势 30 秒，缓慢回到起始位置。

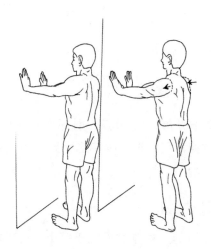

4. 肩部力量·下压

起始姿势：双手扶住椅子扶手支撑上身，保持肘关节伸直，足部放于地面。

动作要领：用力下压肩部，**注意不要屈肘**。必要时可下肢发力支撑部分体重。维持这个姿势 20~30 秒，缓慢回到起始位置。

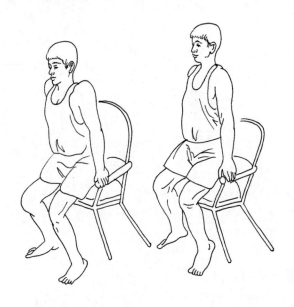

5. 肩部力量·前伸肩胛骨 2

起始姿势：平卧，患肢伸直上举，掌心指向天花板，握住 2~4 公斤的哑铃。

动作要领：尽力向上方前伸患肢，直至肩部离开床面，保持肘关节伸直。维持这个姿势 30 秒，缓慢回到起始位置。

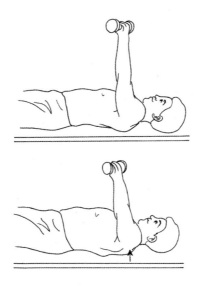

6. 肩部力量·上举肩胛骨耸肩

起始姿势：站立，双上肢置于体侧。

动作要领：向上、向后用力耸肩。维持这个姿势 20～30 秒，然后缓慢回到起始位置。可以手握 2～6 公斤的重物进行锻炼。

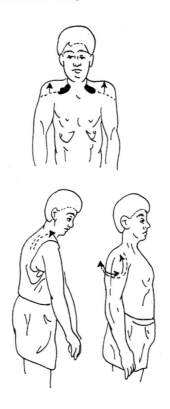

7. 肩部力量 · 肩部后伸 2

起始姿势：俯卧，患肢垂于床外。手握 1~6 公斤哑铃。

动作要领：保持肘关节伸直，逐渐向后伸直抬高患肢直至床面水平。维持这个姿势 20~30 秒，然后缓慢回到起始位置。

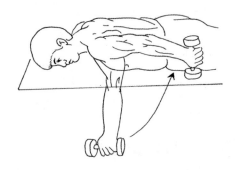

8. 肩部力量 · 内收肩胛骨

起始姿势：将一根弹力带固定于墙面上。面对墙壁，双手向前方伸直，各握住弹力带一端。

动作要领：用力内收肩胛骨。保持双侧肩胛骨靠拢，手部与肩部平齐，肘关节不要向后越过身体。维持这个姿势 20~30 秒，缓慢回到起始位置。

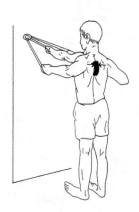

9. 肩部力量 · 内收肩胛骨后伸上举

起始姿势：将弹力带固定在墙面上，双上肢伸直与肩同高置于身体前方，握一根弹力带。

动作要领：用力向中间收紧双侧肩胛骨。保持双上肢伸直，逐渐抬举过头，拇指指向上方。维持这个姿势 20~30 秒，缓慢回到起始位置。

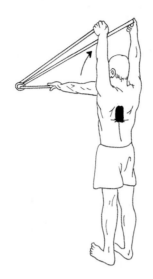

10. 肩部力量 · 肩部后伸 1

起始姿势：将弹力带固定于结实的物体或墙面上。双上肢伸直置于身体前方，握紧弹力带。

动作要领：用力向中间收缩肩胛骨，伸直肘关节，双上肢用力向后下方牵拉弹力带。**注意双手不要向后超过身体中线**。维持这个姿势 20~30 秒，然后缓慢回到起始位置。

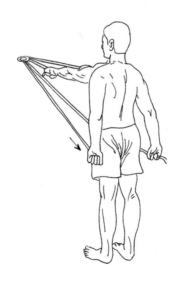

11. 肩部力量·肩部外旋 划船

起始姿势：将一根弹力带固定于墙面上。面对墙壁，双手向前方伸直，各握住弹力带一端。

动作要领：用力将双侧肩胛骨向内收，屈肘，外旋后伸肩部，保持手与肩部同高并尽量靠近身体。维持这个姿势20~30秒，缓慢回到起始位置。

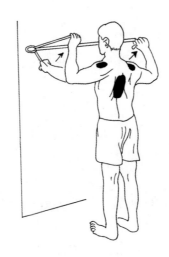

12. 肩部力量·水平外展

（1）重物锻炼

起始姿势：俯卧位，患肢置于床外，手握1~6公斤哑铃。

动作要领：保持肘关节伸直，缓慢抬高患肢至与床面水平。维持这个姿势20~30秒，缓慢回到起始位置。

（2）用弹力带锻炼

起始姿势：面对墙站立，双手向前方握弹力带。

动作要领：保持肘关节伸直，上肢与地面水平，用力向后、向外分开双上肢。维持这个姿势20~30秒，缓慢回到起始位置。

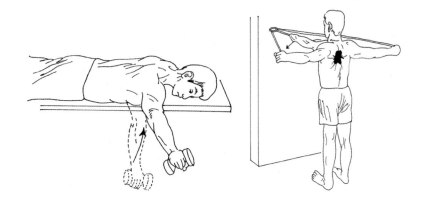

13. 肩部力量·肩胛骨外旋

（1）重物锻炼

起始姿势：俯卧，屈肘90度，上臂置于床内，前臂置于床外，手握1~6公斤哑铃。

动作要领：保持肘关节屈曲，逐渐向上方旋转上肢，手部至床面水平。用力将肩胛骨向内收。维持这个姿势20~30秒，缓慢回到起始位置。

（2）弹力带锻炼

起始姿势：将弹力带固定于墙面上，各握弹力带一端，肘关节屈曲90度，保持肘部与肩部同一水平。

动作要领：用力将肩胛骨向内收。双侧肩胛骨靠拢，外旋肩关节至双侧手掌指向天花板，保持肘关节屈曲90度，双上臂与地面平行。**注意锻炼时手和肘部不要向后越过身体中线**。维持这个姿势20~30秒，缓慢回到起始位置。

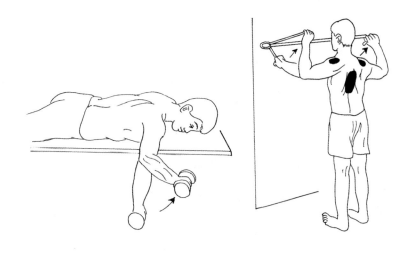

14. 三角肌训练·肩部外展 等长收缩

起始姿势：站立，患肢贴近体侧。

动作要领：将健侧手置于患肢肘关节上方并用力下压，患侧三角肌用力对抗，在不引起疼痛和移动患肢的情况下尽量用力。维持这个姿势 20~30 秒，缓慢回到起始位置。

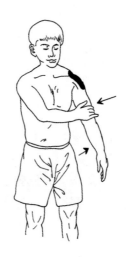

15. 力量训练·肩部前屈 等长收缩

起始姿势：站立，向前伸直抬高患肢。

动作要领：将健侧手置于患肢肘关节上方并用力下压，患侧三角肌用力对抗，在不引起疼痛和移动患肢的情况下尽量用力。维持这个姿势 20~30 秒，然后缓慢回到起始位置。

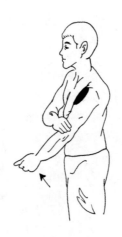

16. 肩部力量·肩部外旋

起始姿势：健侧卧位，患肢在上，屈肘 90 度或站立位，患肢屈肘 90 度置于体侧。在患肢肘关节与体侧中间置一个直径约 10~16 厘米的软橡皮球或毛巾卷。

动作要领：手持 1~6 公斤哑铃，保持肘关节屈曲外旋肩部至手掌指向天花板。如使用弹力带锻炼则保持肘关节屈曲，用力外旋肩部。锻炼时始终注意肘部紧贴体侧，不要移动。维持这个姿势 30 秒，缓慢回到起始位置。

注意事项：注意应该在不引起疼痛的活动范围内缓慢锻炼，如引起局部疼痛则应马上停止锻炼并向医师、理疗师或运动训练时咨询。

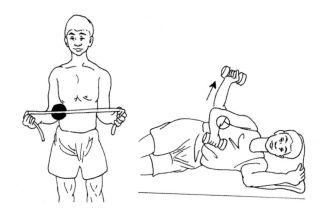

17. 肩部力量·肩部内旋

起始姿势：将弹力带一端固定于墙上。坐位，屈肘 90 度将上肢置于体侧，在肘关节与体侧之间夹一个约 12~16 厘米的毛巾卷。

动作要领：手持弹力带另外一端，保持肘关节屈曲，不要移动，用力内旋肩关节，注意不要让橡皮球或毛巾卷滑出。维持这个姿势 30 秒，缓慢回到起始位置。

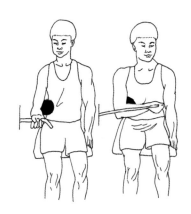

18. 髋关节·双侧内收肌群

起始姿势：坐位，在双腿间放置一个排球或篮球。

动作要领：双侧大腿用力向中间挤压，维持这个姿势 20~30 秒。缓慢放松。

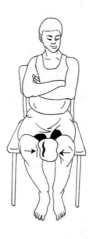

19. 髋关节·内收肌群

起始姿势：侧卧，患侧在下。健侧足底放平以保持平衡。

动作要领：保持膝关节伸直抬高患肢，维持这个姿势 20~30 秒。缓慢放下患肢。

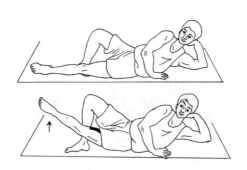

附表1

上肢肌肉关节主动活动指南

	肩关节						肘关节		前臂		腕关节			
	外展	外旋	前屈	内旋	后伸	内收	屈曲	伸展	旋后	旋前	背伸	掌屈	桡偏	尺偏
冈上肌	▮													
冈下肌		▮												
小圆肌		▮												
三角肌	▮	▮	▮	▮	▮									
肱二头肌	▮		▮			▮	▮		▮					
肱肌							▮							
肱桡肌							▮			▮				
胸大肌上部			▮	▮										
肩胛下肌				▮										
旋后肌									▮					
大圆肌				▮	▮	▮								
桡侧腕长短伸肌							▮				▮		▮	
喙肱肌			▮			▮								
旋前圆肌							▮			▮				
桡侧腕屈肌										▮		▮	▮	
背阔肌				▮	▮	▮								

	肩关节						肘关节		前臂		腕关节			
指总伸肌											▮		▮	
小指固有伸肌														
尺侧腕伸肌											▮			▮
拇长展肌												▮	▮	
拇短伸肌													▮	

续表

	肩关节						肘关节		前臂		腕关节			
	外展	外旋	前屈	内旋	后伸	内收	屈曲	伸展	旋后	旋前	背伸	掌屈	桡偏	尺偏
拇长伸肌											■		■	
胸大肌下部						■								
肱三头肌					■	■		■						
掌长肌							■					■		
拇长屈肌												■		
肘肌								■						
尺侧腕屈肌							■					■		■
指浅屈肌												■		
指深屈肌												■		
旋前方肌										■				

下肢肌肉关节主动活动指南

	髋关节						膝关节				踝关节	
	屈曲	内收	内旋	外展	外旋	后伸	伸膝	外旋	内旋	屈膝	背伸	跖屈
腰大肌	▮			▮	▮							
髂肌	▮				▮							
缝匠肌	▮			▮	▮				▮	▮		
耻骨肌	▮	▮										
长收肌	▮	▮	▮									
短收肌	▮	▮	▮									
股薄肌		▮							▮	▮		
股四头肌	▮						▮					
大收肌前部	▮	▮										
闭孔外肌					▮							
大收肌后部		▮				▮						
胫前肌											▮	
阔筋膜张肌	▮		▮	▮			▮					
臀小肌			▮	▮								
臀中肌				▮	▮	▮						
腘肌								▮	▮			
趾长伸肌											▮	
第三腓骨肌											▮	

	屈曲	内收	内旋	外展	外旋	后伸	伸膝	外旋	内旋	屈膝	背伸	跖屈
拇长伸肌											▮	
腓骨长肌												▮
腓骨短肌												▮
胫骨后肌												▮

	髋关节						膝关节				踝关节	
	屈曲	内收	内旋	外展	外旋	后伸	伸膝	外旋	内旋	屈膝	背伸	跖屈
下孖肌				▌	▌							
股方肌					▌							
跖肌										▌		▌
半膜肌			▌			▌			▌	▌		
半腱肌			▌			▌				▌		
趾长屈肌												▌
臀大肌		▌		▌	▌	▌						
股二头肌短头					▌			▌		▌		
拇长屈肌												▌
比目鱼肌												▌
梨状肌				▌	▌							
上孖肌				▌	▌							
闭孔内肌				▌	▌							
股二头肌长头					▌	▌		▌		▌		
腓肠肌										▌		▌

参考文献

运动康复：

［1］Hott A，Brox Ji，Pripp AH，et al. Effectiveness of Isolated Hip Exercise，Knee Exercise，or Free Physical Activity for Patellofemoral Pain：A Randomized Controlled Trial ［J］. The American Journal of Sports Medicine. 2019；Apr 8：1-11.

［2］Capin J J，Behrns W，Thatcher K，et al. On-Ice Return-to-Hockey Progression After Anterior Cruciate Ligament Reconstruction ［J］. Orthop Sports Phys Ther. 2017 May；47（5）：324-333.

［3］Wilk K E，Arrigo C A. Rehabilitation Principles of the Anterior Cruciate Ligament Reconstructed Knee：Twelve Steps for Successful Progression and Return to Play ［J］. Clin Sports Med. 2017 Jan；36（1）：189-232.

［4］Reuter S，Schmidtlein O，Imhoff AB，Lenich A. Rehabilitation of Ligamentous Elbow Instability in Athletes ［J］. Sportverletz Sportschaden. 2016 Aug；30（3）：157-62.

［5］Rio E，van Ark M，Docking S，et al. Isometric Contractions Are More Analgesic Than Isotonic Contractions for Patellar Tendon Pain：An In-Season Randomized Clinical Trial ［J］. Clin Sport Med. 2017 May；27（3）：253-259.

［6］Ueblacker P，English B，Mueller-Wohlfahrt H W. Nonoperative treatment and return to play after complete proximal adductor avulsion in high-performance athletes ［J］. Knee Surg Sports Traumatol Arthrosc. 2016 Dec；24（12）：3927-3933.

［7］Lutz G E，Stuart M J，Sim F H，Scott S G. Rehabilitative techniques for athletes after reconstruction of the anterior cruciate ligament ［J］. Mayo Clin Proc. 1990 Oct；65（10）：1322-9.

［8］Kauwe M. Acute Achilles Tendon Rupture：Clinical Evaluation，Conservative Management，and Early Active Rehabilitation ［J］. Clin Podiatr Med Surg. 2017 Apr；34（2）：229-243.

［9］Esculier J F，Bouyer L J，Dubois B. Is combining gait retraining or an exercise programme with education better than education alone in treating runners with patellofemoral pain? A randomised clinical trial. Br J Sports Med. 2018 May；52（10）：659-666.

［10］Jaggi A，Lambert S. Rehabilitation for shoulder instability. Br J Sports Med. 2010 Apr；44（5）：333-40.

［11］Beazell J R，Magrum E M. Rehabilitation of head and neck injuries in the athlete ［J］. Clin Sports Med. 2003 Jul；22（3）：523-57.

［12］戴闽，帅浪. 骨科运动康复 ［M］. 北京：人民卫生出版社，2016.

［13］王震宇，司佳卉.运动创伤解剖学康复训练［M］.北京：人民邮电出版社.2017.

肩关节：

［1］Neer C S II, Foster C F.：Inferior capsular shift for involuntary interior and multidirectional instability of the shoulder ［J］. Bone Joint Surg Am 62：897, 1980.

［2］TIbone J E, Ting A.：Capsulorrhaphy with a staple for recurrent posterior subluxation of the shoulder ［J］. Bone Joint SurgAm 12：999, 1990.

［3］Savoie F H, III, Holt M S, Field L D, et al. Arthroscopic management of posterior instability：evolution of technique and results. Arthroscopy 24：389-396, 2008.

［4］Disios K, Agathangelidis F, Boutsiadis A, et al. Long head of the biceps pathology combined with rotator cuff tears. AdvOrthop, 2012：405-472.

［5］Walther M, Blanke F, VonWehren L.：Frozenshoulder：comparison of different surgical treatment options. ActaOrthop Belg, 2014, 80 （2）：172-177.

［6］Marcheggiani Muccioli G M, Wykes P, Hundie B, et al. Effects of a synovial fluid substitute on early recovery after arthroscopic subacromial decompression of the shoulder. Musculoskelet Surg, 2014, 28.

［7］Savage A J, Spruiell M D, Schwertz J M, et al. The effect of sliding knots on the suture-tendon interface strength：a biomechanical analysis comparing sliding and static arthroscopic knots ［J］. Am J Sports Med, 2013, 41 （2）：296-301.

［8］Baums M H, Shore B J, Athwal G S, et. al. Initial load-to-failure and failure analysis in single-versus double-rpw repair techniques for rotator cuff repair. J. ArchOrthop Trauma Surg, 2010, 130 （9）：1193-1199.

［9］Kedgley A E, Shore B J, Athwal G S, et al. An in-vitro study of rotator cuff tear and repair kinematics using single-and double-row sutre anchor fixation ［J］. Int J Shoulder Surg, 2013, 7 （2）：46-51.

膝：

［1］刘玉杰，敖英芳，陈世益.膝关节韧带损伤修复与重建［M］.北京：人民卫生出版社，2008.

［2］赵京忠.膝关节重建外科学.第2版［M］.郑州：河南科学技术出版社，2015.

［3］Marzo J M. Meniscus root avulsion ［J］. Clin Sports Med, 2012, 31 （1）：101-111.

［4］陈坚，吕厚山，等，膝关节半月板周缘性以为现象及其临床意义［M］.中华骨科杂志，2005，25 （7）：426-430.

［5］吕厚山，陈坚.关节炎外科学.第1版［M］.北京：人民军医出版社，2002.

［6］Dodds A L, Halewood C, Gupte C M, et al. The anterolateral ligament：Anatomy, length changes and association with the Segondfracture ［J］. Bone Joint, 2014, 96-B （3）：325-331.

［7］Ahn J. H, Lee Y S, Yoo J C, et al. Results of arthroscopic all-inside repair for lateral meniscus root tear in patients undergoing concomitant anterior cruciate ligament reconstruction. Arthroscopy, 2009, 26 （1）：67-75.